모든 질병에서 해방을 ❷

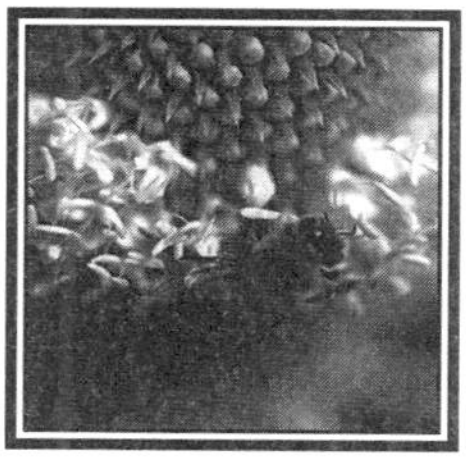

■ **저자 : 원공 선사(속명 이용완)**

현재 전주대 · 광주대 · 조선대 평생교육원에서
『원심통증예방 관리학』 강의중

저서 『주역육효의 해설방법(상 · 하)』
『주역의 기본원리』
『원토정비결』
『모든 질병에서 해방을(1 · 2)』
『명인재』
『원심수기 통증예방 관리비법』

연락처 019-305-9138

모든 질병에서 해방을 ❷권

1판 1쇄 인쇄일 | 2011년 8월 16일
1판 1쇄 발행일 | 2011년 8월 26일

발행처 | 삼한출판사
발행인 | 김충호
지은이 | 원공 선사

신고년월일 | 1975년 10월 18일
신고번호 | 제305-1975-000001호

411-776 경기도 고양시 일산서구 일산동 1654번지
산들마을 304동 2001호

대표전화 (031) 921-0441
팩시밀리 (031) 925-2647

값 29,000원
ISBN 978-89-7460-160-7 04510(세트)
ISBN 978-89-7460-162-1 04510

신비한 동양철학 · 102

건·강·실·용·서

모든 질병에서 해방을 ❷

원공 선사 편저

삼한

■ 머리말

우리나라는 아주 오랜 옛날부터 건강과 관련한 약재들이 산천에 널려 있었고, 우리 민족은 그 약재들을 슬기롭게 이용하며 나름대로 건강하게 살아왔다. 그러나 오늘날 현대의학에 밀려 외면당하며 사라지는 현실이 되었다. 이에 옛날부터 내려오는 의학 서적인 『기사회생(起死回生)』과 『단방심편(單方心篇)』을 바탕으로 민가에서 활용했던 민간요법들을 정리하고, 현대에 와서 개발된 약재들이나 시술방법들을 정리하려고 한다. 책을 보다보면 지금은 알 수 없는 약재 이름이 있을 것이다. 세월이 흘러 언어가 바뀌었기 때문일 수도 있지만 어느 지역의 방언일 수도 있어 누군가는 알아볼 수 있을까 하여 그대로 기록했으니 혼동하지 않기 바란다.

우리가 건강을 지키는 방법은 여러 가지가 있다. 첫째, 전염성질환·골절·타박상·수술 등에 유리한 현대의학이 있다. 둘째, 한약·침·뜸·부항 등의 한의학이 있다. 셋째, 현대의학의 의약품이나 주사제도 아니고 한의학의 한약도 아닌 수기(手奇)요법과 운동요법이 있다. 넷째, 아주 오랜 옛날부터 민가에서 활용하며 전해오는 단방약재들이나 치료기술들도 있다. 이는 지방의 특색이나 그 지방의 자연적인 조건에 따라 생산되는 약재나 식품을 활용하는 방법이다.

그러나 현대의학은 자기들이 만든 도구와 수치로 다른 방법들을 검증하려고 한다. 현재 우리 사회는 성문법이라는 미명 아래 전통 요법을 인정하지 않으나 성문법이 만들어지기 전부터 사용한 생활 습관이나 관습법도 인정할 줄 알고 법을 집행하는 분들도 참고해 주었으면 한다. 우리의 전통 원심수기(圓心手奇)를 전수하며 활용하는 것은 작게는 생계수단일 수도 있지만 그보다 인정많은 우리 국민들이 부모가 자식을 돌보듯 사랑의 마음이라고 할 수 있다. 아울러 우리 전통의 우수한 문화도 많이 계승 발전되기를 바라면서 이 책을 쓰게 되었다. 이 책은 병론학적인 면에서 기술한 것이고 처방학에 대해서는 다음 기회에 출간할 것이다.

저자 원공 선사

■ 일러두기

1. 이 책은 『기사회생(起死回生)』과 『단방심편(單方心篇)』을 바탕으로 하면서 현대에 와서 개발하여 사용하는 약재와 시술방법을 보충하였다.
2. 이 책에 나오는 침구법은 이표환의 『기혈학(奇穴學)』(세계기독교선교회)을 기준으로 하면서 필자가 활용하는 한열허실기(寒熱虛實氣)의 원리를 적용하여 같은 혈자리라도 구법(灸法)과 사혈법(瀉血法)으로 정리하였다. 그리고 혈자리 이름은 『기혈학(奇穴學)』에서 인용하였다.
3. 이 책에 나오는 뜸에 사용하는 약떡은 필자가 개발하여 필자만이 사용하는 것이다. 옛부터 전해오는 약재와 식품을 이용하여 만든 것인데 『기사회생(起死回生)』에 나오는 방법을 활용한 것이다. 처방을 공개하지 못하는 것을 이해해 주기 바란다.
4. 이 책에 나오는 원심수기요법(圓心手奇療法)은 필자가 터득하여 사용하는 방법으로, 필자의 저서인 『원심수기 통증예방 관리비법』(삼한출판사, 2007)에 자세히 나와 있다.
5. 약재 이름은 가능하면 순우리말로 표기하면서 한방에서 부르는 이름과 지방에 따라 다르게 부르는 이름은 391쪽에 「식품과 약재의 한방 용어와 다른 이름」에 표기하였다.
6. 독성이 있는 약재는 약재 이름에 *표시를 하였다.

11장. 부종 · 창만 · 적취 · 창종 · 상처

1. 부 종

부종은 몸이 붓는 것을 말하는데 수분의 순환장애로 발생한다. 한증(寒症)과 열증(熱症)으로 인한 부종이 있고, 실증(實症)과 허증(虛症)으로 인한 부종이 있다. 모든 부종은 원인을 정확하게 알아야 치료할 수 있다.

1. 부종의 원인

① 심장이 허하면 부종이 생길 수 있는데 주로 심장보다 낮은 곳이 붓는다. 예를 들어 엎드려 자면 얼굴이 붓고, 누워서 자면 등과 뒷목이 붓는다. 그러나 일어나 활동하면 붓기가 사라지거나 발 쪽에만 붓기가 남는다.

② 소화가 잘 되지 않으면 부종이 생길 수 있다. 음식을 먹고 체하면 손등 · 발등 · 얼굴 등이 먼저 붓다가 나중에는 온몸이 붓는다.

③ 신장에 장애가 있으면 부종이 생길 수 있다. 소변을 보기 어렵고 온몸이 부어 둔하며 무겁다. 병원에 가면 신장염이나 방광염으로 생긴 부종이라고 한다.

④ 몸이나 장이 냉하거나 습담이 많으면 부종이 생길 수 있다. 몸이 무겁고 나른하며 매사에 의욕이 떨어진다.

⑤ 기가 허약한데 습기가 많은 곳에 오래 있으면 체내에 습기가 쌓여 부종이 생길 수 있다.

⑥ 기혈이 제대로 순환하지 못하면 부종이 생길 수 있다.

⑦ 산후조리를 제대로 하지 않으면 부종이 생길 수 있다.

⑧ 양약을 많이 먹으면 부종이 생길 수 있다. 신경통 · 당뇨 · 피임 · 심장질환 등의 약을 오래 먹은 사람들에게서 많이 나타난다.

2. 부종의 한열허실기(寒熱虛實氣)

부종은 한증(寒症) · 열증(熱症) · 허증(虛症) · 실증(實症) · 기증(氣症)으로 인하여 생긴다.

① 한증(寒症) : 몸이 냉하며 습이 많고, 기가 부족해 몸이 무겁다.

② 열증(熱症) : 몸에 열이 있으면서 붓는다. 숨이 차고, 입이 건조하고, 얼굴 등이 붉어지면서 열이 난다.

③ 허증(虛症) : 몸이 심하게 부은 것 같은데 만져보면 힘없이 눌러진다.

④ 기증(氣症) : 기허증(氣虛症)이나 신허증(腎虛症)으로 인하여 부종이 되는 경우도 있다. 이는 부종 자체는 실증(實症)이지만

장이 허해서 순환을 시키지 못하여 생기는 것이니 기를 보하고 순환시키는 약과 따뜻한 약으로 치료해야 한다.

3. 부종을 다스리는 방법

증상에 맞게 식품이나 약재를 쓰거나 뜸을 하면 좋은데 방법은 다음과 같다.

① 한증(寒症) : 중완(中脘)·배꼽·단전·하복부·허리에 뜸을 하면 즉시 수분이나 분비물이 빠지면서 가라앉는 경우가 많다. 추가로 손등과 발등에 뜸을 해도 좋다.
② 열증(熱症)·기증(氣症)·실증(實症) : 심장을 안정시키고 열을 내려주는 약을 쓴다.
③ 허증(虛症) : 중완(中脘)·배꼽·단전·하복부·허리에 뜸을 한다.
④ 모든 부종에는 필자가 개발한 약떡을 놓고 뜸을 하면 즉석에서 수분이나 분비물이 빠지면서 가라앉는 경우가 많다.

4. 부종에 대한 의서의 내용

부종형증(浮腫形症) 수병유오종(水病有五種) 일왈풍수(一曰風水) 기맥자부(其脉自浮) 외증골절통(外症骨節痛) 악풍(惡風) 이왈피수(二曰皮水) 맥역부(脉亦浮) 외증부종(外症浮腫) 안지몰지(按之沒指) 부오풍(不惡風) 기복여고불갈(其腹如鼓不渴) 당발기한(當發其汗) 삼왈정수(三曰停水) 기맥침지(其脉沈遲) 외증자천(外症自喘)

사왈석수(四曰石水) 기맥자침(其脉自沈) 외증복만부천(外症服滿不喘) 오왈황한(五曰黃汗) 기맥침지(其脉沈遲) 선발열흉만(身發熱胸滿) 사지두면(四肢頭面) 종구불유(腫久不愈) 필치탄농(必致癱膿)

부종은 수분의 순환장애로 생기는데 5가지로 구분한다. 첫째는 풍 때문에 수분의 순환이 안 되어 생기는 부종으로 부맥이 잡힌다. 겉으로 나타나는 증세는 뼈와 뼈마디에 통증이 있고 바람을 싫어한다. 둘째는 피부의 수분이 순환이 안 되어 생기는 부종으로 역시 부맥이 잡힌다. 겉으로 나타나는 증세는 손가락으로 눌러보면 들어가고, 바람을 싫어하지 않고, 배가 북처럼 붓고, 갈증은 느끼지 않고 땀이 난다. 셋째는 상체에 수분이 순환하지 않아 생기는 부종으로 침맥과 지맥이 잡힌다. 겉으로 나타나는 증세는 숨이 찬다. 넷째는 신장의 배설장애로 배에 수분이 생겨 배가 붓는 부종으로 침맥이 잡힌다. 겉으로 나타나는 증세는 배가 가득 차오르나 숨이 차지는 않는다. 다섯째는 몸에 열이 있으면서 누런 땀이 나는 부종으로 침맥과 지맥이 잡힌다. 몸에 열이 나고, 가슴이 답답하고, 사지와 머리와 얼굴에 종기가 생겨 오랫동안 낫지 않고, 반드시 사지가 틀어진다.

우왈구칙기(又曰久則肌) 육궤란(肉潰爛) 음낭족경출수(陰囊足脛出水) 번갈(煩渴) 소변적삽(小便赤澁) 대변비결(大便秘結) 차위양수(此爲陽水) 불번갈(不煩渴) 대변당(大便溏) 소변불적삽(小便不赤澁) 차위음수(此爲陰水)

오래되면 근육이 문드러져 터지는 부종이 있는데 종아리와 음낭으로 물이 흐른다. 속이 답답하면서 갈증을 느끼고, 소변이 시원하지 않으면서 붉고, 변비가 있으면 양수증이다. 답답하지 않고, 갈증이 없고, 대변이 묽고, 소변이 붉거나 어렵지 않으면 음수증이다.

우왈(又曰) 석수자(石水者) 신수정재제하(腎水停在臍下) 소복종대(小腹腫大) 결경여석고(結硬如石故) 운석수(云石水) 폐수자(肺水者) 유일피부(流溢皮膚) 편신개종(遍身皆腫) 단복여고(但腹如故) 불만역불갈(不滿亦不渴) 수충자(水充者) 수독지기(水毒之氣) 결취어내(結聚於內) 영복점대(令腹漸大) 동요유성(動搖有聲) 상욕음수(常欲飮水) 피부추악(皮膚醜惡) 조관모급(朝寬暮急) 혈허(血虛) 모관조급(暮寬朝急) 기혈(氣虛) 조모급(朝暮急) 기혈구허(氣血俱虛)

또 신장의 수기가 배꼽 아래에 있어 아랫배에 큰 돌 같은 종기가 생기는 석수, 피부에 수기가 넘쳐 온몸이 부으나 배가 차오르거나 갈증은 느끼지 않는 폐수, 속에서 물의 독기가 뭉쳐 배가 점점 커져 움직이면 소리가 나고 항상 물을 마시며 피부가 추악해지는 수충이 있다. 병이 아침에는 부드럽고 저녁에 심하면 혈이 허한 것이고, 아침에는 심하나 저녁에는 부드러우면 기가 허한 것이고, 아침과 저녁 모두 심하면 기혈이 모두 허한 것이다.

수종치법(水腫治法) 치종창대법(治腫脹大法) 의보중행습(宜補中行濕) 이소변이(利小便以) 인삼백출위군(人蔘白朮爲君) 창출진피복령위신(蒼朮陳皮茯笭爲臣) 황금맥문동위사(黃芩麥門冬爲史) 이

제간목(以制肝木) 소가후박(少可厚朴) 이소복창(以消腹脹) 기불운(氣不運) 가목향목통(加木香木通) 기하함(氣下陷) 가승마시호(加升麻柴胡) 차보중치습탕방야(此補中治濕湯方也)

종창은 기는 보하고 습은 풀어 소변을 부드럽게 해야 한다. 인삼과 백출로 군을 삼고, 창출과 진피와 복령으로 신을 삼고, 황금과 맥문동으로 사를 삼아 간장의 목을 억제해야 한다. 후박나무 껍질을 약간 넣어 배의 창증을 없애고, 기가 흐르지 못하면 목향과 말린 으름덩굴 줄기를 더 넣고, 기가 떨어졌으면 승마와 시호를 더 넣는다. 이것을 보중치습탕이라고 한다.

치종창불복약자거수(治腫脹不服藥自去水) 파두연거유사전(巴豆研去油四錢) 수은분이전(水銀紛二錢) 유황생일전(硫黃生一錢) 우동연성병(右同研成餠) 선용신면일편(先用新綿一片) 포제상(布臍上) 차이병엄지(此以餠掩之) 외용백박(外用帛縛) 여인행삼오리허(如人行三五里許) 자연사하오수(自然瀉下惡水) 대하삼오차(待下三五次) 거약이죽보주(去藥以粥補住) 구환자(久患者) 격일취수일병(隔日取水一餠) 가구이삼십인(可救二三十人) 일방치수종(一方治水腫) 상육근적자(商陸根赤者) 저란첩제상(杵爛貼臍上) 이백박정(以帛縛定) 수자소변출(水自小便出)

약을 먹지 않으면서 수분을 제거하려면 다음과 같이 한다. 갈아서 기름을 제거한 파두 16g, 수은 가루 8g, 생유황 4g을 갈아 약떡을 만든 다음 새 비단 한 조각을 배꼽에 놓고 그 위에 약떡을 놓는다. 밖을 싸맨 후 3~5리를 걸으면 더러운 물이 저절로 빠진다. 다시

3~5번 반복한 다음 약을 치우고 죽을 먹는다. 오래된 부종이면 하루 건너 1번씩 한다. 한 번 만든 약떡으로 20~30명을 구할 수 있다. 또 다른 방법은 붉은 자리공 뿌리*를 찧어 배꼽에 붙이고 비단으로 싸매두면 소변으로 수분이 저절로 나온다. 붉은 자리공 뿌리*는 독성이 있어 먹으면 즉사할 수 있으니 주의해야 한다.

5. 단방(單方)

① 견우자(牽牛子) : 치수기종창(治水氣腫脹) 백축견우자(白丑牽牛子) 두말각취이전(頭末各取二錢) 대맥면사냥(帶脈麵四兩) 화작소병(和作燒餅) 임와차청작하(臨臥茶淸嚼下) 강기위험(降氣爲驗) 명왈이기산(名曰二氣散)

수기와 종창에는 흰나팔꽃 씨 가루와 검은나팔꽃 씨 가루 8g씩에 보리 가루 160g을 섞어 약떡을 만든 다음 익혀 잠들기 전에 씹어서 찬물과 함께 먹는다. 이것을 이기산이라고 한다.

② 이어(鯉魚) : 치수종각만기급(治水腫脚滿氣急) 우취육(右取肉) 적소두이승(赤小豆二升) 이수일두(以水一斗) 동전취이승허즙(同煎取二升許汁) 거재분이복(去滓分二服) 당하이즉차(當下利卽差)

정강이의 기가 통하지 않아 몸이 부으면 잉어의 살과 붉은팥 2되와 물 1말을 넣고 물이 4 l 로 줄 때까지 달여 탕액만 2번에 나누어 마신다. 즉시 대소변이 터지면서 효과가 나타난다.

6. 부종을 다스리는 식품과 약재

① 각종 부종에는 감수*, 강활, 개구리밥, 개암취 뿌리, 갯완두, 검정콩, 계수나무 가지·열매, 고비, 골풀, 까마중, 깽깽이풀, 꽈리나무, 꿀풀, 나팔꽃 씨, 남가새의 흰꽃, 노간주나무, 녹두, 느릅나무 껍질, 다시마, 다닥냉이 씨, 닥나무 씨, 달개비, 대극*, 대복피, 더덕, 도꼬마리 씨, 독활, 동과 껍질, 돼지감자, 두꺼비 기름*, 두루미냉이, 등대풀*, 땅강아지, 땅콩, 띠 뿌리, 마, 마가목, 마늘, 말린 쉽싸리 잎과 줄기, 말오줌나무, 며느리배꼽, 모과, 미나리, 미역, 바닷말, 바위솔, 박주가리 씨, 방기, 백복령, 보리, 복령 껍질, 복숭아나무 잎·가지, 부자*, 비파나무 잎, 뽕나무겨우살이, 뽕나무 잎·껍질·가지, 사군자(使君子), 산변두(山片豆), 살구 씨, 삼백초, 삽주 뿌리, 생강, 생강 껍질, 소나무 잎, 쇠무릎, 속수자, 쇠비름, 수박, 아욱 씨, 야관문(夜關門), 약모밀, 엄나무 껍질, 애기똥풀, 오가피, 오수유, 옥수수 수염, 완화*, 용안육, 우렁, 욱이인(郁以仁), 원추리, 위령선, 율무, 으름덩굴, 익모초, 잉어, 자귀나무 껍질, 자리공 뿌리*, 저령, 적작약, 제비꽃, 조릿대 잎, 지렁이, 질경이 씨, 차조기 잎, 참개구리, 참느릅나무 껍질, 참가시나무, 청미래덩굴, 초과, 초피나무 열매의 껍질, 탱자, 택사, 파두*, 팥, 패랭이꽃, 피마자, 함초(鹹草), 향유, 헛개나무, 호박 씨, 호장근, 호황련, 황기, 황칠, 후박나무 껍질.

② 기가 허약해서 생긴 부종에는 삽주 뿌리, 용안육.

③ 몸이 냉하여 생긴 부종에는 부자*, 말린 생강.

④ 부종인데 땀을 나게 하려면 마황(麻黃).

⑤ 소변이 원활하지 못하여 생긴 부종에는 달개비, 띠 뿌리.

⑥ 소변량이 적어 생긴 부종에는 동과 씨, 자실(梓實), 지렁이, 향유.

⑦ 비장이 허해서 생긴 부종에는 복령, 용안육. 팥, 향유.

⑧ 신장병으로 인한 부종에는 감자, 돼지감자, 보리, 더덕.

⑨ 신장염으로 인한 부종에는 나팔꽃 씨, 도꼬마리, 말오줌나무, 말오줌나무 잎, 익모초, 저령, 팥, 향유.

⑩ 당뇨로 인한 부종에는 돼지감자.

⑪ 고혈압으로 인한 부종에는 도꼬마리.

⑫ 각기와 부종을 겸하면 자리공 뿌리*, 오가피, 향유.

⑬ 영양이 부족해서 생긴 부종에는 팥.

⑭ 얼굴과 사지가 부으면서 발열 · 갈증 · 소변감소 · 기침 등이 나타나면 뽕나무 껍질.

⑮ 혈관성부종에는 뽕나무 껍질.

⑯ 허약한 기로 인한 부종에는 용안육, 삽주 뿌리.

7. 부종을 다스리는 민간요법

① 온몸이 부으면 **1** 꿀풀과 삼백초를 같은 양으로 넣고 달여 차처럼 마신다. **2** 개구리밥 생즙을 1번에 50㎖씩 마시거나 개구리밥을 빻아 1번에 4g씩 먹는다. **3** 볶아서 말린 원추리 잎이나 뿌리를 곱게 빻아 4~8g씩 미음에 타서 먹는다. **4** 띠 뿌리 15g, 돼지고기 200g에 물 2 *l* 를 넣고 물이 반으로 줄 때까지 달여 하루에 여러 번 나누어 마신다. 처음에는 강한 불에 달이다 약하게 줄인다. **5** 돌나물을 찧어 제일 처음 부은 곳에 붙인다. **6**

잎이 떨어진 산포도덩굴을 달여 차처럼 장복한다. **7** 으름덩굴과 볶은 질경이 씨를 넣고 달여 차처럼 장복한다. **8** 껍질을 벗긴 미꾸라지로 국을 끓여 먹는다. **9** 뽕나무를 태워 만든 잿물에 팥을 넣고 달여 장복한다. **10** 생쇠비름 잘게 썬 것 500g과 흑설탕 100g에 물 1 l 를 넣고 30분 정도 달인 다음 탕액만 걸러 다시 400㎖ 정도로 줄 때까지 끓여 하루에 3번 나누어 마신다.

② 임신이나 천식으로 인한 부종에는 호박을 달여 상식한다.

③ 신장염으로 인한 부종에는 볶은 박주가리 뿌리 10~20g에 물 500~700㎖를 넣고 물이 반으로 줄 때까지 달여 하루에 여러 번 나누어 마신다.

④ 큰 병을 앓고 난 후 부종이 생기면 **1** 마와 연밥을 넣고 죽을 쑤어 먹는다. **2** 생강과 후박나무 껍질을 같은 양으로 넣고 달여 먹는다.

⑤ 학질을 앓고 난 후 부종이 생기면 곽향정기산(藿香正氣散 : 처방은 방약합편에 있음)을 달여 먹는다.

⑥ 감기를 앓고 난 후 부종이 생기면 **1** 마황(麻黃) 12g과 감초 8g을 넣고 달여 먹은 후 땀을 낸다. 만일 숨이 차는 증세가 있으면 뽕나무 껍질과 차조기 잎을 8g씩 더 넣는다.

⑦ 부종 등 풍습성 질환에는 엄지손가락만한 어린 오이를 꼭지를 자른 다음 그 꼭지에 물이 든 벼를 끼워 키운다. 다 자라면 잘라 술을 담가 마신다.

⑧ 습담으로 체하여 생긴 부종에는 육일산(六一散)에 칡가루 4g을 타서 먹는다.

⑨ 부종과 변비를 겸하면 꿀풀과 삼백초를 같은 양으로 넣고 달여 차처럼 복용한다.

⑩ 부종과 기침을 겸하면 볶아서 분말한 살구 씨 40g을 쌀과 함께 불린 다음 죽을 쑤어 먹는다.

2. 창 만

창만과 부종은 다르다. 부종은 수분의 순환장애로 온몸이 부으면서 생기는 증세이고, 창만은 주로 배가 부어오르는 증세인데 심하면 온몸이 서서히 붓다가 나중에는 부종이 되는 경우가 많다. 그러나 원인이 창만이면 창만을 다스리는 방법을 써야 한다.

1. 창만의 원인

① 음식을 먹고 체하거나 소화가 안 되면 창만이 될 수 있다. 명치 밑이 답답하며 차오르는 것 같고, 손발이나 얼굴이 부으면서 배가 부어오른다.

② 신장 기능이 떨어져 소변이 원활하지 못하면 창만이 될 수 있다. 배가 부으면서 창만이 되는데 위급한 병이니 서둘러야 한다.

③ 간경화가 있으면 창만이 될 수 있는데, 윗배가 부으면서 늑간통이 따른다.

④ 뱃속에 기생충이 많으면 창만이 될 수 있다.

⑤ 기창(氣脹)으로 인하여 창만이 될 수 있다. 신경을 많이 쓰거나 속이 많이 상해서 뱃속에 적이 생기면서 배가 부어오른다.

⑥ 몸이나 장이 냉하고 습이 많으면 창만이 될 수 있다.

⑦ 산후조리를 제대로 하지 못하면 창만이 될 수 있다.

2. 창만의 한열허실기(寒熱虛實氣)

창만은 한증(寒症)·열증(熱症)·허증(虛症)·실증(實症)·기증(氣症)으로 인하여 발생하는데 실증(實症)에 열증(熱症)이나 한증(寒症)을 겸할 수도 있고, 허증(虛症)에 열증(熱症)이나 한증(寒症)을 겸할 있을 수도 있다. 또 간경화·식적·혈적으로 인한 창만도 있는데 열증(熱症)일 수도 있고 한증(寒症)일 수도 있으니 잘 살펴야 한다.

① 한증(寒症) : 부은 뱃속에 열은 없으나 배와 손발이 차다.

② 열증(熱症) : 부은 뱃속에 열이 있고, 답답하면서 갈증이 나고, 숨이 차면서 입이 건조하다.

③ 허증(虛症) : 부은 배를 눌러보면 힘이 없어 푹 들어간다.

④ 실증(實症)·기증(氣症) : 부은 배를 눌러보면 돌덩이처럼 단단하다.

3. 창만을 다스리는 방법

증상에 맞게 식품이나 약재를 쓰거나 뜸을 하면 좋은데 방법은 다음과 같다.

① 한증(寒症)·허증(虛症) : 중완(中脘)·배꼽·단전·하복부·

허리에 뜸을 하면 즉석에서 수분이나 분비물이 빠지면서 가라앉는 경우가 많다. 혈해(血海)・손등・발등을 추가해도 좋다.

② 모든 창만에는 필자가 개발한 약떡을 백회(百會)・배꼽・단전에 놓고 뜸을 하면 즉석에서 수분이나 분비물이 빠지면서 가라앉는 경우가 많다.

4. 창만에 대한 의서의 내용

창만형증(脹滿形症) 중만복창(中滿腹脹) 약기면목사지(若其面目四肢) 부종이복두(浮腫而腹肚) 창기중공사고자시야(脹起中空似鼓者是也) 제복사지실종자위수(臍腹四肢悉腫者爲水) 단복창(但腹脹) 사지불심종자(四肢不甚腫者) 위충충즉창야(爲虫虫卽脹也) 복만막(服滿膜) 지격거협하(支膈胠脅下) 궐상모(厥上冒) 과재족태음양명(過在足太陰陽明)

얼굴과 눈과 사지는 붓지 않고 배만 부어 북처럼 속이 비어 있으면 중만이고, 배꼽과 배와 사지가 모두 부으면 수증이고, 배만 붓고 사지의 부종은 심하지 않으면 충증인데 충은 창만이다. 배가 가득 차 흉격막과 겨드랑이와 옆구리 아래에 궐역이 있고, 위에서 어지러우면 족태음 비경과 족양명 위경으로 인한 병이다.

창유허실(脹有虛實) 허창위사(虛脹爲邪) 토리불식(吐利不息) 시창시감(時脹時減) 안지칙함이연(按之則陷而軟) 실창양열위사(實脹陽熱爲邪) 신열인건(身熱咽乾) 상창내통(常脹內痛) 안지불함이경(按之不陷而硬) 복창시감(腹脹時減) 복여고(腹如鼓) 차위한의온지(此

爲寒宜溫之) 복만불감위실증(服滿不減爲實症) 언당하지(言當下之)

창만에는 허증과 실증이 있다. 허증으로 인한 창만은 구토와 설사가 그치지 않고, 수시로 붓다가 빠지고, 눌러보면 푹 들어간다. 실증으로 인한 창만은 양기의 열로 인하여 생기는데 몸에서 열이 나며 입이 마르고, 배가 부으며 뱃속에 통증이 있고, 배를 눌러보면 단단하다. 배가 부은 것이 덜하다가 다시 부으면 한증이니 따뜻하게 해주어야 하고, 배가 부은 것이 그대로 있으면 실증이니 마땅히 기를 내려주어야 한다.

창만(脹滿) 제복창대개속어열(諸腹脹大皆屬於熱) 개한창다이열창소야(盖寒脹多而熱脹少也)

창만은 대개 열증 때문에 생기는데 한증으로 아는 경우가 많다.

수창(水脹) 수비창습사(受脾臟濕邪) 손상(損傷) 수액장위피부유입(水液腸胃皮膚流入) 전신부종(全身浮腫) 창만(脹滿)

수창은 습의 사기가 비장을 손상시켜 장과 위장의 수액이 피부로 넘쳐 생기는 수종이 창만이 된 것을 말한다. 다시 말해 부종이 창만으로 변한 것이다.

곡창(穀脹) 역치기창(亦治氣脹)

곡창과 역치기창은 음식이 소화되지 않아 배가 붓는 창만이다. 칠정이 맺혀 기도가 통하지 않으니 기가 오르내리지 못하는 것이다. 몸이 부으면서 사지가 마르고, 옆구리에 통증이 있고, 얼굴이 검은

색으로 변한다.

기창(氣脹) 대소변불리(大小便不利)
기창은 칠정이 맺혀 기도가 통하지 않아 기가 오르내리지 못하여 몸이 붓는 창만이다. 사지가 마르면서 얼굴이 검게 변하고, 대소변을 보기 어렵다.

혈창(血脹) 시어혈응취(是瘀血凝聚) 성창만(成脹滿)
혈창은 옆구리와 아랫배가 부으면서 온몸에 혈선이 생기는 창만이다. 죽은 피가 응취해서 창만이 된 것이다.

중만한창(中滿寒脹) 대소변불통(大小便不通)
중만한창은 위장이 붓는 창만이다. 배가 붓다가 가끔 빠지기도 하고, 구토와 설사를 하고, 손발이 싸늘해지고, 대소변이 통하지 않는다.

중만복창(中滿腹脹) 내유적취(內有積聚) 견경여석(堅硬如石) 대소변삽채(大小便澁滯) 위기허냉창만(胃氣虛冷脹滿) 식불하(食不下) 상냉(傷冷) 두복막창(肚腹膜脹) 여복고고(如覆栲栲) 천식분급(喘息奔急)
중만복창은 위장 주위가 부어 팽창하고 안에 적취가 생기는 병이다. 부은 것이 돌처럼 단단하고 대소변이 시원하지 않다. 위장이 허하고 냉하면 배가 부으면서 음식이 소화되지 않는다. 찬 음식에 위장이 상하여 배가 불러 고리를 연결해 놓은 것 같고 급한 천식이 있다.

열창(熱脹) 소창(消脹) 중만성고창(中滿成鼓脹)

열창은 열로 인하여 창만이 된 것이고, 소창은 위장 주위가 부으면서 북처럼 소리가 나는 창만이다.

기작충복(氣作虫腹) 단복창이사지두면부종(但腹脹而四肢頭面不腫)

기박충복은 횟배가 발동하는 증상으로 배는 붓지만 사지와 얼굴은 붓지 않는다.

내경왈(內經曰) 청기재하(淸氣在下) 칙생손설(則生飧泄) 탁기재상(濁氣在上) 칙생진창(則生䐜脹) 탁기즉한기야(濁氣卽寒氣也) 한재상칙수곡(寒在上則水穀) 정미지기(精微之氣) 불능운화(不能運化) 울결이위창만(鬱結而爲脹滿)

내경왈. 하초의 기가 맑으면 손설이 되고, 상초의 기가 탁하면 창만이 된다. 탁한 기는 한기를 말한다. 상초에 한기가 있으면 수곡의 정미한 기가 운행되지 않아 가슴이 답답하면서 창만이 된다.

치복창경여석(治腹脹硬如石) 선용열수(先用熱水) 작감초연하(嚼甘草嚥下) 차용대극(次用大戟) 완화감수해조(緩和甘遂海藻) 등분위말(等分爲末) 조편도복상(醋調遍塗腹上) 신효(神效)

부은 배가 돌처럼 굳으면 먼저 감초를 씹어 뜨거운 물과 함께 먹고, 같은 양의 대극·완화·감수·해조 가루에 초를 넣고 개어 배에 골고루 붙인다.

5. 창만을 다스리는 식품과 약재

① 각종 창만에는 감수*, 강활, 개구리밥, 개암취 뿌리, 갯완두, 검정콩, 계수나무 가지·열매, 고비, 골풀, 까마중, 깽깽이풀, 꽈리나무, 꿀풀, 나팔꽃 씨, 남가새의 흰꽃, 노간주나무, 녹두, 느릅나무 껍질, 다시마, 다닥냉이 씨, 닥나무 씨, 달개비, 대극*, 대복피, 더덕, 도꼬마리 씨, 독활, 동과 껍질, 돼지감자, 두꺼비 기름*, 등대풀*, 땅강아지, 땅콩, 띠 뿌리, 마, 마가목, 마늘, 말린 쉽싸리 잎과 줄기, 말오줌나무, 며느리배꼽, 모과, 미나리, 미역, 바닷말, 바위솔, 박주가리 씨, 방기, 백복령, 보리, 복령 껍질, 복숭아나무 잎·가지, 부자*, 비파나무 잎, 뽕나무겨우살이, 뽕나무 잎·껍질·가지, 사군자(使君子), 산변두(山片豆), 살구 씨, 삼백초, 삽주 뿌리, 생강, 생강 껍질, 소나무 잎, 쇠무릎, 속수자, 쇠비름, 수박, 아욱 씨, 야관문(夜關門), 약모밀, 엄나무 껍질, 애기똥풀, 오가피, 오수유, 옥수수 수염, 완화*, 용안육, 우렁, 욱이인(郁以仁), 원추리, 위령선, 율무, 으름덩굴, 익모초, 잉어, 자귀나무 껍질, 자리공 뿌리*, 저령, 적작약, 제비꽃, 조릿대 잎, 지렁이, 질경이 씨, 차조기 잎, 참개구리, 참느릅나무 껍질, 참가시나무, 청미래덩굴, 초과, 초피나무 열매의 껍질, 탱자, 택사, 파두*, 팥, 패랭이꽃, 피마자, 함초(鹹草), 향유, 헛개나무, 호박 씨, 호장근, 호황련, 황기, 황칠, 후박나무 껍질.

② 아랫배가 부으면 자리공 뿌리*, 익모초, 파두*.

③ 윗배가 부으면 귤 껍질, 계수나무 열매, 대복피, 목향, 봉출, 삼능(三稜), 삽주 뿌리, 오약, 육두구, 초과, 회향, 후박나무 껍질.

④ 배가 부으면서 몸이 파리하게 마르면 호황련.

⑤ 간경화로 인하여 복수가 차면 결명자, 나팔꽃 씨.

⑥ 식적으로 인한 창만에는 계내금, 탱자.

⑦ 한기로 인한 창만에는 후박나무 껍질.

⑧ 흉협창통(胸脇脹痛)에는 박하, 소태나무 열매, 시호.

⑨ 산증기로 인하여 고환이 처지면서 배가 부으면 산사나무.

⑩ 이수삼습(利水滲濕)에는 금전초(金錢草), 동과, 땅강아지, 목방기(木防己), 복령, 복령 껍질, 복신, 옥수수 수염, 율무, 인진쑥, 저령, 팥, 택사.

3. 적 취

적취(積聚)는 무언가가 모이거나 쌓여서 병이 되는 것인데, 허증(虛症)을 제외한 한(寒)·열(熱)·기(氣)·실(實)과 합병이 되어 생긴다. 냉(冷)이 쌓여 생긴 한적(閑寂), 열(熱)과 울(鬱)이 쌓여 생긴 열적(熱積), 음식이 쌓여 생긴 실적(實積), 기(氣)가 쌓여 생긴 기적(氣積)이 있다. 어느 장부나 기관에 적취(積聚)가 있으면 그곳에 한증(寒症)이나 열증(熱症)이나 기증(氣症)이나 실증(實症)이 있다는 뜻이다.

1. 적취의 원인

① 신경을 많이 쓰거나 놀라거나 열기를 많이 마시면 심장에 적취

가 생길 수 있다.

② 근심 걱정이 많거나 독성이 있는 약이나 술을 많이 마시면 간장에 적취가 생길 수 있다.

③ 성병을 오래 앓거나 성생활을 무리하게 하거나 짠 음식을 많이 먹거나 찬 곳에 오래 있으면 신장에 적취가 생길 수 있다.

④ 감기를 오래 앓거나 담배를 많이 피우거나 덥거나 찬 곳에 오래 있거나 신경을 많이 쓰거나 속상한 일이 많으면 폐장에 적취가 생길 수 있다.

⑤ 비장이 열을 받거나 음식을 과하게 먹거나 곽란 등이 있거나 비장이 부으면 비장에 적취가 생길 수 있다.

⑥ 신경을 많이 쓰거나 어떤 일이나 문제를 풀지 못하고 마음에 담아두면 기에 적취가 생길 수 있다. 여자가 성욕을 풀지 못하면 아랫배부터 윗배 쪽으로 돌덩이처럼 단단한 것이 생기는데, 이것이 기적(氣積) 중의 하나이다. 또 평소에 가슴이 답답하며 무언가가 막혀 있는 것 같아 한숨을 자주 쉬고, 가슴에 통증이 있어 가슴을 두드리거나 잠을 자지 못하고, 얼굴로 기가 올라가 얼굴이 붉어지는 것도 기적(氣積) 중의 하나이다.

⑦ 타박상을 입거나 운동을 무리하게 하면 근육에 적취가 생길 수 있다.

2. 적취를 다스리는 방법

적취는 통증이 다른 곳으로 옮아가지는 않으니 판단만 잘 하면 치료하는 데는 큰 어려움이 없다.

① 증상에 맞게 식품이나 약재를 활용하면 큰 도움이 될 것이다.

② 화적(火積) · 기적(氣積) · 울적(鬱積) · 어혈(瘀血)은 대개 사혈이나 침으로 치료한다.

3. 적취에 대한 의서의 내용

논오적육취(論五積六聚) 병유적유취(病有積有聚) 하이별지(何以別之) 연적자(然積者) 음기야(陰氣也) 취자(聚者) 양기야(陽氣也) 고음침이복(故陰沈而伏) 양부이동(陽浮而動) 기지소적(氣之所積) 명왈적(名曰積) 기소취명왈취(氣所聚名曰聚) 적자오장소생(積者五臟所生) 취자육부소생(聚者六腑所成) 적자음기야(積者陰氣也) 기시발유상처(其始發有常處) 기통불이기부(其痛不離其部) 상하유소종시(上下有所終始) 좌우유소궁처(左右有所窮處) 취자(聚者) 양기야(陽氣也) 기시발무근본(其始發无根本) 상하무소유(上下无所留) 지기통무상처고(止其痛无常處故) 이시별지적취(以是別知積聚)

적에는 5가지가 있고, 취에는 6가지가 있다. 적은 음증의 병이고 취는 양증의 병이다. 음증은 침하며 복하고 양증은 부하며 움직인다. 기가 쌓인 것을 적이라 하고, 기가 모인 것을 취라고 한다. 적은 오장에서 생기고, 취는 육부에서 생긴다. 적은 음기로 인하여 생기니 시작하는 곳이 있고, 아플 때는 그 부위를 떠나지 않고, 상하좌우로 시작점과 끝점이 있다. 취는 양기로 인하여 생기니 시작하는 곳이 없고, 상하로 머무르는 곳과 그치는 곳이 없고, 통증이 한 곳에 머무르지 않는다. 이것으로 적과 취를 구분한다.

간적(肝積) 면청맥현이장(面靑脈弦而長) 일작세(一作細) 정재좌협하(定在左脅下) 심적(心積) 면적맥삭이실(面赤脈數而實) 정재심하(定在心下) 비적(脾積) 면황맥대이허(面黃脈大而虛) 일작침이실(一作沈而實) 정재중완(定在中脘) 신적(腎積) 면흑맥촌구대실(面黑脈寸口大實) 일작침이급(一作沈而急) 정재소복(定在小腹) 폐적(肺積) 면백맥삭이부(面白脈數而浮) 정재우협하(定在右脅下)

간장의 적은 얼굴이 푸르고, 현맥과 장맥에 세맥이 1번씩 잡히고, 왼쪽 옆구리 아래에 있다. 심장의 적은 얼굴이 붉고, 삭맥과 실맥이 잡히고, 심장 아래에 있다. 비장의 적은 얼굴이 누렇고, 대맥이 허하며 침맥과 실맥이 1번씩 잡히고, 중완에 있다. 신장의 적은 얼굴이 검고, 촌맥과 대맥에 침맥과 삭맥이 1번씩 잡히고, 아랫배에 있다. 폐장의 적은 얼굴이 희고, 삭맥과 부맥이 잡히고, 오른쪽 옆구리 아래에 있다.

육울(六鬱) 위적취징하현벽(爲積聚癥瘕痃癖) 기혈충화(氣血沖和) 백병불생(百病不生) 일유불울(一有怫鬱) 제병생언(諸病生焉) 울자병결불산야(鬱者病結不散也) 열울성담(熱鬱成痰) 담울성벽(痰鬱成癖) 혈울성징(血鬱成癥) 식울성비(食鬱成痞) 차필연지리야(此必然之理也)

울증은 뱃속에 덩어리가 생겨 움직이지 않는 병인데 6가지로 나눈다. 뱃속에 덩어리가 생겨 배가 당기며 오므라드는 것은 적취이다. 기혈이 충화되면 모든 병이 생기지 않으나 1번만이라도 불끈한 것이 있으면 모든 병이 생긴다. 울증은 병이 맺혀 흩어지지 않는 것으로 열이 많으면 담을 이루고, 담이 많으면 적을 이루고, 혈이 많으면 뱃속에 덩어리를 이루어 음식을 먹으면 속이 더부룩하다.

열울증(熱鬱症) 목몽구건설조(目蒙口乾舌燥) 소변적탁(小便赤濁) 맥침삭(脉沈數) 의청대(宜青黛) 향부자(香附子) 창출(蒼朮) 천궁(川芎) 치자(梔子)

열울증은 눈이 흐려지고, 입과 혀가 마르고, 소변이 붉으면서 탁하고, 침맥과 삭맥이 잡힌다. 쪽 · 향부자 · 삽주 뿌리 · 천궁 · 치자가 좋다.

담울증(痰鬱症) 흉만동칙천급(胸滿動則喘急) 기와태타(起臥怠惰) 촌맥침활(寸脉沈滑) 의용해석(宜用海石) 향부자(香附子) 과루인(瓜蔞仁) 남성포(南星炮)

담울증은 가슴이 답답하고, 움직이면 숨이 가쁘고, 눕거나 일어나는 것이 느리고, 촌맥은 가라앉고 활맥이 잡힌다. 향부자 · 하늘타리 씨 · 불에 볶은 남성이 좋다.

식울증(食鬱症) 희산오식(噫酸惡食) 황달(黃疸) 고창비(鼓脹痞) 맥기구긴성(脉氣口緊聲) 의용창출(宜用蒼朮) 향부자(香附子) 산사(山査) 신곡(神曲)

식울증은 신트림을 하고, 음식을 싫어하고, 황달이 있고, 배가 더부룩하고, 긴맥이 잡힌다. 삽주 뿌리 · 향부자 · 산사 · 신곡이 좋다.

기울증(氣鬱症) 흉창만(胸脹滿) 협동통(脇疼痛) 맥침삽(脉沈澁)

기울증은 가슴이 가득 찬 것 같아 답답하고, 갈비뼈에 통증이 있고, 침맥이 난삽하게 잡힌다.

혈울증(血鬱症) 사지무력(四肢無力) 소변림(小便淋) 대변적(大便赤) 맥칙규삽(脈沈涉澁)

혈울증은 음식을 잘 먹는 편이나 사지에 힘이 없고, 소변을 지리고, 대변이 붉고, 규맥이 난삽하게 잡힌다.

개치울치법(盖治鬱之法) 순기위선강화(順氣爲先降火) 화담소적(化痰消積) 분다소이치(分多小而治) 창출천궁(蒼朮川芎) 총해제울(總解諸鬱)

울증은 우선 기를 순하게 하면서 화를 내려주고 담을 부드럽게 해서 적을 제거해야 한다. 삽주 뿌리와 천궁은 모든 울증을 풀어주는 약이다.

비괴적취(痞塊積聚) 소속부분(所屬部分) 범비괴적취(凡痞塊積聚) 재중위담음(在中爲痰飮) 재우위식적(在右爲食積) 재좌위적혈(在左爲血積) 부좌위혈괴(夫左爲血塊) 우위식적(右爲食積) 중위담음(中爲痰飮)

비와 괴와 적취는 부위에 따라 구분한다. 중앙에 있으면 담음이고, 오른쪽에 있으면 식적이고, 왼쪽에 있으면 혈적이다. 혈괴는 왼쪽에서 생기고, 식적은 오른쪽에서 생기고, 담음은 중앙에서 생긴다.

적취치법(積聚治法) 범적병불가용하약(凡積病不可用下藥) 도선진기병역불퇴(徒損眞氣病亦不退) 당용소적약(當用消積藥) 사지융화칙자소제근의(使之融化則自消除根矣) 우운삼능봉출치혈적(又云三蓬朮治血積) 향부자지실치식적(香附子枳實治食積) 산사아교치육적(山査阿膠治肉積) 해분몽석치담적(海粉礞石治痰積) 웅황백반치충적(雄黃白礬治虫積) 건강파두치한적(乾薑巴豆治寒積) 황연대황치열적(黃連大黃治熱積)

적에는 기를 내리는 약을 쓰면 진기에 손해만 주고 병은 물러나지 않는다. 적을 푸는 약으로 녹이면 저절로 사라지면서 원인도 제거된다. 삼능과 봉출은 혈적을 치료하고, 향부자와 지실은 식적을 치료하고, 산사와 아교는 육적을 치료하고, 해분과 몽석은 담적을 치료하고, 웅황과 백반은 충적을 치료하고, 건강과 파두는 한적을 치료하고, 황련과 대황은 열적을 치료한다.

장담석하(腸覃石瘕) 혈충증장담(血虫症腸覃) 내한기(乃寒氣) 객어대장(客於大腸) 여위상박(與胃相搏) 결이위하담(結而爲瘕覃) 연일구식(延日久瘜) 육내생(肉乃生) 시여계란(始如鷄卵) 구여회태(久如懷胎) 안지견(按之堅) 추지이(推之移) 월사시하(月事時下) 혹다혹소(或多或少) 차기병이(此氣病而) 혈미병야(血未病也)

뱃속에 돌덩어리 같은 것이 있는 병을 혈충이라고 한다. 대장에 냉기가 들어가 위장과 서로 공박하다 맺히면 덩어리가 된다. 병이 오래되면 군살이 자라 처음에는 달걀만하나 나중에는 임신한 것처럼 커지고, 눌러보면 굳어 있으나 밀어보면 밀린다. 여자는 생리 중에 나타나기도 하는데, 이것은 혈이 아니라 기로 인한 병이다.

도인법(導引法) 치식적(治息積) 이양수무지(以兩手拇指) 압무명무본절(壓無名拇本節) 작권(作拳) 안비질좌(按髀趺坐) 고치삼십육(叩齒三十六) 병기이십일(屛氣二十一) 연기삼구(嚥氣三口) 재병식(再屛息) 재연여시삼(再嚥如是三) 작이기통위효(作以氣通爲效) 우자오묘유시칙행(遇子午卯酉時則行)

적을 다스릴 때는 양손의 엄지손가락으로 무명지의 본절을 누른 채 주먹을 쥐어 엉덩이 밑에 넣고 정좌한 후 36번 마주친다. 기를 안정시킨 다음 약하게 21번 숨을 쉬다가 크게 3번 들이마신다. 쉬었다가 다시 3번 반복한다. 이 운동을 자오묘유시에 행하면 효과가 있다.

식적(食積) 식불소화(食不消化) 성적비민(成積痞悶) 주적(酒積) 주상성적(酒傷成積) 면황흑(面黃黑) 복창(腹脹) 시구담수(時口痰水) 면적(麵積) 식면과다성적(食麵過多成積) 어해적(魚蟹積) 식어해과상성적(食魚蟹過傷成積) 과채적(果菜積) 다식과채성적(多食果菜成積)

식적은 소화가 되지 않아 생기는 병으로 속이 더부룩하면서 괴롭다. 주적은 술에 상해서 생긴 병으로 얼굴이 황흙색으로 변하면서 배가 붓고 수시로 담수를 토한다. 면적은 가루 음식에 체하여 생기는 병이고, 어해적은 어패류를 과하게 먹으면 생기는 병이고, 과채적은 과일과 채식을 많이 먹으면 생기는 병이다.

다적(茶積) 희흘다성적성벽(喜吃多成積成癖) 급흘건다자(及吃乾茶者) 석고황금승마위말(石膏黃芩升麻爲末) 사탕수조하(砂糖水調下) 우취천조말(又取川椒末) 호환오자대(糊丸梧子大) 다청하십환(茶清下十丸) 수적(水積) 다음수장성적(多飮水醬成積) 흉협인통(胸脅引痛) 혈적(血積) 어혈성적(瘀血成績) 혹인타박(或因打撲) 이치축우(以致蓄于) 흉복(胸腹) 면황분흑(面黃糞黑)

다적은 차를 많이 마시거나 마른 찻잎을 씹어 먹으면 생기는 병이다. 석고·황금·승마 가루를 설탕물과 함께 먹거나 천초 가루에 풀을 넣어 오동나무 열매만하게 환약을 만들어 10개씩 차와 함께 먹는다. 수적은 식해나 음료수를 많이 먹으면 생기는 병으로 가슴과 옆구리가 당기면서 통증이 있다. 혈적은 어혈이나 타박상이 가슴이나 배에 쌓여 병이 된 것으로 얼굴이 누러면서 대변이 검다.

외첩법(外貼法) 범적취비괴(凡積聚痞塊) 용약외첩(用藥外貼) 첩비고(貼痞膏)

모든 적취와 덩어리가 생겨 답답할 때는 고약을 만들어 붙이는데 첩비고가 좋다.

위정법(熨癥法) 오수유삼승쇄지(吳茱萸三升碎之) 주화전열(酒和煎熱) 포이위징상(布裡熨癥上) 냉갱초위이(冷更炒熨移) 주칙축이위지(走則逐而熨之) 구급(救急) 분돈상기(奔豚上氣) 심통욕절(心痛欲絶) 급이온탕(急以溫湯) 침수족(浸手足) 삭삭이지(數數易之) 잉구기해관원(仍灸氣海關元) 기문장문(期門章門) 각백장(各百壯)

중극오십장(中極五十壯)

위정법. 오수유 3kg을 갈아 술을 넣고 끓인 다음 보자기에 싸서 적을 덮는데, 식으면 다시 뜨겁게 만들어 덮고, 적이 움직이면 그 위치를 따라 덮는다. 심장의 통증이 그치지 않고 상기되면 손발을 따뜻한 물에 담근다. 이것을 여러 번 반복하면 치료된다. 그리고 기해・관원・기문・장문혈에 뜸을 100장씩 하고, 중극혈에 50장 한다.

4. 단방(單方)

① 우슬(牛膝) : 파징결급졸폭징(破癥結及卒暴癥) 복중유여석자(服中有如石刺) 취일냥주전온복(取一兩酒煎溫服)

뱃속에 갑자기 돌 같은 것이 생겨 찌르는 것처럼 아프면 쇠무릎 40g에 술을 넣고 달여 따뜻하게 해서 먹는다.

② 백마뇨(白馬尿) : 치별하(治鱉瘕) 취음지(取飮之) 즉소(卽消) 징적제약부차(癥積諸藥不差) 복지효(服之效)

뱃속에 덩어리가 생겼을 때는 백마의 오줌을 마시면 즉시 사라진다. 백마의 오줌은 잘 낫지 않는 모든 적에 좋다.

③ 인뇨(人尿) : 주징적만복(主癥積滿腹) 제약불차우온복일승(諸藥不差右溫服一升) 공심동변우가(空心童便尤佳)

징이 적이 되어 배가 부풀었는데 모든 약이 효력이 없을 때는 사람의 오줌 2l를 따뜻하게 해서 공심복에 마시는데 어린아이 것이 더 좋다.

5. 적취를 다스리는 민간요법

① 적이 오래 낫지 않으면 **1** 납을 두들겨 종이처럼 얇게 만들어 먹는다. **2** 썩어서 물렁해진 초가지붕의 짚을 매일 먹는다. **3** 소금 20kg 정도를 매일 조금씩 나누어 먹는데 죽염이면 더 좋다. **4** 귤 껍질로 차를 끓여 장복하는데 통증이 있으면 20~40g을 계속 마신다.

② 뱃속에 딱딱한 덩어리가 있으면 말린 흰봉선화 줄기나 잎이나 뿌리 40g을 달여 1번에 200㎖씩 하루에 3번 마신다. 보통 10~15일 정도 지나면 풀린다.

③ 뱃속에 응어리가 있으면 식초에 적셔서 볶은 흰봉선화와 삼능(三稜) 1kg씩에 물 900㎖를 넣고 물이 180㎖ 정도로 줄 때까지 달인 다음 탕액만 걸러 다시 고아 조청처럼 만들어 밀폐된 그릇에 보관하면서 하루에 2번 1순갈씩 청주 200㎖에 넣어 먹는다.

④ 적으로 인하여 배가 부풀면 자주 생강즙을 따뜻한 술에 타서 마신다.

⑤ 적으로 인하여 배가 북처럼 부으면 쌀·수수·메밀 10kg씩에 누룩 가루 15kg을 넣고 술을 빚고, 꿀 2ℓ와 말린 생강과 후추 500g씩을 함께 빻아 섞은 다음 따뜻한 곳에 보관하면서 장복한다.

⑥ 적으로 인하여 배가 부어 북소리가 나면 생배추를 많이 먹거나 공심복에 간수 1순갈씩을 먹는다.

⑦ 적으로 인하여 장이 꼬이면 백반 8g을 빻은 다음 냉수와 뜨거운 물 100㎖씩을 섞은 물에 타서 먹는다. 이 증상은 주로 여름에

나타나는데 갑자기 위와 장에 통증이 생기면서 입술과 손가락이 푸르거나 검게 변한다.

4. 창 종

창종은 종기·옹기·악창·제창·제상 등으로 구분한다.

1. 창종의 원인

① 벌레에 물리거나 외부에 상처가 있거나 세균에 감염되면 창종이 될 수 있다.

② 기혈이 잘 순환되지 않으면 창종이 될 수 있다.

③ 몸에 열이 많거나 습이 많아 부으면 창종이 될 수 있다.

④ 당뇨·위장질환 등이 있으면 창종이 될 수 있다.

2. 창종에 대한 의서의 내용

옹자옹야(癰者壅也) 저자지야(疽者沮也) 혈기옹저(血氣癰疽) 한열불산(寒熱不散) 음체어양칙발옹(陰滯於陽則發癰) 양체어음칙발저(陽滯於陰則發疽) 소발무정처야(所發无定處也) 당분내외(當分內外) 발어내자(發於內者) 당심장부(當審臟腑) 여중부(如中府) 은은이동자폐저(隱隱而疼者肺疽) 상육미기자폐옹야(上肉微起者肺癰也)

옹증은 돋아오르는 병이고, 저증은 꺼지는 병이다. 혈기가 옹색하면서 한열이 흩어지지 않아 음이 양에 체하면 옹이 생기고, 양이 음에 체하면 저가 생기는데 생기는 곳이 일정하지 않다. 옹저는 증상을 안과 밖으로 구분하는데 안에서 발병하면 마땅히 장부를 살펴야 한다. 중부혈에 은은한 통증이 있으면 폐로 인한 저증이고, 중부의 살이 부으면 폐로 인한 옹증이다.

거궐속심(巨厥屬心) 기문속간(期門屬肝) 장문속비(章門屬脾) 경문속신(京門屬腎) 중완속위(中脘屬胃) 천추속대장(天樞屬大腸) 관원속소장(關元屬小腸) 단전속삼초(丹田屬三焦)
거궐은 심장에 속하고, 기문은 간장에 속하고, 장문은 비장에 속하고, 경문은 신장에 속하고, 중완은 위장에 속하고, 천추는 대장에 속하고, 관원은 소장에 속하고, 단전은 삼초에 속한다.

발어외자왈(發於外者曰) 뇌발(腦發) 배발(背發) 수발(鬚發) 견발(肩發) 미발(眉發) 신발(頣發) 시발(顋發) 함발(頷發) 자발(髭發) 액발(腋發) 천당발(穿當發) 퇴발(腿發) 후옹(喉癰) 제옹(臍癰) 과마옹(胯麻癰) 낭옹(囊癰) 유옹야(乳癰也)
발병원인이 외부에 있으면 뇌・등・수염・어깨・눈썹・눈꺼풀・볼・턱・수염・겨드랑이・입천장・대퇴부・목구멍・배꼽・사타구니・고환・유방 등에 종기가 생긴다.

반농유무급천심(班膿有无及淺深) 이수안종상열자(以手按腫上熱者) 위유농(爲有膿) 불열자(不熱者) 위무농(爲无膿) 중안이후동자(重按以後疼者) 기농심(其膿深) 소안즉동자(小按卽疼者) 기농천(其膿淺.)

옹저에 농이 있는지 없는지, 깊은지 낮은지를 알려면 종기를 손으로 가볍게 눌러본다. 열이 있으면 농이 있는 것이고, 열이 없으면 농이 없는 것이다. 깊이 눌러야 통증을 느끼면 농이 깊이 있는 것이고, 조금만 눌러도 통증을 느끼면 얕게 있는 것이다.

범배발대창(凡背發大瘡) 유발열(惟發熱) 칙위지배(則謂之背) 약불발열개절야(若不發熱皆癤也) 기유음증어(其有陰症於) 오장내발자(五臟內發者) 각우침회무열(却又沈晦無熱)
등에 큰 종기가 생겼는데 열이 있으면 배창이고, 열이 없으면 부스럼이다. 오장에서 생긴 음증이 침회되어 열이 없는 것이다.

발뇌(發腦) 발수(發鬚) 발미(發眉) 발이(發頤) 발배(發背) 시위오발(是爲五發) 지험기증(至險其症) 개령인두동(皆令人頭疼) 오심오열(惡心惡熱) 기급수련(氣急拘攣)
뇌·수염·눈썹·턱·등에 생긴 종기를 오발증이라고 하는데 매우 위험하다. 증상은 두통·구역·한열·경련 등을 동반하면서 호흡이 급하다.

영구경왈(靈樞經曰) 중부혈은은이동자폐저(中府穴隱隱而疼者肺疽) 상육미기자폐옹(上肉微起者肺癰) 거궐은은이동자심저(巨闕隱隱而疼者心疽) 상육미기자심옹야(上肉微起者心癰也) 기문은은이동자간저(期門隱隱而疼者肝疽) 상육미지가간옹야(上肉微起者肝癰也) 의소시호탕(宜小柴胡湯) 수증가감치지(隨症加減治之) 경문은은이동자신저(京門隱隱而疼者腎疽) 상육미기자신옹야(上肉微起者腎癰也) 중완은은이동자(中脘隱隱而疼者) 위완옹야(胃脘癰也)

영구경왈. 중부혈에 은은하게 통증이 있으면 폐저증이고, 근육이 약간 솟아오르면 폐옹증이다. 거궐혈에 은은하게 통증이 있으면 심저증이고, 근육이 약간 솟아오르면 심옹증이다. 기문혈에 은은하게 통증이 있으면 간저증이고, 근육이 약간 솟아오르면 간옹증이다. 마땅히 소시호탕을 쓰는데 증세에 따라 가감한다. 경문혈에 은은하게 통증이 있으면 신저증이고, 근육이 약간 솟아오르면 신옹증이다.중완혈에 은은하게 통증이 있으면 위완옹이다.

영구경왈(靈樞經曰) 관원속소장(關元屬小腸) 천추속대장(天樞屬大腸) 단전속삼초(丹田屬三焦) 기혈분은동자위저(其血分隱疼者爲疽) 상육미기자위옹야(上肉微起者胃癰也) 장옹위병(腸癰爲病) 소복종이강안지칙동(小腹腫而强按之則疼)

영구경왈. 관원은 소장에 속하고, 천추는 대장에 속하고, 단전은 삼초에 속하는데, 각각 그 혈에 은은하게 통증이 있으면 저증이고, 근육이 약간 솟아오르면 옹증이다. 장에서 생긴 옹증은 아랫배에서 생긴 종창인데 누르면 통증을 느낀다.

비옹증(臂癰症) 비상수양명절분생옹(臂上手陽明絶分生癰) 차득지혈풍지변자(此得之血風之変者)

비옹증은 위장・팔・수양명경에 생기는 옹인데 혈이 바람을 만나 변하면 발병한다.

변옹증(便癰症) 변독처소(便毒處所) 상부재복(上不在腹) 하부재퇴(下不在腿) 개호양자지중야(介乎兩者之中也)
변옹증은 변을 보는 곳에 종기가 생기는 병이다. 배나 종아리에 나지 않고 그 중간에 생긴다.

부골저증(附骨疽症) 초기대동소이(初起大疼而) 육색불변(肉色不變) 명왈부골저야(名曰附骨疽也)
부골저증은 초기에는 많이 아프나 피부색은 변하지 않는 병이다.

정저증(疔疽症) 영구경왈(靈樞經曰) 발어족상하(發於足上下) 명왈사음(名曰四淫) 기상대옹(其狀大癰) 불급치지(不急治之) 백일사(百日死)
정저증을 영구경에서는 발 상하에서 나는 것으로 사음증이라 하였다. 증세는 큰 종기와 같은데 급히 치료하지 않으면 백 일만에 죽는다.

정창증(疔瘡症) 혹유일조여홍선(或有一條如紅線) 직상창졸지제(直上倉卒之際) 위홍사정(爲紅絲疔) 급용침어(急用針於) 홍선소지처(紅線所至處) 자출독혈연후(刺出毒血然後) 이섬서유향등고(以蟾蜍乳香等膏) 어정창내도지(於疔瘡內塗之) 침시이병자(針時以病者) 지통출혈위호(知痛出血爲好) 부칙홍선(否則紅線) 입복필사(入腹必死)
정창증은 홍선 같은 것이 있는 병이다. 갑자기 창이 솟아오르면서 붉은 실줄기 같은 것이 생긴다. 급히 홍선이 닿는 곳을 침으로 찔러 독혈을 빼내고, 두꺼비 기름이나 유향으로 고약을 만들어 환부에 바른다. 침으로 찌를 때 통증을 느끼면서 피가 나오면 좋으나 그렇지 않으면 홍선이 배로 들어가 반드시 죽는다.

우유일(又有一) 종창두흑심種瘡頭黑甚) 형여어제(形如魚臍) 파지삼출황수(破之滲出黃水) 사반부장(四畔浮漿) 명왈어제정(名曰魚臍疔) 기독우심(其毒尤甚) 사과엽연수총백(絲瓜葉連鬚蔥白) 구엽(韭葉) 각등분(各等分) 연도취즙(研搗取汁) 이주화복(以酒和服) 기재첩액하(其滓貼腋下) 여병좌수(如病左手) 첩좌액(貼左腋) 병우수(病右手) 첩우액(貼右腋) 병좌각(病左脚) 첩좌과(貼左胯) 병우각(病右脚) 침우과(貼右胯) 병재신중(病在身中) 첩심제(貼心臍) 병이백(幷以帛) 박주후육하(縛住侯肉下) 홍사개백칙안의(紅絲皆白則安矣) 혹이사퇴소회(或以蛇退燒灰) 계자청(鷄子淸) 조부치지(調付治之)

이 외에 머리가 매우 검은 창이 있다. 형상이 물고기 배꼽 같은데 침으로 깨트리면 사방의 가장자리에서 미음이 떠오르는 것처럼 누런 물이 스며나온다. 이것을 어제정이라고 하는데 매우 독하다. 수세미 잎 · 파의 흰수염 · 부추 잎을 같은 양으로 갈아 즙을 술과 함께 먹고, 찌꺼기는 몸에 붙인다. 창이 왼손에 있으면 왼쪽 겨드랑이에 붙이고, 오른손에 있으면 오른쪽 겨드랑이에 붙인다. 창이 왼쪽 발에 있으면 왼쪽 사타구니에 붙이고, 오른쪽 발에 있으면 오른쪽 사타구니에 붙인다. 창이 몸에 있으면 심장과 배꼽에 붙이는데 비단끈으로 환부를 매놓으면 홍사가 모두 희어지고 편안해진다. 혹은 뱀의 허물을 불에 태워 재를 만든 다음 달걀 흰자를 넣고 개어 붙여도 좋다.

피침자(鈹針者) 미여일봉(未如釰鋒) 이취대농(以取大膿) 대저용침(大抵用針) 지욕인농출(只欲引膿出) 여침자무농(如針刺无膿) 시기복야(是氣伏也) 불가용침락(不可用針烙)

피침은 끝이 넓은 침인데 큰 농을 치료할 때 쓴다. 침은 대개 농을 뺄 때 사용한다. 침으로 찔러보아 농이 나오지 않으면 증상을 알 수 없는 것이니 침을 놓거나 뜸을 하면 안 된다.

옹저초각종동(癰疽初覺腫疼) 선이습지복기상(先以濕紙覆其上) 시지선건시두야(視之先乾處是頭也) 대산절편(大蒜切片) 안두상(安頭上) 이대애주(以大艾炷) 구지이장(灸之二壯) 즉환일산(卽換一蒜) 동자구지부동(疼者灸之不疼) 부동자(不疼者) 구지동(灸至疼) 내지대개이백장위준최요(乃止大槪以百壯爲準最要) 조각조구위상(早覺早灸爲上) 여유두칙부필지복야(如有頭則不必紙覆也)

옹저가 생겨 초기에 통증을 느끼면 먼저 습지로 덮고 살펴보아 먼저 마르는 곳이 종기의 중심점이다. 마늘을 쪼개 종기 머리에 덮고 대애주에 뜸 2장을 한 후 바로 마늘을 바꾼다. 통하는 증은 구하면 통하지 않고 통하지 않은 증은 통하도록 구하고 그친다. 대개 100장을 해야 하나 일찍 깨닫고 일찍 구하는 것이 상책이다. 머리에 생긴 것은 반드시 종이를 덮을 필요는 없다.

대풍창(大風瘡) 일풍자(一風者) 폐수병(肺受病) 선락미모(先落眉毛) 이풍자(二風者) 폐수병(肝受病) 면기자포(面起紫疱) 삼풍자(三風者) 위수병(腎受病) 각저선천(脚底先穿) 사풍자(四風者) 비수병(脾受病) 편신여선(遍身如癬) 오풍자(五風者) 심수병(心受病) 선손기목(先孫其目) 백나창(白癩瘡) 나풍초기(癩風初起) 백설박락(白屑剝落) 우일종(又一種) 매조창상(每朝瘡上) 퇴백피여사탈(退白皮如蛇脫)

대풍창은 나병을 말하는데 5단계의 변화가 나타난다. 처음에는 폐가 병을 받아 눈썹이 떨어진다. 두번 째는 간장이 병을 받아 얼굴에 검붉은 물집 같은 것이 생긴다. 세번 째는 신장이 병을 받아 발바닥이 뚫린다. 네번 째는 비장이 병을 받아 온몸이 옴처럼 된다. 다섯 번째는 심장이 병을 받아 눈이 손상된다. 나병이 처음 생길 때는 흰 비듬이 떨어지거나 매일 아침마다 뱀이 허물을 벗는 것처럼 종기에서 흰 가루가 일어난다.

나력(瘰癧) 내경위지(內經謂之) 결핵시야(結核是也) 생경전항측(生頸前項側) 결핵여두(結核如豆) 대여백과(白果)(大如銀杏) 왈나력(曰瘰癧) 생흉협액하(生胸脇腋下) 전경여석(堅硬如石) 행여마도(形如馬刀) 합왈마도(蛤曰馬刀)

나력은 연주창을 말하는데 내경에서는 결핵이라 한다. 목의 앞이나 옆에 생기는데 큰 콩이나 은행처럼 생겨 나력이라는 이름이 붙은 것이다. 가슴이나 옆구리나 겨드랑이 아래에서 생겨 돌처럼 굳으면서 마도처럼 생긴 것은 마도라고 한다.

영류(癭瘤) 인신기혈(人身氣血) 응체결위영류(凝滯結爲癭瘤) 영칙우양소생(癭則憂恙所生) 다저어견항(多著於肩項) 유칙수기응결(瘤則隨氣凝結)

영류는 혹을 말하는데 기혈이 응체되면 생긴다. 혹은 근심하다 어깨나 목에 많이 생기는데 류는 기를 따라 응결하는 병이다.

개선유오(疥癬有五) 일왈건개(一曰乾疥) 피고설기(皮枯屑起) 이왈습개(二曰濕疥) 흔종작동(掀腫作疼) 유즙임리(乳汁淋漓) 삼왈사개(三曰砂疥) 세여사자(細如砂子) 혹독혹양(或疼或痒) 사왈충개(四曰虫疥) 양부지동(痒不知疼) 이어전염(易於傳染) 오왈농개(五曰膿疥) 함장조농(含漿稠膿) 색후번동(色厚煩疼)

개선은 옴을 말하는데 5가지로 구분한다. 첫째, 피부가 말라 가루가 일어나는 건개가 있다. 둘째, 종기가 생겨 통증이 따르면서 진물이 흐르는 습개가 있다. 셋째, 모래처럼 가는데 아프거나 가려운 사개가 있다. 넷째, 통증은 없으나 가렵고 전염이 잘 되는 충개가 있다. 다섯째, 간장색을 띠면서 빽빽하게 나고 농이 나오는데 피부색이 두텁거나 아픈 농개가 있다.

나두창(癩頭瘡) 두상생창여나(頭上生瘡如癩) 방풍통성산(防風通聖散) 위말주침배삼차(爲末酒浸焙三次) 식후백탕(食後白湯) 조복일삼(調服日三)

나두창은 머리에 종기가 생겨 나병처럼 되는 병이다. 방풍통성산을 술에 담갔다 불에 말리기를 3번 반복한 다음 가루로 만들어 하루에 3번 식후에 끓인 물과 함께 먹는다.

인면창(人面瘡) 인신유창(人身有瘡) 여인면목구비개구(如人面目口鼻皆具) 구자신기환(久者腎氣丸) 패모(貝母)말외부(貝母末外付)

인면창은 얼굴에 나는 종기를 말한다. 얼굴・눈・입・코 등에 모두 나타나는데 오래되었으면 신기환을 쓰면서 소루쟁이 가루를 붙인다.

음식창(陰蝕瘡) 부음창(扶陰瘡) 대개유삼등(大槪有三等) 일왈습음창(一曰濕陰瘡) 이왈투정창(二曰妒精瘡) 삼왈음식창(三曰陰蝕瘡) 역왈하감창(亦曰下疳瘡)

음식창은 대개 3가지로 구분하는데 습음창, 투정창, 음식창 또는 하감창이 있다.

세창약(洗瘡藥) 범하부제창(凡下部諸瘡) 당회약탕(當湏藥湯) 세거농즙오수(洗去膿汁惡水) 의세감탕(衣洗疳湯)

하체에서 생긴 모든 창에는 약을 달인 물로 항상 씻어 농즙과 악수를 제거해야 하는데 세감탕이 마땅하다.

겸창(臁瘡) 생어양각(生於兩脚) 종난취예(腫爛臭穢) 행보간행차창(行步艱行此瘡) 생어겸골위중(生於臁骨爲重) 이기골상(以其骨上)육소피(肉小皮) 박고난유(薄故難愈) 치법당선취충(治法當先取虫)

겸창은 두 다리에 생긴 종기가 터져 냄새가 나면서 걷기 어려운 병이다. 겸골 즉 서해부로 인하여 발병하고 증세가 심한데, 그 뼈 위에는 살이 적고 피부가 얇아 치료하기 어렵다. 마땅히 충을 먼저 제거해야 한다.

신장풍창(腎臟風瘡) 초기양족시열(初起兩足時熱) 각근작동(脚跟作疼) 다어내경(多於內經) 혹슬상생창(或膝上生瘡) 여선점대(如癬漸大) 실치칙연급경고(失治則延及脛股) 편신자유지(遍身者有之)

신장풍창은 초기에는 두 발에서 수시로 열이 나고, 발 뒤꿈치에 통증이 따르고, 정강이 안쪽이나 무릎 위에 창증이 생긴다. 옴 같은 증상이 점점 커지는데 시기를 놓치면 정강이와 넓적다리와 온몸으로 번진다.

침음창(浸淫瘡) 초생심소(初生甚小) 선양후동(先痒後疼) 즙출침음(汁出浸淫) 습난기육(濕爛肌肉) 연지편신(延至遍身) 용고련근(用苦楝根) 소존성위말(燒存性爲末) 저지조부(豬脂調付)

침음창은 처음에는 매우 작게 시작해 가려운 정도이다가 나중에는 통증이 따르면서 진물이 나고 근육이 문드러져 터져 온몸으로 번진다. 이 때는 소태나무 뿌리를 불에 태워 재를 만든 후 돼지 기름을 넣고 개어 붙인다.

동창(凍瘡) 동월동상(冬月凍傷) 성창유수(成瘡有水) 속호위동창(俗呼爲凍瘡) 의생부산(宜生附散)

동창은 겨울에 얼어 창이 되는 것을 말한다. 진물이 나오는데 생부산이 마땅하다.

탕화창(湯火瘡) 범탕대소상(凡湯大燒傷) 초시강인동급(初時强忍疼急) 향화구강인(向火灸强忍) 일시즉부동(一時卽不疼) 신물이냉물탑지사(愼物以冷物搨之使) 열독불출(熱毒不出) 난입근골(爛入筋骨) 용한수석(用寒水石) 삼냥반(三兩半) 황백(黃柏) 황련(黃連) 황금(黃芩) 치자(梔子) 대황(大黃) 적석지(赤石脂) 각오전(各五錢) 편뇌소허(片腦少許) 우위말(右爲末) 압자청(鴨子淸) 조부주조역가(調付酒調亦可)

탕화창은 끓는 물이나 불에 상해서 창이 되는 것을 말한다. 처음에는 불에 쬐면 통증이 그치나 찬 물건으로 덮어 열독이 나오지 않으면 근골로 들어가 문드러진다. 한수석 60g, 황벽나무・깽깽이풀・황금・치자・대황・적석지 20g씩에 편뇌 가루 조금과 오리 알를 넣고 개어 붙인다. 술을 넣고 개어도 된다.

번화창(飜花瘡) 번출일육(飜出一肉) 돌여균(突如菌) 혹여사형(或如蛇形) 장수촌(長數寸) 웅황위말(雄黃爲末) 부지내복(付之內服) 십전대보탕(十全大補湯) 혹팔물탕(或八物湯) 배삼기귀출(倍蔘芪歸朮) 외용질려위말(外用蒺藜爲末) 저지조도(豬脂調塗) 일일이(日一易) 후원기점복(候元氣漸復) 종독장진시(腫毒將盡時) 도지칙노육자입(塗之則努肉自入) 부칙수입목출(否則雖入復出) 약오용침도식구(若誤用針刀蝕灸) 필위신지(必危愼之)

번화창은 버섯처럼 한 뭉치의 근육이 뒤집혀 나오거나 뱀처럼 생긴 것이 몇 치쯤 나오는 창증이다. 웅황을 빻아 붙이고, 십전대보탕이나 팔물탕에 인삼·황기·당귀·삽주 뿌리를 배로 넣고 끓여 먹는다. 또 빻은 질려에 돼지 기름을 넣고 개어 바르는데 하루에 1번씩 바꾸면 원기가 점점 회복된다. 종기의 독이 사라지려고 할 때 계속 바르면 굳은 살이 저절로 들어가나 이 약을 쓰지 않으면 잠시 낫는 것 같아도 재발한다. 침이나 뜸을 잘못 사용하면 매우 위험하니 신중해야 한다.

3. 단방(單方)

① 감국(甘菊) : 치옹독급정종수사(治癰毒及疔腫垂死) 국엽도취즙음일승신효(菊葉搗取汁飮一升神效)

옹이나 정종에는 감국 잎을 찧은 다음 즙을 내어 2*l* 정도 마신다.

② 인동등(忍冬藤) : 치일체옹저종독(治一切癰疽腫毒) 화경엽생도(花莖葉生搗) 난주조복(煖酒調服)

옹저나 종기에는 생인동의 꽃·줄기·잎을 찧어 따뜻한 술과 함께 먹는다.

③ 인분(人糞) : 옹저발배(癰疽發背) 취야인건뇨(取野人乾尿) 소존성(燒存性) 초화여니(醋和如泥) 부종상(付腫上) 건칙이심양(乾則易甚良) 우치정종(又治疔腫) 봉기상(封其上) 일일근난(一日根爛)

등에 옹저가 생기면 마른 인분을 불에 태운 다음 술을 넣고 반죽해서 환부에 붙이는데 마르면 바꾸는 것이 좋다. 또 정종 위에 붙이면 하루만에 뿌리가 녹으면서 빠진다.

④ 포공영(蒲公英) : 청열해독이습(淸熱解毒利濕) 열독옹종창양(熱毒壅腫瘡痒) 내옹증등(內壅症等) 소종산결(消壅散結) 옹종정독(壅腫疔毒) 유옹등(乳壅等) 폐옹해토농담(肺壅咳吐濃淡) 흉통인후종통(胸痛咽喉腫痛)

민들레는 열을 내려주므로 독성과 습을 다스릴 때, 열독으로 인한 종기·창증·가려움증 등을 다스릴 때, 장에서 발생한 종기를 풀어줄 때 쓴다. 또 못 등의 쇠붙이에 다쳐 발생한 종기, 유방에서 발생한 종기, 폐에서 발생한 종기, 담에서 고름처럼 나오는 증상, 가슴의 통증, 목의 염증이나 종기를 다스릴 때도 좋다.

⑤ 유황(硫黃) : 생용치개선급악창(生用治疥癬及惡瘡) 도이기취부지(塗而其臭不止) 가유개창(可愈疥瘡)

옴이나 악창에는 생유황을 바른다. 창에 발라 냄새가 그치지 않으면 저절로 낫는다.

⑥ 뇌저지(腦猪脂) : 생반행인(生礬杏仁) 가경분도찰(可輕粉擣擦) 치개창묘(治疥瘡妙)

옴에는 생백반과 살구 씨에 경분을 약간 넣고 찧어 바르면 신기하게 낫는다.

⑦ 황랍(黃蠟) : 저담일매(猪膽一枚) 경분이전(輕粉二錢) 우용화화균(右熔化和勻) 첩지치겸창(貼之治臁瘡)

겸창에는 돼지 쓸개 1개에 경분 8g을 녹인 다음 골고루 섞어 붙이면 좋다.

⑧ 웅담즙(熊膽汁) : 치악창급제창(治惡瘡及諸瘡) 빈빈도지묘(頻頻塗之妙)

악창이나 창증에는 웅담즙을 자주 바르면 신기하게 낫는다.

⑨ 사탈피(蛇脫皮) : 구원악창부차(久遠惡瘡不差) 소회저지조부신효(燒灰豬脂調付神效)

악창이 오래 낫지 않으면 뱀 껍질을 불에 태워 재가 되면 돼지 기름을 넣고 개어 붙이면 좋다.

4. 창종을 다스리는 식품과 약재

개구리밥, 개오동나무 껍질, 능소화, 단너삼, 말린 누에, 말린 누에의 똥, 말벌의 집, 매미의 허물, 맨드라미 씨, 밀몽화, 방풍(防風), 백선 뿌리의 껍질, 백화사, 벚나무 껍질, 사상자(巳床子), 약쑥, 우엉, 지느러미엉겅퀴, 진득찰, 형개, 회화나무, 회화나무꽃.

5. 창종을 다스리는 민간요법

① 각종 종기에는 **1** 잣과 달걀 흰자를 함께 찧어 붙인다. **2** 백반 덩어리를 불에 쪼여 뜨거워지면 환부를 자주 눌러준다. **3** 더덕을 진하게 달인 물로 씻거나 생더덕 잎을 찧어 붙이거나 더덕 가루를 바른다. **4** 까마중 줄기와 잎을 찧어 붙인다. **5** 까마중 줄기와 잎을 술에 담가 마시고 찌꺼기는 붙인다. **6** 단너삼을 찧어 붙인다. **7** 신선한 제비꽃 생즙을 1번에 20㎖씩 하루에 2~3번 먹는다. **8** 붓꽃 8g, 쇠비름 · 민들레 40g씩에 물 500㎖를 넣고 끓여 먹는다. **9** 개구리밥을 끓인 물로 씻는다.

② 종기가 생기려고 하면 좋은 초 300㎖를 1종지가 될 때까지 끓여 환부에 바른다.

③ 종기가 곪으면 우엉을 먹는다.

④ 살갗이 뜨거우면서 종기가 생기면 우엉과 개구리밥을 같은 양으로 빻은 다음 박하 6~8g과 물 300㎖를 넣고 끓여 1번에 5~8g씩 마신다.

⑤ 종기의 고름이 잘 나오게 하려면 황기·인동 12g씩, 당귀 8g, 감초 4g에 소주와 물을 1 : 1로 넣고 달여 마신다.

⑥ 악성종기에는 1 패랭이꽃 가루에 기름을 넣고 개어 바른다. 2 햇볕에서 말린 제비꽃을 항아리에 넣고 태우면서 연기와 열을 쏘인다. 3 호장근과 대황(大黃)을 같은 양으로 빻아 진하게 달인 다음 녹차 등의 찻물을 넣고 개어 바른다.

⑦ 뿌리가 있는 악성종기에는 1 썩은 생배를 잘라 붙인다. 2 가지를 말린 다음 빻아 환부에 뿌린다. 3 천오*·투구꽃*·부자*·초피나무 열매의 껍질·천남성*·보두(寶豆)*·낭독·계수나무 열매를 같은 양으로 빻아 밥을 넣고 갠다. 그 위에 앞의 가루를 약간 섞어 두툼하게 붙이고, 밥이 마르지 않도록 축축한 것으로 감싸두면 밥이 삭으면서 종기의 뿌리가 빠진다. 종기가 크면 1~2번 갈아가면서 한다.

⑧ 종기의 뿌리가 깊어 치료하기 어려우면 누룩과 피마자 같은 양에 찰떡을 넣고 개어 붙인 다음 하룻만에 떼고 대칼로 빼면 구멍마다 실처럼 뿌리가 나오는데 다시 갈아 붙인다.

⑨ 독이 많고 뿌리가 깊은 종기에는 1 침으로 종기를 헤집은 다음 달걀 노른자·밀가루·호두·참기름·석웅황을 섞어 약떡을 만든다. 날마다 뽕나무 잿물이나 단너삼 달인 물로 씻은 후 붙

인다. **2** 우렁을 찧은 다음 찹쌀 가루를 섞어 약떡을 만들어 붙인다. **3** 황밀과 머리카락을 태운 재에 송진을 끓여 넣은 다음 고약을 만들어 붙인다. **4** 생마를 찧어 붙인다. **5** 메기 껍질을 붙인다. **6** 굼벵이즙을 바른다.

⑩ 욕창에는 비름나물이나 달개비를 찧어 붙인다.

⑪ 습창에는 **1** 도꼬마리 씨를 불에 태워 가루를 낸 후 기름을 넣고 개어 바른다. **2** 누에고치를 삶은 뜨거운 물로 씻는다. **3** 다닥나무·버드나무·회화나무·봉숭아나무·뽕나무 가지를 함께 넣고 달인 물로 씻는다.

⑫ 화농성 감염질환에는 **1** 제비꽃·민들레 20g씩에 물 700㎖를 넣고 물이 반으로 줄 때까지 달여 하루에 여러 번 나누어 마신다. **2** 제비꽃과 들감국 80g씩을 생즙을 내어 2번에 나누어 마신다.

⑬ 나병에는 **1** 가오동나무를 진하게 달여 먹고 탕액으로 씻는다. **2** 현삼·삽주 뿌리·숙지황·도꼬마리 씨·율무·백복령 160g씩을 빻은 다음 꿀을 넣고 개어 환약을 만들어 매일 따뜻한 물과 함께 먹는다. 중환자는 3제만 쓰면 낫는데 부부생활은 금해야 한다.

⑭ 겨울에 종기가 얼어 터지면 **1** 침으로 쪼아 피를 뺀다. **2** 소나무 가지 80g과 황랍 40g을 끓인 다음 건더기를 붙인다.

⑮ 종기가 터진 후에는 **1** 자주 범부채를 빻아 붙인다. **2** 쇠똥을 뜨겁게 해서 붙이는데 식으면 다시 반복한다. **3** 밀가루에 소금을 넣고 반죽한 후 찧은 피마자를 섞어 약떡을 만들어 붙인다.

⑯ 종기가 곪아터진 뒤 추육이 있으면 송진과 누에고치를 함께 빻

아 뿌린다.

⑰ 종기가 헐고 문드러지면 **1** 구기자나무를 껍질을 벗겨 검게 태워 빻은 다음 바셀린을 섞어 바른다. **2** 돼지 발에 땅콩을 넣고 푹 고아 탕액을 먹는다. **3** 팥에 달걀 흰자와 꿀을 섞어 붙인다.

⑱ 머리에 종기가 생기기 시작하면 **1** 쥐의 해골을 붙이는데 쥐의 가죽으로 싸맨다. **2** 종기가 생기기 시작한 지 7일 이내이면 소금을 붙인다.

⑲ 머리에 종기가 나면 **1** 묵은 녹두를 빻아 약떡을 만들어 붙인다. **2** 생녹두를 가루를 낸 다음 인동 달인 물을 넣고 개어 붙인다. **3** 백양목 가지와 잎을 달인 물로 씻는다.

⑳ 머리의 종기가 곪으면 **1** 참기름과 황랍을 끓인 다음 단너삼·민들레·백년초·인분을 넣고 소존성(燒存性)으로 태워 찌꺼기는 건져낸다. 다시 소나무 가지를 넣어가면서 농도를 재본다. 물에 한 방울씩 떨어뜨려 보아 기름 덩어리가 뜨지도 가라 앉지도 않을 때까지 끓여 화기를 제거한 다음 고약을 만들어 붙인다. 소존성(燒存性)이란 끓인 물에 기름과 황랍을 넣어 약재만 태우는 것을 말한다. **2** 곶감을 질근질근 씹어 붙인다.

㉑ 머리와 발제의 종기가 심하면 **1** 석창포를 빻은 다음 초를 넣고 개어 바른다. **2** 탱자를 불에 굽고 흙 아궁이에서 쇠뼈나 매화나무를 태우면서 그 연기를 쏘인다. **3** 곶감을 질근질근 씹어 붙인다.

㉒ 후두골에 종기가 생기면 껍질을 벗긴 참개구리, 파 7뿌리, 백초상 1순갈을 넣고 갈아 붙인다. 백초상은 솥 밑에 오래 붙어 있

는 검정 그을음을 말한다.

5. 상 처

1. 상처에 대한 의서의 내용

금창실혈(金瘡失血) 기인당고갈(其人當苦渴) 연회인지(然湏忍之) 상영건식(常令乾食) 가여비지지물(可與肥脂之物) 이지기갈(以止其渴) 우부득다음(又不得多飮) 죽다칠혈(粥多則血) 일출살인야(溢出殺人也) 우기진노급대언(又忌嗔怒及大言) 소동작노력(笑動作勞力) 범금창(凡金瘡) 급절상(及折傷) 불가음냉수(不可陰冷水) 혈견한칙응입심즉사(血見寒則凝入心卽死)

쇠붙이나 칼에 다쳐 피를 많이 흘리면 갈증이 나는데, 참으면서 마르거나 기름기 있는 음식을 먹어 갈증을 푸는 것이 좋다. 만일 죽과 음료수를 많이 먹으면 피가 넘쳐 죽음에 이를 수 있고, 크게 화를 내거나 웃거나 소리를 지르는 것도 삼가해야 한다. 그리고 냉수를 마시는 것도 좋지 않다. 혈액이 한기를 만나 응결되어 심장으로 들어가면 죽기 때문이다.

급창급제상(金瘡及諸傷) 중동민욕사(重疼悶欲死) 취우일척(取牛一隻) 부복납기(副腹納其) 인어우복(人於牛腹) 침열혈중가소(沈熱血中可甦) 여상복(如傷腹) 용혈갈말(用血竭末) 초탕조음출혈이유(醋湯調飮出血而愈) 혹전진(或戰陣) 포시소상(炮矢所傷) 혈유만체(血流滿体) 기관흉격역소(氣貫胸膈亦甦)

쇠붙이나 칼에 다쳐 죽을 것처럼 아프면 소의 배를 가르고 그 속에 들어가 뜨거운 핏속에 몸을 담그고 있으면 소생할 수 있다. 만일 배를 다쳤을 때는 혈갈 가루를 끓인 술과 함께 복용하면 피가 쏟아지며 낫는다. 또 총이나 화살에 상해서 피가 흐를 때는 온몸을 담그고 있으면 기가 통하고 가슴이 터지면서 살아난다.

범타압사자(凡墮壓死者) 급안호처(急安好處) 이수엄기구비상(以袖掩其口鼻上) 일식후개안(一食後開眼) 선여열소변음지(先與熱小便飮之) 약초각기절(若初覺氣絶) 급벽개구(急擘開口) 이열소변관지(以熱小便灌之) 이거어혈(利去瘀血)

떨어지거나 눌려서 숨졌을 때는 급히 조용한 곳에 편안하게 눕힌 다음 환자의 소매로 입과 코를 가려준다. 한 끼 식사할 시간이 지나면 눈을 뜨는데 뜨거운 소변을 먹인다. 만약 깨어났다가 다시 정신을 잃으면 급히 소변을 입에 넣어주면 어혈이 제거되면서 부드러워진다.

골절손상(骨折損傷) 주비요슬(肘臂腰膝) 출구차질(出臼蹉跌) 회용법정돈귀원(須用法整頓歸元) 선용마약여복(先用痲藥與服) 사부지동연후(使不知疼然後) 가용수법(可用手法) 마약칙초오(痲藥則草烏)

뼈가 부러지거나 넘어져 팔이나 허리나 무릎이 튀어나오면 순서대로 원상태로 돌려놓아야 한다. 먼저 마약을 먹여 통증을 느끼지 않게 한 다음 시술한다. 여기서 마약은 투구꽃*을 말한다.

장상(杖傷) 범장필(凡杖畢) 즉용동변호주(卽用童便好酒) 각일종(各一鍾) 합이온복(合而溫服) 면혈공심심묘(免血攻心甚妙)

곤장을 심하게 맞아 상했을 때는 즉시 어린아이 소변과 좋은 술을 섞어 따뜻하게 해서 먹는다. 그러면 어혈이 심장을 공격하는 것을 막을 수 있다.

호상(虎傷) 인피호교(人被虎咬) 선음청주일완(先飮淸酒一椀) 백반말납상처(白礬)末納傷處) 우사탕수조복일이완(又砂糖水調服一二椀) 병도상처(幷塗傷處)

호랑이한테 물렸을 때는 먼저 청주 300㎖를 마신 다음 상처에 백반 가루를 넣는다. 또는 설탕물 300~600㎖를 마신 다음 상처에 바른다.

웅상(熊傷) 인피웅상(人被熊傷) 소청피(靑皮)취(燒靑皮取) 연훈창구(煙熏瘡口) 영독출(令毒出)

곰한테 물렸을 때는 청피를 태우면서 그 연기를 쏘이면 독이 빠진다.

견상(犬傷) 어환인정심중(於患人頂心中) 유일홍발(有一紅髮) 즉당발거(卽當拔去) 복약쾌유(服藥快癒) 행인작난부지(杏仁嚼爛付之) 우견교독방(又犬咬毒妨) 재발풍(再發風) 구교(狗咬) 급용반묘칠매(急用蟠猫七枚) 거두시족미초위말(去頭翅足微炒爲末) 온주조복(溫酒調服) 기독(其毒) 필종소변중출(必從小便中出)

개한테 물렸을 때는 백회혈에 있는 붉은 머리카락 1개를 즉시 제거한 후 약을 먹은 다음 살구 씨를 씹어 붙인다. 만일 광견에게 물렸을 때는 독을 제거해야 하니, 급히 가뢰 7개를 머리와 날개와 망을 떼고 약간 볶은 다음 빻아 따뜻한 술과 함께 먹으면 독이 소변으로 나온다.

사교상(蛇咬傷) 사교독혼곤(蛇咬毒昏困) 오령지오전(五靈脂五錢) 웅황이전반(雄黃二錢半) 우위세말(右爲細末) 주조이전(酒調二錢) 관지이재(灌之以滓) 부환처즉소(付患處則甦)

뱀한테 물려 정신을 잃으면 말린 날다람쥐 똥 20g, 웅황 10g을 빻아 8g씩 술과 함께 먹고, 찌꺼기는 환부에 붙이면 곧 살아난다.

오공교상(蜈蚣咬傷) 취지주(取蜘蛛) 안교처(安咬處) 당자흡독(當自吸毒) 여사이통미지(如死而痛未止) 갱이생자(更易生者) 여지주사즉(如蜘蛛死卽) 투수중구활(投水中救活)

지네한테 물렸을 때는 산 거미로 지네가 문 곳을 물게 하면 독을 빨아먹는다. 만일 통증이 그치지 않으면 그칠 때까지 거미를 바꾸어 가면서 반복하고, 거미가 죽으면 물에 넣으면 살아난다.

지주교상(蜘蛛咬傷) 인피지주교(人被蜘蛛咬) 복대여잉(腹大如孕) 일신생사(一身生絲) 양유음지(羊乳飮之) 미기일이평(未幾日而平) 우취호주(又取好酒) 음영대취(飮令大醉) 충어육중(虫於肉中) 소여미자출(小如米自出)

거미한테 물려 임신한 것처럼 배가 불러지고 온몸에서 실 같은 것이 나오면 염소젖을 계속 마시면 며칠만에 낫는다. 또 좋은 술을 흠뻑 취하도록 마시면 살 속에서 쌀알만한 충이 저절로 나온다.

2. 단방(單方)

① 견담(犬痰) : 치박손도전상(治撲損刀箭傷) 내유어혈(內有瘀血) 취담열주조복(取痰熱酒調服) 어혈진하(瘀血盡下)

타박상이나 칼이나 화살에 다쳐 어혈이 생기면 개의 쓸개를 뜨거운 술과 함께 먹는다.

② 백반(白礬) : 치견교(治犬咬) 위말백반(爲末白礬) 납창중(納瘡中) 지동속유(止疼速愈)

개한테 물렸을 때는 상처에 백반 가루를 넣어두면 통증이 그치면서 빨리 낫는다.

12장. 소변 · 대변

1. 소 변

소변질환에는 소변을 못 보는 병, 소변을 참지 못하는 병, 소변에 정액이나 담이나 피가 섞여 나오는 병, 음식을 먹으면 즉시 소변을 보는 병, 임질, 신장석이나 방광석으로 인한 소변장애가 있다.

1. 소변질환의 원인

① 화열이 방광에 들면 소변을 보기 어렵거나 소변량이 적어지거나 소변이 진해지고, 요도염 · 방광염 · 요로석 · 방광석 등이 잘 생긴다.

② 장이나 복부가 냉하면 소변을 참지 못하고 질금거리면서 자주 보는 경우가 있다.

③ 신경을 많이 쓰거나 긴장하면 소변을 보지 못하는 경우가 있다.

④ 중풍에 걸리면 대소변이 어려운 경우가 있다.

⑤ 감기에 걸리면 배가 창만하면서 소변을 보기 어려운 경우가 있는데 이것은 양명경의 감기 때문이다.
⑥ 하초에 열이 있으면 요혈과 임질증이 되어 소변을 보기 어렵다.
⑦ 신장이 부으면 소변을 보기 어렵다.

2. 소변질환의 한열허실기(寒熱虛實氣)

소변질환은 한증(寒症)·열증(熱症)·허증(虛症)·실증(實症)·기증(氣症)으로 인하여 생긴다.

① 한증(寒症) : 습담으로 인하여 소변이 백담이나 쌀뜨물 같고, 소변을 보기는 어려우나 통증은 없다.
② 열증(熱症) : 소변이 붉으면서 통증이 있다.
③ 허증(虛症) : 소변을 보아도 시원하지 않고, 조금씩 지리고, 소변에 힘이 없고, 날씨가 추우면 소변을 참지 못하는데 노인들에게 많이 나타난다.
④ 실증(實症) : 소변을 볼 때 생식기가 따가우면서 통증이 있다.

3. 소변질환을 다스리는 방법

증상에 맞게 식품이나 약재를 쓰거나 침구법(針灸法)을 활용하면 좋은데 방법은 다음과 같다.

① 한증(寒症)·허증(虛症) : 단전·하복부·배꼽에 필자가 개발한 약떡을 놓고 뜸을 한다.
② 열증(熱症)·실증(實症)·기증(氣症) : 백회(百會)·잔중(膻

中)・규음(窺陰)에 사혈을 한다.

③ 소변에 피가 섞여 나오는 것은 신장이 제기능을 하지 못하는 경우와 신장에 열이 심하여 생기는 경우가 있다. 신장이 제기능을 하지 못해서 발병했을 때는 허증(虛症)을 참고하고, 신장에 열이 심해서 발병했을 때는 열증(熱症)을 참고한다.

④ 신장이 허약해서 소변에 피가 섞여 나오면 허증(虛症)을 참고한다.

⑤ 유정(遺精)이나 양위(陽萎)나 조설(早泄)이면 단전・하복부・배꼽에 뜸을 한다.

⑥ 소변이 나오지 않으면 한증(寒症)・열증(熱症)・실증(實症)・기증(氣症)으로 구분한 뒤 각각 참고한다.

⑦ 배꼽과 단전에 필자가 개발한 약떡을 놓고 뜸을 하면 큰 효과를 볼 수 있으나 열증(熱症)에는 삼가해야 한다.

4. 소변에 대한 의서의 내용

내경왈(內經曰) 수액혼탁(水液混濁) 개속어열(皆屬於熱) 소변황자(小便黃者) 소복중유열(小腹中有熱) 간열병자(肝熱病者) 소변선황(小便先黃) 족양명지맥병(足陽明之脉病) 기성칙뇨색황(氣成則尿色黃) 소변삽자(小便澁者) 혈인화조(血因火燥) 하초무혈기(下焦无血氣) 부득강이삼설지(不得降而滲泄之) 영불행야(令不行也) 의보음강화지제(宜補陰降火之劑)

내경왈. 소변이 흐리거나 탁한 것은 모두 열증이다. 아랫배나 간장에 열이 있거나 족양명 위장경에 병이 있는데 기가 왕성하면 소변의 색이 노랗다. 소변을 보기 거북한 것은 혈액에 열이 많기 때문이다. 하초에 혈기가 없으면 기가 내려가지 못하므로 정상으로 보지 못하고 질금질금 흘린다. 이 때는 음기를 보하며 강화시키는 약을 써야 한다.

소변불통(小便不通) 포이열어(胞移熱於) 방광칙융뇨혈(膀胱則癃尿血) 년노인(年老人) 소변불통(小便不通) 다시단기(多是短氣) 노인허인(老人虛人) 소변불통증(小便不通症) 호박말이인삼(琥珀末以人蔘) 적복령전탕(赤茯苓煎湯) 조공심복(調空心腹)

임신 중에 태의 열기가 방광으로 가면 소변에 끈끈한 피가 섞여 나와 소변을 보기 어렵다. 노인이나 허약한 사람이 소변을 보기 어려우면 호박 가루와 인삼과 적복령을 넣고 달여 공심복에 먹는다.

융폐(癃閉) 소변불통(小便不通) 속기허(屬氣虛) 혈허유실열(血虛有實熱) 유담기폐색(有膽氣閉塞) 개실토지(皆實吐之) 이제기기(以提其氣) 기승칙수자강(氣升則水自降) 개기승재기수야(盖氣承載其水也) 기허용(氣虛用) 삼출(蔘朮) 승마(升麻) 혈허용(血虛用) 사물담다(四物痰多)

소변불통은 기허증으로 인한 것이다. 혈이 허하면서 실열이 있으면 담이 생겨 소변이 막히는데 모두 실증으로 인한 것이니 토하여 기를 제거해야 한다. 기가 오르면 수분은 저절로 내려간다. 대개 기가 물을 운반하기 때문이다. 기가 허약하면 인삼·백출·승마를 쓰고, 혈이 허약하면 사물탕을 쓰고, 담이 많으면 이진탕을 쓴다.

관격증(關格症) 관칙부득소변(關則不得小便) 격칙냉역(格則冷逆) 관자심열기(關者甚熱氣) 격자심한기(格者甚寒氣) 무출왈관(无出曰關) 무입왈격(无入曰格) 한재흉중(寒在胸中) 알절불입(遏絶不入) 열재하초(熱在下焦) 전색불편(塡塞不便) 관자부득소변(關者不得小便) 격자토역(格者吐逆) 상하구병야(上下俱病也) 관격의토담(關格宜吐痰) 관격필용토(關格必用吐) 이착기지횡격(以捉其氣之横格) 부필재출담야(不必在出痰也) 이승강지(以昇降之) 음양관격(陰陽關格) 전후불통(前後不通) 대변쾌리(大便快利) 칙소수자행(則小水自行)

관증은 소변을 보지 못하는 병이고, 격증은 역냉하여 토하는 병이다. 관증은 열기가 심하고, 격증은 한기가 심하다. 숨을 내쉴 수 없으면 관증이고, 숨을 들이쉴 수 없으면 격증이다. 한기가 가슴에 있으면 숨을 쉬지 못하고, 열기가 하초에 있으면 한기가 병들어 대소변이 막힌다. 관증은 소변을 보지 못하는 것이고, 격증은 토하는 것이니 상하에 함께 있는 병이다. 관격증은 마땅히 담을 토해서 막힌 기를 풀어야 하나 반드시 담을 내보낼 필요는 없다. 음양이 관격이 되어 대소변이 통하지 않을 때는 대변을 이롭게 하면 소변은 저절로 통한다.

세위법(洗熨法) 치포전(治脬轉) 소변불통(小便不通) 생강총백자소엽(生薑蔥白紫蘇葉) 각일악수전(各一握水煎) 밀실내훈(密室內熏) 소복외(小腹外) 신항문처(腎肛門處) 소변난(小便難) 소복창(小腹脹) 불급치살인(不急治殺人) 총백일근(蔥白一斤) 세좌초열(細挫炒熱) 이파포분양이(以帕包分兩裏) 찬위제하(贊熨臍下)

생식기가 부어 소변을 보지 못할 때는 생강·파 뿌리·자소엽을 100g씩 넣고 끓인 물로 온몸을 따뜻하게 찜질하면서 아랫배와 생식기와 항문을 씻는다. 소변이 어렵고 아랫배가 부었는데 빨리 치료하지 않으면 죽는다. 파 뿌리 600g을 잘게 썰어 볶은 다음 2포로 나누어 번갈아 가면서 배꼽 아래를 찜질하면 바로 통한다.

유뇨증(遺尿症) 뇨출부자지야(尿出不自知也) 방광불약유뇨(膀胱不約爲遺尿)
유뇨증은 소변이 나오는 것을 느끼지 못하는 병이다. 방광에서 소변을 저장하지 못하기 때문이다.

제임증(諸淋症) 제임소발(諸淋所發) 개신허이(皆腎虛而) 방광유열야(膀胱有熱也) 심신기울(心腎氣鬱) 축재하초(蓄在下焦) 칙방광이이(則膀胱裡而) 고혈초석종(膏血砂石縱) 소변도출언(小便道出焉) 이시유욕출불출(於是有欲出不出) 임력부단상(淋瀝不斷狀) 심자질색기간(甚者窒塞其間) 영인민절(令人悶絶)
임질의 원인은 신장이 허하고 방광에 열이 있기 때문이다. 심장과 신장의 기가 하초에 쌓이면 방광이 급하게 되고, 소변에 피나 돌가루가 섞여 나오기도 한다. 임질이 심해지면 요도를 막으므로 끊어질 것처럼 아프다. 즉 신장석·방광석·요로석을 말한다.

충병백음증(虫病白淫症) 내경왈(內經曰) 비전지신(脾傳之腎) 병명왈산하(病名曰疝瘕) 소복원열이통(小腹冤熱而痛) 출백일명충(出

白一名虫)

충병백음증이란 충으로 인하여 소변이 정액처럼 뿌옇게 나오는 병이다. 내경왈. 비장의 사기가 신장에 들어간 것으로 산하라 한다. 아랫배가 구부러지고 열과 통증이 있으면서 흰 것이 나오는데 충병이라고도 한다.

신맥(腎脉) 관척속신(貫脊屬腎) 낙방광고(絡膀胱故) 소복원열이통수(小腹冤熱而痛溲) 출백액야(出白液也) 원열내결(冤熱內結) 소식지육(消蝕脂肉) 여충지식(如虫之蝕) 일내손삭고(日內損削故) 운교접점미야(云交接漸微也)

신장의 기는 신장에서 일어나 척추를 지나 방광으로 연결되므로 아랫에서 열이 나면서 통증이 있고 반죽 같은 흰 액체가 나온다. 열이 안에서 맺혀 지방과 통증을 소멸하는 것이 충이 좀먹는 것처럼 매일 조금씩 깎아내니 부부의 성생활은 점점 약해진다.

사상무궁(思想無窮) 소원부득(訴願不得) 음어외(淫於外) 입방태심(入房太甚) 종근이종발위근위(宗筋弛縱發爲筋脬) 급위백음위백물임음(及爲白淫謂白物淋淫) 여정지상(如精之狀)

생각은 많은데 뜻을 이루지 못하거나 성행위를 심하게 하면 발병하는데 생식기가 늘어지면서 힘이 없다. 백음은 흰 물질의 임질이라 하는데 정과 같은 상태를 말한다.

내경왈(內經曰) 포비자(脬痺者) 소복방광(小腹膀胱) 안지내통(按

之內痛) 약옥이탕삽우소변상(若沃以湯澁于小便上) 위청제(爲淸涕) 의온신탕(宜溫腎湯)

내경왈. 포비증이란 아랫배와 방광을 눌러보면 속으로 통증이 느껴지면서 물이 끓는 것 같고, 소변이 시원하지 않고, 맑은 콧물이 나온다.

적백탁증(赤白濁症) 탁지인(濁之因) 유이종(有二種) 일유신허(一有腎虛) 패정유주(敗精流注) 일유습열(一有濕熱) 삼입방광(滲入膀胱) 신기허(腎氣虛) 보신지중(補腎之中) 필겸이수(必兼利水)

적백탁증은 소변이 희거나 붉어지는 병이다. 원인은 신장이 허해서 정기가 망가졌거나 방광에 습열이 들어갔기 때문이다. 만일 신장이 허하면 기를 보하면서 소변을 이롭게 하는 약을 써야 한다.

개신경유이규(盖腎經有二竅) 뇨규개칙정규폐야(尿竅開則精竅閉也) 습열자(濕熱者) 도습지중(導濕之中) 필겸이비(必兼理脾) 개토왕칙능(盖土旺則能) 승습자토견경칙수자징청야(勝濕且土堅硬則水自澄淸也) 보신토사자환주지(補腎免絲子丸主之) 도습비해분청음주지(導濕萆薢分淸飮主之) 혹문탁유적자하야(或問濁有赤者何也) 답왈차탁액(答曰此濁液) 유다불급변화야(流多不及變化也) 우혹심화성(又或心火盛) 역견적색(亦見赤色) 의가입연자심등심(宜加入蓮子心燈心) 담삼등약칙유의(丹蔘等藥則愈矣)

신장에는 구멍이 2개 있는데 소변이 나오는 구멍과 정이 나오는 구멍이다. 소변이 나오는 구멍이 열리면 정이 나오는 구멍은 닫힌다. 습열로 인하여 소변이 탁해지면 습열을 다스리면서 비장을 보호해야 한다. 토가 힘이 있으면 습을 이길 수 있으니 토를 견실하게 해주면 물은 저절로 맑아진다. 신장을 보할 때는 주로 토사자를 쓰고, 습을 다스릴 때는 주로 비해분청음을 쓴다. 만일 소변이 탁하면서 붉으면 심장에 화가 많은 것이니 연자심・등심・단삼을 가미하여 쓴다.

경중양통증(莖中痒痛症) 동아정미성이어녀(童兒精未盛而御女) 노인음기위이사색(老人陰氣痿而思色) 이강기정칙정불출이내패(以降氣精則精不出而內敗) 경중동삽이위임(莖中疼澁而爲淋)

경중양통증은 생식기 아래가 가려우면서 통증이 있는 병이다. 성숙하지 않은 어린아이가 여인과 교접하거나 노인이 성기가 위축되어 색을 풀려고 해도 되지 않기 때문이다. 생식기 아래 요도줄기에 통증이 있고 소변이 삽하여 임질이 된다.

교장증(交腸症) 부인소변중충대변(婦人小便中出大便) 명교장증(名交腸症)

교장증은 여자가 소변을 볼 때 대변이 나오는 병이다.

음후즉소변(飮後則小便) 내경왈(內經曰) 음인어위(飮人於胃) 유일정기(游溢精氣) 상수어비(上輸於脾) 비기산정(脾氣散精) 상귀어폐(上歸於肺) 병인음입위(病人飮入胃) 거각지제하(遽覺至臍下) 변욕소변(便欲小便) 유정기불수어비(由精氣不輸於脾) 불귀어폐고(不

歸於肺故) 심화상공(心火上攻) 사구조인건(史口燥咽乾) 의보익탕(宜補益湯)

음료수를 마시기만 하면 소변을 보는 병. 내경왈. 음료수를 마시면 위장의 정기가 비장으로 가고, 비장의 정기는 흩어져 폐로 가야 하는데, 음식이 위장으로 들어가면 갑자기 배꼽 아래에서 느껴 소변을 보고 싶은 생각이 드는 것이다. 정기가 위장에서 비장으로 가지 않아 폐로 돌아가지 않으면 심장의 화가 위로 올라가 입과 목이 건조해지는데 이 때는 보익탕이 좋다.

5. 단방(單方)

① 활석(滑石) : 능이규이통수도(能利竅以通水道) 위지조지제(爲至燥之劑) 이소변치임삽(利小便治淋澁) 단용활석익원산(但用滑石益元散)

활석은 요도를 열어 소변을 통하게 해주는 데 좋다. 조한증이나 임질로 인하여 소변을 보기 거북할 때는 익원산과 함께 쓴다.

② 해금사(海金砂) : 통이소장(通利小腸) 치사림요폐(治沙淋尿閉) 매취일냥(每取一兩) 입납차말오전(入臘茶末五錢) 화균이(和勻以) 생강감초전탕(生薑甘草)煎湯) 조삼전복(調三錢服)

실고사리는 소장을 부드럽게 해준다. 임질로 인하여 모래 같은 것이 있어 소변이 막히면 실고사리 40g과 뇌차 가루 20g을 잘 섞어 생강과 감초를 달인 물과 함께 1번에 12g씩 먹는다.

③ 우슬(牛膝) : 치노인유뇨(治老人遺尿) 수변삽(水便澁) 경중동욕사(莖中疼欲死) 주전공심복(酒煎空心服) 우슬고(牛膝膏) 치사

혈작임최묘(治死血瀉血作淋最妙) 우슬일냥(牛膝一兩) 수오잔(水五盞) 전지일잔(煎至一盞) 입사향소허(入麝香少許) 공심복(空心腹) 개우슬(盖牛膝) 치임지성약(治淋之聖藥)

노인이 소변을 참지 못하거나 소변을 보기 거북하거나 요도에 통증이 있으면 쇠무릎에 술을 넣고 달여 공심복에 먹는다. 우슬고는 사혈작용을 하므로 임질에 묘한 효력이 있는데 우슬 40g에 물 1l를 넣고 물이 3분의 1로 줄 때까지 달여 사향을 약간 넣고 공심복에 먹는다. 임질에는 우슬이 성약이다.

④ 익지인(益智仁) : 주소변빈삭불금(主小便頻數不禁) 우지활삭(又止滑數) 입염수전복(入鹽水煎服) 환복역가(丸服亦可)

소변을 참지 못하고 자주 볼 때는 익지인을 쓴다. 익지인에 소금물을 넣고 달여 먹거나 익지인으로 환약을 지어 먹으면 좋다.

⑤ 석위(石葦) : 치오림융폐(治五淋癃閉) 급포낭결열불통(及脬囊結熱不通) 이수도(利水道) 수전복지(水煎服之)

임질로 인하여 소변이 막히거나 방광에 열이 맺혀 소변이 막히면 석위에 물을 넣고 달여 먹으면 소변이 부드러워진다.

⑥ 호박(琥珀) : 통오림(通五淋) 치제반사석림(治諸般沙石淋) 능이소변(能利小便) 위말이전공심(爲末二錢空心) 총백전탕(蔥白煎湯) 조하일복효(調下一服效)

호박은 임질과 모든 사석림을 치료하면서 소변을 부드럽게 해준다. 호박 가루 8g을 파 뿌리를 달인 물과 함께 공심복에 1번 먹으면 효과가 나타난다.

⑦ 산수유(山茱萸) : 지소변활삭(止小便滑數) 우치노인(又治老人)

뇨부절(尿不絶) 전복환복병가(煎服丸服幷佳)

소변을 자주 보거나 노인이 소변을 조절하지 못할 때는 산수유를 달이거나 환약을 지어 먹으면 좋다.

⑧ 저담(猪膽) : 주소변불통(主小便不通) 취담입열(取膽入熱) 주중조복(酒中調服) 소변폐삽(小便閉澁) 생저담(生猪膽) 농주경두소경즙입뇨자출(籠珠莖頭少頃汁入) 뇨자출(尿自出) 부인(婦人) 이즙적입음호중(以汁滴入陰戶中) 필통(必通)

소변이 통하지 않을 때는 돼지 쓸개를 뜨거운 술에 타서 먹거나 생식기의 구멍을 통해 안으로 넣는다. 여자는 자궁 안을 돼지 쓸개즙으로 적셔주면 반드시 통한다.

6. 소변을 다스리는 식품과 약재

① 각종 소변질환에는 감수*, 개구리밥, 개나리 열매, 개느릅나무 껍질, 갯완두, 결명자, 골풀, 귤 껍질, 긴병꽃풀, 까마중, 깽깽이풀, 꼭두서니 뿌리, 꽈리나무, 꿀풀, 나팔꽃 씨., 남가새 열매, 냉이, 노간주나무, 녹두, 녹차나무, 다래, 닥나무 씨, 다닥냉이 씨, 단너삼, 달개비, 당귀, 대나무 잎, 대극*, 대복피, 대추, 도라지, 도룡뇽, 두릅, 두충, 등대풀*, 땅강아지, 땅콩, 띠 뿌리, 바닷말, 방기, 백복령, 복분자, 붓꽃, 비단풀, 비파나무 잎, 뽕나무 잎 · 껍질, 마늘, 마디풀, 마황(麻黃), 말린 쉽싸리 잎과 줄기, 말린 으름덩굴 줄기, 말오줌나무, 며느리배꼽, 메꽃, 메밀, 모시풀 뿌리, 미나리, 미역, 민들레, 산변두(山片豆), 살구 씨, 삼백초, 삽주 뿌리, 석위, 쇠무릎, 쇠뜨기, 쇠비름, 싸리나무 씨, 약모밀, 약쑥, 애기수영, 아

욱 씨 · 잎, 옥수수 수염, 완화*, 용담초, 우렁, 우엉, 욱이인(郁以仁), 원추리, 육계, 율무, 은행, 익모초, 인동, 인진쑥, 으름덩굴, 자리공 뿌리*, 작두콩, 저령, 적작약, 제비꽃, 조릿대 잎, 주목, 쥐방울덩굴, 지렁이, 지치, 진범(秦凡), 질경이, 쪽, 참가시나무, 참빗살나무, 청미래덩굴, 측백나무 잎, 치자, 칡 뿌리, 택사, 팥, 패랭이꽃, 하늘타리 씨, 향유, 해바라기, 헛개나무, 호박(琥珀), 호장근, 활석, 황금(黃芩), 황기.

② 소변을 보기 어려우면 강낭콩 꼬투리, 녹두, 돼지감자, 두릅나무 껍질, 수수, 순무.

③ 소변이 순조롭지 못하여 몸이 부으면 달개비, 띠 뿌리.

④ 열 때문에 소변이 어려우면 개구리밥, 달개비, 뻐꾹채, 시호, 칡 뿌리, 황금(黃芩), 해란초.

⑤ 방광염 때문에 소변이 어려우면 구절초, 까마중, 꿀풀, 다래, 도토리, 띠 뿌리, 쇠비름, 수뤼나물, 싸리나무 씨, 연 뿌리, 오리나무 더부살이, 용담초, 제비꽃, 질경이, 청미래덩굴, 크린베리, 택사, 패랭이꽃, 호장근.

⑥ 신장염으로 인하여 소변에 피가 섞여 나오면 구기자나무 껍질, 골풀, 꼭두서니 뿌리, 달개비, 마디풀, 미나리, 부처손, 새삼 씨, 엉겅퀴, 으름덩굴, 익모초, 조릿대 잎, 진범(秦凡).

⑦ 소변에 피가 섞여 나오면 띠 뿌리, 모시풀 뿌리, 부처손, 석위, 쇠무릎, 아교주, 아궁이 바닥의 흙, 아욱 씨, 엉겅퀴, 연 뿌리, 오배자, 으름덩굴, 종려나무 껍질, 치자, 한련초, 호박(琥珀).

⑧ 신장병 때문에 소변을 보기 어려우면 단너삼, 싸리나무 씨, 우엉.

⑨ 신장이나 비뇨기 질환으로 소변을 보기 어려우면 까마중, 싸리나무 씨.

⑩ 소변이 젖빛처럼 뿌옇게 나오면 미나리, 은행.

⑪ 밤에 소변이 마려워 자주 깨거나 전립선 기능이 좋지 않아 소변이 불편하거나 어린아이의 야뇨증에는 부추, 은행.

⑫ 백탁증에는 나도물통이 뿌리, 누에나방, 버드나무 잎, 사군자(使君子), 상표초, 은행, 질경이 씨.

⑬ 소변을 자주 보거나 참지 못하면 가리륵 열매, 가시연밥, 고비, 골풀, 금앵자, 녹각상, 도토리, 두충, 둥굴레, 마, 말린 둥굴레 뿌리, 물방개, 미꾸라지, 부자*, 부추 씨, 복분자, 사상자(巳床子), 산수유, 삼지구엽초, 상표초, 새삼 씨, 연꽃 씨, 오리나무더부살이, 오약, 익지, 인삼, 으름덩굴, 은행, 익모초 씨, 파고지, 파극, 해마, 해삼, 호두.

⑭ 소변을 보아도 잔뇨감이 있으면 복분자, 부자*, 부추 씨, 금앵자, 두충, 사상자(巳床子), 산수유, 상표초, 새삼 씨, 오가피, 오리나무더부살이, 은행, 익지, 해마.

⑮ 소변을 참지 못하면 가시연밥, 개미취, 미나리, 백선 뿌리의 껍질, 새삼 씨.

⑯ 급성요도염에는 저령.

⑰ 잠을 자면서 소변을 보면 마, 상표초, 은행, 익지.

⑱ 소변에 단백질이 섞여 나오면 더덕, 띠 뿌리.

⑲ 소변을 볼 때 허리가 저리고 통증이 있으면 마디풀, 삽주 뿌리.

⑳ 요로결석에는 석위.

㉑ 소변에 힘이 없으면 두충, 익지.

㉒ 고림(膏淋)에는 골풀, 나도물통이 뿌리, 석위, 실고사리, 패랭이꽃.

㉓ 석림(石淋)에는 골풀, 금전초(金錢草), 땅강아지, 석위, 실고사리, 패랭이꽃, 활석.

㉔ 열림(熱淋)에는 골풀, 금전초(金錢草), 단너삼, 마디풀, 민들레, 부들꽃가루, 백미, 석위, 실고사리, 약모밀, 으름덩굴, 조릿대 잎, 질경이 씨, 패랭이꽃, 토복령, 활석.

㉕ 혈림(血淋)에는 금전초(金錢草), 부들꽃가루, 쇠무릎, 실고사리, 호박(琥珀).

㉖ 오림(五淋)에는 골풀, 꿀풀, 띠 뿌리, 백선 뿌리의 껍질, 동과, 석위, 싸리나무 씨, 저령, 전복 껍질.

7. 소변을 다스리는 민간요법

① 소변을 보기 어려우면 **1** 옥수수 수염을 달여 먹는다. **2** 수세미즙을 마신다. **3** 질경이 씨를 달여 먹는다. **4** 우엉 잎 생즙·생지황 생즙·꿀 400㎖씩을 섞어 1번에 200㎖씩에 물 100㎖를 넣고 끓여 활석 4g을 타서 마신다. **5** 우엉 생즙에 꿀 400㎖를 넣고 끓여 마신다. **6** 볶아서 빻은 우엉 4~6g에 물 300㎖를 넣고 물이 반으로 줄 때까지 달여 200㎖씩 공심복에 따뜻하게 해서 마신다. **7** 부추를 삶은 물로 배꼽 아래를 온찜질하거나 씻는다. **8** 호박을 달여 상식한다. **9** 감나무 잎을 달여 차처럼 마신다. **10** 치자 14개와 통마늘 1개에 소금을 약간 넣고 찧어 배꼽과 회음부에 붙인다. **11** 짜리나무 20g에 물 500㎖를 넣고 물이

반으로 줄 때까지 중간불로 달여 하루에 여러 번 나누어 마신다. ⑫ 하늘타리 씨 가루를 1번에 4g씩 미음 한 그릇과 함께 먹는다. ⑬ 원추리 뿌리 100g에 물 1 l 를 넣고 은근하게 달여 하루에 여러 번 나누어 마신다. ⑭ 택사 6~15g에 물 500㎖를 넣고 물이 반으로 줄 때까지 달여 하루에 여러 번 나누어 마신다. ⑮ 붓꽃 · 회향 · 다닥냉이 씨 10g씩을 볶아서 빻아 1번에 8g씩 따뜻한 물과 함께 먹는다. ⑯ 싸리나무 잎과 줄기 50~100g, 질경이 30~40g, 설탕 40g에 물 1 l 를 넣고 물이 반으로 줄 때까지 달여 하루에 2~3번 나누어 먹는다. ⑰ 살구 씨에 물을 넣고 달이거나 가루로 만들거나 죽에 넣어 먹는다. ⑱ 해바라기 뿌리즙에 꿀을 섞어 1번에 20~40㎖씩 하루에 2~3번 공심복에 먹는다. ⑲ 진범(秦凡) 8~12g에 물 300㎖를 넣고 물이 반으로 줄 때까지 달여 2번에 나누어 마신다. ⑳ 호장근 6g에 물 300㎖를 넣고 물이 반으로 줄 때까지 달여 하루에 여러 번 나누어 마신다.

② 융폐증(癃閉症)에는 ① 골풀을 끓여 먹는다. ② 골풀 40g, 맥문동 · 감초 20g씩에 물 800㎖를 넣고 물이 반으로 줄 때까지 달여 하루에 여러 번 나누어 마신다. ③ 옥수수 수염 20~30g, 결명자 10g에 물 1.2 l 를 넣고 물이 반으로 줄 때까지 달여 하루에 3번 나누어 마신다. 융(癃)은 소변이 방울방울 떨어지면서 아랫배가 팽만한 병이고, 폐(閉)는 소변이 막혀 잘 나오지 않는 병인데 현대의학에서는 전립선염이라고 한다.

③ 남자가 소변량이 너무 많으면 질경이 20g과 빙당 40g을 달여 마신다.

④ 남자가 소변을 자주 보면 고비 뿌리를 달여 마신다.

⑤ 황달이 있으면서 소변이 잘 나오지 않으면 인진쑥 · 치자 12g씩, 깽깽이풀 8g에 물 500㎖를 넣고 물이 반으로 줄 때까지 달여 하루에 여러 번 나누어 마신다.

⑥ 허리와 아랫배에 통증이 있으면서 소변을 보지 못하면 귤 씨를 볶아 껍질은 버리고 가루를 내어 1번에 4g씩 술과 함께 먹는다.

⑦ 소변에 피가 섞여 나오면 **1** 수시로 띠 뿌리를 달여 먹는다. **2** 말린 더덕을 빻아 1번에 8g씩 미음 한 그릇과 함께 먹는다. **3** 미나리 줄기 생즙을 1번에 50㎖~100㎖씩 하루에 3번 식전에 마신다. **4** 팥 30~35g, 당귀 12g, 쇠비름 30g에 물을 넣고 달여 15~30일 정도 먹는다. **5** 패랭이꽃 · 띠 뿌리 · 생지황 6~8g씩에 물 600㎖를 넣고 물이 반으로 줄 때까지 달여 하루에 3번 1번에 100㎖씩 마시는데, 마실 때마다 아교 2g씩을 녹여 넣는다. **6** 생쪽 잎 40g, 생지황 20g에 물 500㎖를 넣고 물이 반으로 줄 때까지 달인 다음 흑설탕을 타서 하루 2~3번 식전에 먹는다.

⑧ 소변을 자주 보거나 지리면 술에 찐 산수유를 찧은 다음 꿀에 타서 매일 2~3숟갈씩 공심복에 먹는다.

⑨ 소변을 자주 보거나 소변이 쌀뜨물처럼 흐려지면 **1** 은행을 익혀 먹는다. 중국에는 시집가는 신부에게 구운 은행을 먹여 소변을 자주 보지 않게 하는 풍습이 있다고 한다. **2** 삼지구엽초 12g, 호장근 8g, 으름덩굴 4g을 넣고 달인 다음 생강 가루 6g을 타서 먹는다. **3** 오리나무더부살이 · 새삼 씨 · 오미자 · 원지 · 속단 · 두충을 같은 양으로 빻아 달인 다음 꿀을 섞어 0.3g짜리

환약을 만들어 1번에 50개씩 하루에 2번 공심복에 먹는다.

⑩ 소변을 볼 때 통증이 있거나 소변이 찔끔거리면 **1** 생미나리 뿌리를 깨끗이 씻어 물기를 제거한 다음 즙을 내어 50㎖에 물 50㎖를 섞어 1번에 마신다. **2** 말린 미나리 12g에 물 300㎖를 넣고 중간 불에 물이 반으로 줄 때까지 달인 다음 탕액만 걸러 따뜻하게 해서 마신다.

⑪ 소변이 시원하지 않으면 **1** 개구리밥을 빻아 1번에 4g씩 먹거나 생즙을 내어 1번에 50㎖씩 마신다. **2** 볶아서 말린 원추리 잎이나 뿌리를 곱게 빻아 4~8g씩 미음에 타서 먹는다.

⑫ 오줌소태에는 까마귀 머리 5~6개와 으름덩굴을 넣고 달여 먹는다.

⑬ 임질에는 **1** 수시로 띠 뿌리를 달여 장복한다. **2** 백화사 가루를 1번에 12g씩 300g 정도 먹는다. **3** 생은행 20개 정도를 으깨 꿀물에 타서 공심복에 먹는다. **4** 늦가을에 채취한 자주쓴풀 8~12g에 물 500㎖를 넣고 물이 반으로 줄 때까지 달여 하루에 여러 번 나누어 마신다.

2. 대 변

대변질환은 크게 설사·이질·변비로 나눌 수 있다. 설사는 한증(寒症)과 허증(虛症)으로 인한 병이고, 이질은 한증(寒症)과 열증(熱症)으로 인한 병이고, 변비는 열증(熱症)과 조증(燥症)의 실증(實症)으로 인한 병이다.

1. 대변질환의 원인

① 설사는 장이 냉하거나 장에 열이 있거나 세균성장염이 있거나 소화가 잘 되지 않으면 생길 수 있다.

② 이질은 세균성질환에 걸리거나 상한 음식을 먹으면 생길 수 있다.

③ 변비는 대장에 열이 많거나 건조하면 생길 수 있다.

2. 대변질환을 다스리는 방법

증상에 맞게 식품이나 약재를 쓰거나 침구법(針灸法)을 활용하면 좋은데 방법은 다음과 같다.

① 한증(寒症) : 배꼽・단전・하복부・중완(中脘)・공최(孔最)에 뜸을 한다.

② 열증(熱症) : 백회(百會)에 사혈을 한다.

③ 실증(實症) : 공최(孔最)에 사혈을 한다.

④ 변비나 설사에는 필자가 개발한 약떡을 하복부에 놓고 뜸을 하고, 필자가 개발한 환약을 복용하면 큰 효과를 볼 수 있다.

⑤ 변비가 심하면 하복부가 단단하게 굳는 것 같은 느낌이 있는데 여기를 마사지하면 변비도 풀어지고 장운동이 좋아져 속이 편안해진다.

3. 대변에 대한 의서의 내용

대변변색(大便辨色) 장중한칙(腸中寒則) 장명손설(腸鳴飧泄) 장중열칙출황(腸中熱則出黃) 여미사백위한(如糜瀉白爲寒) 청황홍적흑(靑黃紅赤黑) 개위열야(皆爲熱也) 혹이이색청위한자오야(或以痢色靑爲寒者誤也) 상한소음병(傷寒小陰病) 하리순청수자(下痢純靑水者) 열재이야(熱在裏也)

대변질환은 색으로 구분한다. 장이 냉하면 장에서 소리가 나면서 소화가 안 되어 묽은 설사를 하고, 장에 열이 있으면 황색 변을 본다. 흰죽 같은 설사를 하면 장이 냉한 것이고, 대변이 청·황·홍·적·흑색이면 장에 열이 있는 것이다. 이질로 인하여 대변이 푸르면 무조건 한증으로 생각할 수 있으나 순전히 푸르면 감기로 인한 소음병인데 속에 열이 있기 때문이다.

설증유오(泄症有五) 위설자(胃泄者) 음식불화(飮食不化) 색황(色黃) 의위풍탕(宜胃風湯) 비설자(脾泄者) 복창만설주(腹脹滿泄注) 식칙토역(食則吐逆) 의위령탕(宜胃苓湯) 대장설자(大腸泄者) 식기군박(食已窘迫) 대변색백(大便色白) 장명절통(腸鳴切痛) 의오령산(宜五苓散) 소장설자(小腸泄者) 수삽이변농혈(溲澁而便膿血) 소복통(小腹痛) 의작약탕(宜芍藥湯) 대하설자(大瘕泄者) 이급후중(裏急後重) 삭지청이(數至圊而) 불능변경중통(不能便莖中痛) 의대황탕(宜大黃湯)

설사의 원인은 5가지로 나눌 수 있다. 첫째는 위장질환으로 인한 설사이다. 음식이 소화되지 않고 황색 변을 보는데 이 때는 위풍탕이 좋다. 둘째는 비장질환으로 인한 설사이다. 복부가 팽만하면서 심한 설사를 하고, 음식을 먹으면 토할 것 같은데 이 때는 위령탕이 좋다. 셋째는 대장질환으로 인한 설사이다. 허기를 자주 느껴 자꾸 먹으려 하거나 흰색 변을 보거나 장에서 우는 소리가 나거나 장이 끊어질 것처럼 아픈데 이 때는 오령산이 좋다. 넷째는 소장질환으로 인한 설사이다. 대변에 농과 피가 반죽된 것처럼 섞여 나오고, 아랫배에 통증이 있는데 이 때는 작약탕이 좋다. 다섯째는 세균으로 인한 설사이다. 대변을 보아도 또 보고 싶으면서 요도가 가려운데 이 때는 대황탕이 좋다.

습설증(濕舌症) 즉유설야(卽濡泄也) 역명동설(亦名洞泄) 기증여수경하(其症如水傾下) 장명신중(腸鳴身重) 복불통(腹不痛)
습설증은 유설 또는 동설이라고도 한다. 물병이 기울어 물이 쏟아지는 것처럼 설사를 하거나 배에서 우는 소리가 나거나 몸이 무거운데 배에 통증은 없다.

풍설(風泄) 오풍자한(惡風自汗) 혹대청혈(或帶淸血) 유춘상풍(有春傷風) 하감습이발동고(夏感濕而發動故) 기사(其瀉) 폭풍사입(暴風邪入) 어장위고(於腸胃故) 대변불취이사(大便不聚而瀉) 변대선혈(便帶鮮血)
풍설은 바람기를 싫어하고 저절로 땀이 나면서 설사하는 병이다. 혹은 대변에 청혈이 나오기도 하는데 봄바람에 상했다가 여름에 습이 감염되었기 때문이다. 갑자기 장과 위장에 풍의 사기가 들어가면 대변이 뭉치지 않아 설사가 되고 변에 선혈이 생긴다.

한설(寒泄) 오한신중(惡寒身重) 복창절통(腹脹切痛) 설사(泄瀉)

뇌명압청냉(雷鳴鴨淸冷) 완곡불화(完穀不化)
한설은 한기가 들면서 몸이 무겁거나 배가 부은 것처럼 차오르거나 몹시 아프면서 설사하는 병이다. 뱃속에서 천둥소리가 나면서 오리처럼 갈기는 변을 보는데 곡물을 소화하지 못한다.

서설(暑泄) 번갈뇨서(煩渴尿赤) 폭사여수(暴瀉如水)
서설은 갈증이 나면서 붉은 소변이 나오고 물을 쏟는 것처럼 설사하는 병이다.

담사(痰瀉) 혹사부사(或瀉不瀉) 혹다혹소(或多或少) 차인담유폐중(此因痰流閉中) 이치대장불고(以致大腸不固)
담사는 설사를 하거나 하지 않기도 하고, 설사량이 많거나 적기도 한데, 폐에 들어간 담이 대장으로 들어가 대장이 한결같지 않기 때문이다.

화설증(火泄症) 즉열설야(卽熱泄也) 구전희냉(口乾喜冷) 동일진(疼一陣) 사일진(瀉一陣) 기래폭속(其來暴速) 조점(稠粘)
화설증은 열로 인하여 설사하는 병이다. 입이 마르면서 찬 것을 좋아한다. 한 번 아프면 한 번 설사하는데 증세가 빠르게 나타나고 설사가 빽빽하며 끈끈하다.

허설(虛泄) 곤권무력(困倦無力) 우음식즉사(遇飮食卽瀉) 혹복부동(或腹不疼)

허설은 피곤하여 힘이 없고, 음식을 먹으면 즉시 설사하는 병인데, 배는 아프지 않다.

활설(滑泄) 불금(不禁) 사구부지(瀉久不止) 대공여죽통(大孔如竹筒) 직출무금(直出无禁) 기함자(氣陷者)
활설은 그치지 않고 설사하는 병이다. 항문이 대나무통처럼 훤하게 열려 있는 것 같으나 기운이 없어 막지 못한다.

손설(飧泄) 내경왈(內徑曰) 청재하칙생손설(淸在下則生飧泄) 청기칙양기(淸氣則陽氣) 양위열(陽爲熱) 열기재하(熱氣在下) 칙곡불화고(則穀不化故) 손설(飧泄)
손설. 내경왈. 청기가 아래에 있는 것을 손설이라고 한다. 청기는 양기이고 양은 열이니 열기가 아래에 있으면 곡물이 소화되지 않아 손설이 된다. 손설은 음식이 소화되지 않아 속이 버글버글대면서 음식을 비벼놓은 것 같은 설사를 한다.

식적설증(食積泄症) 설이복동심(泄而腹疼甚) 사후동감(瀉後疼減) 취여포계자(臭如抱壞鷄子) 희기작산(噫氣昨酸)
식적설증은 설사할 때는 배가 매우 아프나 설사 후에는 통증이 덜 해지는 설사이다. 설사에서 달걀 썩은 냄새가 나고, 트림을 하면 신물이 넘어온다.

주설(酒泄) 음식과상(飮食過傷) 수성주설(遂成酒泄) 골입불능식

(骨立不能食) 단음일이배(但飮一二盃) 경년불유(經年不愈)
주설은 술을 마시면 설사를 하는 병이다. 음식을 먹지 못해서 뼈만 남고, 술을 한 잔만 마셔도 설사를 하는데, 몇 년이 지나도 낫지 않는다.

비설(脾泄) 지체중자(肢體重者) 중탈유방(中脫有妨) 면색위황(面色痿黃) 복두미만(腹肚微滿) 의용창출(宜用蒼朮) 백출(白朮) 후박(厚朴) 목향(木香) 건강(乾薑) 생육두구등(生肉荳蔻等)
비설은 팔다리가 무겁고 중기가 이탈하여 소화가 되지 않아 하는 설사이다. 얼굴이 누렇게 변하면서 야위고, 위장 주위가 약간 붓는다. 창출 · 백출 · 후박 · 목향 · 건강 · 생육두구를 쓴다.

신설(腎泄) 일명신설(一名晨泄) 일명양설(一名瀼泄) 매오경당설일차(每五更溏泄一次) 차신허(此腎虛) 감음기이연(感陰氣而然)
신설 또는 양설이라고도 하는데 매일 새벽에 1번씩 하는 설사이다. 신장이 허해서 음기가 감염되면 생긴다.

폭설증(暴泄症) 태양전태음(太陽傳太陰) 하리위목당(下痢爲鶩溏) 대장불능금고(大腸不能禁固) 졸연이하(卒然而下) 대변여수(大便如水) 기중유소(其中有小) 결분경물(結糞硬物) 욕기이우하(欲起而又下) 욕료이부요(欲了而不了) 소변다청(小便多淸) 차한야(此寒也) 의온지(宜溫之)
폭설증은 태양증이 태음증으로 변하여 하는 설사이다. 오리가 설사하는 것 같은데 대장이 억제력이 없어 갑자기 물 같은 설사를 한다. 설사에 굳은 변이 몽글몽글하게 조금씩 섞여 나오기도 하고, 그칠 것 같다가 다시 하고, 소변은 맑으면서 양이 많다. 이것은 냉증으로 인한 것이니 마땅히 따뜻한 성분의 약을 써야 한다.

구설(久泄) 궐음경동(厥陰經動) 하리부지(下痢不止) 기맥침지(其脈沈遲) 수족궐역(手足厥逆) 체타농혈(涕唾膿血) 차증난치(此症難治) 법왈(法曰) 풍사축어내(風邪縮於內) 의산지(宜散之)

구설은 궐음경이 동하여 하는 설사이다. 침맥과 지맥이 잡히면서 손발이 차고, 콧물이나 가래에 고름과 피가 섞여 나오는데 치료하기 어렵다. 법왈. 풍의 사기가 내장에 쌓인 것이니 산제를 쓰는 것이 좋다.

설사(泄瀉) 의승양지약치법(宜升陽之藥治法) 당이담삼지제(當以淡滲之劑) 이지연(利之然) 객사한습지승(客邪寒濕之勝) 자외입이이심(自外入裏而甚) 폭약용이소변지약(暴若用利小便之藥) 칙시강지(則是降之) 우강복익기음이중갈기양야(又降復益其陰而重竭其陽也) 자이승양지약(玆以升陽之藥) 시위의이(是爲宜耳) 강활독활승마(羌活獨活升麻) 각육전반(各六錢半) 방풍구감초(防風灸甘草) 각일전(各一錢) 수전복즉유(水煎服卽愈)

설사에는 마땅히 기와 양을 올려주는 약과 맑은 성분의 약을 써야 한다. 만일 객사와 한습이 승하여 외부에서 들어온 심한 증세에 소변을 이롭게 하는 약을 쓰면 내려가는 것을 또 내리는 것이니 양을 소모시키는 격이 된다. 이 병은 기를 올려주는 약이 마땅하니 강활・독활・승마 26g씩, 방풍・구감초 4g씩에 물을 넣고 달여 먹으면 즉시 낫는다.

이질제증(痢疾諸症) 체하지증(滯下之症) 내경소재(內經所載) 유혈일혈설혈변주하(有血溢血泄血便注下) 고방칙유청농혈급설하(古方則有淸膿血及泄下) 근세병호위이질(近世幷呼爲痢疾) 기실일야(其實一也) 부이자(夫利者) 개유영위불화(皆由榮衛不和) 장위허약(腸胃虛弱) 냉열지기승허(冷熱之氣升虛) 객어장위지간(客於腸胃之間) 설이위이야(泄而爲痢也)

내경왈. 혈일・혈설・혈변에는 세균성질환이 있다. 옛 처방에는 맑은 농혈과 설사가 나온다고 했으나 근세에는 모두 이질이라 부르는데 모두 한 가지 병이다. 이질은 영과 위가 화합되지 않고, 대장과 위장이 허약하고, 한열의 기가 허해서 오르지 못하고, 대장과 위장 사이에 사기가 있어 설사나 이질이 되는 것이다.

고인치이(古人治痢) 다용추하지품(多用墜下之品) 빈랑지실후박대황지속(檳榔枳實厚朴大黃之屬) 소위통인통용(所謂通因通用) 법비불선의(法非不善矣) 연이효자반(然而效者半) 불효자반(不效者半) 기불효자(其不效者) 매지전면난유(每至纏綿難愈) 혹구역불식이성패증자(或嘔逆不食而成敗症者) 비비개시의자불찰(比比皆是醫者不察) 갱용빈랑등약(更用檳榔等藥) 하추지칙강자(下墜之則降者) 유강이이유심의(愈降而痢愈甚矣) 곤제치이산이치(困製治痢散以治)

옛 사람들은 이질을 치료할 때 하사시키는 약으로 빈랑·지실·후박·대황을 많이 썼는데 절반만 치료되었다. 한 번 효과를 보지 못한 병은 엉킨 실타래처럼 되어 더 치료하기 어렵다. 구역질을 하면서 음식을 먹지 못하고, 병이 더했다 덜했다 하는 것이 비슷해서 살피기 어려운 것이다. 다시 빈랑 등의 약을 써서 아래로 밀어내려고 하지 말고 흩어지게 해야 치료할 수 있다.

이증초기지시(裡症初起之時) 방용갈근위군(方用葛根爲君) 고무위기상행야(鼓舞胃氣上行也) 진차고삼위신(陣茶苦蔘爲臣) 청습열야(淸濕熱也) 맥아산사위좌(麥芽山査爲左) 소숙식야(消宿食也) 적작약진피위사(赤芍藥陳皮爲使) 소위행혈칙변농자유(所謂行血則便膿自愈) 조기칙후중자제야(調氣則後重自除也) 제약보송(製藥普送) 효자극다(效者極多) 약사열예기(若邪熱穢氣) 색우위완(塞于胃脘) 부구리(夫久痢) 필상신(必傷腎) 불위온난원양(不爲溫煖元陽) 오사자중의(誤事者衆矣) 가불근여(可不謹歟)

이질 초기에는 칡 뿌리를 군으로 삼아 위장의 기를 올려주고, 귤차와 단너삼을 신으로 삼아 습열을 막고, 엿기름과 산사로 좌를 삼아 음식을 소화시키게 하고, 적작약과 귤 껍질로 사를 삼아야 한다. 혈액이 돌면 대변으로 나오는 농이나 피가 저절로 사라지고, 기를 고르게 하면 이질이 저절로 사라진다. 대개 약으로 지어 먹으면 효과가 매우 좋다. 만약 사열로 인하여 입에서 악취가 나면 위장이 막힌 것이고, 오랫동안 심한 이질을 앓으면 반드시 신장이 상한다. 이 때는 따뜻한 성분의 약으로 양기를 돋구는 것은 옳지 않다. 그러나 잘못 처리하는 자가 많으니 옳고 그른 것을 조심해야 한다.

적리증(赤痢症) 자소장래(自小腸來) 습열위본(濕熱爲本) 적리(赤痢) 즉혈리야(卽血痢也)

적리증은 혈리를 말하는데 소장에서 생기고 습과 열이 원인이다.

백리증(白痢症) 속기자대장래(屬氣自大腸來) 습열위본(濕熱爲本) 이위습열(痢爲濕熱) 심어장위(甚於腸胃) 불울이성기병(怫鬱而成其病) 개열증야(皆熱症也) 속이리백위한오야(俗以痢白爲寒誤也)

백리증은 기증에 속하며 대장에서 생기는데 습과 열이 원인이다. 이질은 습열이 심하면 대장과 위장이 답답해져 발병하는 것으로 모두 열증으로 인한 것이다. 속인들은 이질이 희면 한증이라고 하나 그렇지 않다.

농혈리증(膿血痢症) 여번조(如煩燥) 혹선변농(或先便膿) 후견혈(後見血) 비황연부지(非黃連不止) 차상부혈야(此上部血也) 여오한맥침(如惡寒脉沈) 혹요동(或腰疼) 제하동비(臍下疼非) 황금부제(黃芩不除) 차중부혈야(此中部血也) 여오한맥침(如惡寒脉沈) 선견혈후변농(先見血後便膿) 비지유부제(非地楡不除) 차하부혈야(此下部血也)

농혈리증은 갈증과 답답함을 느끼며 농 같은 대변이 나온 후 피가 나오는 것을 말한다. 상초로 인한 병이면 반드시 황련을 써야 한다. 중초로 인한 병이면 오한을 느끼면서 침맥이 잡히고, 허리와 배꼽 아래에 통증이 있는데 반드시 황금을 써야 한다. 하초로 인한 병이면 오한을 느끼면서 맥이 가라앉고, 피가 나온 후 농 같은 대변이 나오는데 반드시 지유초를 써야 한다.

이질복통(痢疾腹痛) 하리복통자(下痢腹痛者) 폐경지기(肺經之氣) 울제대장지간(鬱在大腸之間) 실자하지(實子下之) 허자이고삼(虛者以苦蔘) 길경발지(桔梗發之) 하리복통(下痢腹痛) 불가용삼기(不可用蔘芪)

이질이 있으면서 배에 통증이 있는 것은 폐경의 기가 대장 사이에 있어 답답하기 때문이다. 실증이면 기를 내려주고, 허증이면 단너삼과 도라지로 풀어주어야 한다. 이질과 복통을 겸할 때는 인삼이나 황기를 쓰면 안 된다.

충주리증(虫疰痢症) 구리불기(久痢不已) 독기식어장부(毒氣蝕於臟腑) 하혈여계간(下血如鷄肝) 잡농어자(雜膿於者) 명왈충주리(名曰虫疰痢) 기혈자백(氣血自百) 맥경락이래(脉經洛而來) 이천근환구지(以茜根丸救之) 기상재의학심오편(己上在醫學心悟篇)

중추리증은 이질을 오랫동안 다스리지 않으면 장부에 충의 독기가 생겨 발병한다. 대변에 섞여 나오는 피가 닭의 간과 같은 색을 띠고, 이질에 고름기가 섞여 나온다. 의학심오편에 그 피는 모든 경락에서 저절로 오는 것으로 천근환으로 구할 수 있다고 나와 있다. 즉 전염성이질을 말한다.

이질(痢疾) 대공동(大孔疼) 하리대공동(下痢大孔疼) 내열유하용(內熱流于下用) 목향빈랑금연(木香檳榔芩連) 가초건강전복(加炒乾薑煎服) 하리대공동(下痢大孔疼) 일일온(一日溫) 일인청(一日淸) 가구병(加久病) 신냉맥침(身冷脉沈) 소의온(小宜溫) 여폭병신열(如暴病身熱) 맥부홍의청(脉浮洪宜淸)

이질로 인하여 항문에 통증이 있는 것은 장의 열이 아래로 내려가기 때문이다. 이 때는 목향・빈랑・황금・황련・볶은 건강을 넣고 달여 먹는다. 하리대공동은 이질로 인하여 항문에 하루는 열이 있고 하루는 시원한 병이다. 병이 오래되어 몸이 냉하면서 맥이 가라앉으면 약간 따뜻한 성분의 약이 좋고, 갑자기 신열이 있으면서 부맥과 홍맥이 잡히면 시원한 성분의 약이 좋다.

이질요결(痢疾要訣) 행혈칙변농자유(行血則便膿自愈) 조기칙후중자제(調氣則後重自除) 하리치법(下痢治法) 왈후중자(曰後重者) 의하목향빈랑(宜下木香檳榔)

혈액을 순환시키면 고름 같은 변이 저절로 치료되고, 기를 조절하면 무거운 기가 저절로 사라진다. 기가 무거우면 내려야 하니 목향과 빈랑을 쓴다.

설리길흉법(泄痢吉凶法) 하리여어뇌수자(下痢如魚腦髓者) 반생반사(半生半死) 신열맥대자(身熱脉大者) 반생반사(半生半死) 하리여록부색자사(下痢如鹿腐色者死) 하순혈자사하여모옥누수자사(下純血者死下如茅屋漏水者死) 대공개여죽통자사(大孔開如竹筒者死) 순

여주홍자사(脣如朱紅者死) 내경왈(內經曰) 장벽변혈신열칙사(腸澼便血身熱則死) 신한칙생(身寒則生)

이질이 생선의 뇌수와 같거나 몸에 열이 있으면서 맥이 크게 뛰면 반은 죽고, 이질이 사슴고기 썩은 것 같은 색을 띠거나 대변에 순수한 피가 섞여 나오면 죽고, 대변이 초가지붕 썩은 물처럼 나오면 죽고, 항문이 대통처럼 훤하게 열려 있으면 죽고, 입술이 붉어지면 죽는다. 내경왈. 장이 뒤틀려 아프고 대변에 피가 섞여 나오는데 몸에 열이 있으면 생명이 위험하나 열이 없으면 산다.

대변비결(大便秘結) 신주오진액(腎主五津液) 진액윤칙(津液潤則) 대변여상(大便如常) 약기포로역(若飢飽勞役) 혹식신열(或食身熱) 화사복어혈중(火邪伏於血中) 모산진음(耗散眞陰) 진액휴소고(津液虧少故) 대변결조(大便結燥) 우유연노기허(又有年老氣虛) 진액부족이결자(津液不足而結者) 내경왈(內經曰) 신악조(腎惡燥) 급식신이(急食辛以) 윤지자시야(潤之者是也)

신장은 5액을 주관하는데 진액이 윤택하면 대변이 정상이다. 그러나 굶거나 포식하거나 과로하거나 식사할 때 몸에 열이 나면 화의 사기가 혈액에 잠복해서 진음을 소모시키고 진액을 망가뜨리기 때문에 변비가 된다. 또 나이가 들어 기운과 혈액과 진액이 부족하면 변비가 된다. 경왈. 신장에 진액이 고갈되면 급히 진기가 많은 음식을 먹어 신장을 윤택하게 만들어야 한다.

비결지증(秘結之症) 유허유실(有虛有實) 실칙의탕척장위(實則宜蕩

滌腸胃) 개결연견(開結軟堅) 여대황(如大黃) 망초(芒硝) 지실(枳實) 후박(厚朴) 승기탕지류시야(承氣湯之類是也) 허칙의자양음혈(虛則宜滋養陰血) 윤조산결(潤燥散結) 여당귀(如當歸) 지황(地黃) 도인(桃仁) 마인(麻仁) 황금(黃芩) 윤조탕지류시야(潤燥湯之類是也)

변비에는 허증과 실증이 있다. 실증이면 장과 위장에 뭉친 것과 굳은 것을 부드럽게 만들어 빼내야 한다. 이 때는 대황 · 망초 · 탱자 · 후박을 넣고 승기탕을 만들어 먹는다. 허증이면 수기와 혈액을 보하는 약을 써서 메마른 것을 윤택하게 하고 맺힌 것을 풀어주어야 한다. 이 때는 당귀 · 지황 · 복숭아나무 · 삼 씨 · 황금을 넣고 윤조탕을 만들어 먹는다.

노인비결(老人秘結) 노인장부비삽(老人臟腑秘澁) 불가용대황(不可用大黃) 인노인진액소(因老人津液小) 소이비삽(所以秘澁) 약복대황이사지(若服大黃以瀉之) 진액개거(津液皆去) 정회재비(定須在秘) 심어전(甚於前) 우가복자윤(又加服滋潤) 대장지약갱용(大腸之藥更用) 괴화전탕(槐花煎湯) 임세항문역효(淋洗肛門亦效)

노인의 변비는 장부의 진액이 말랐기 때문이니 대황을 쓰면 안 된다. 만약 대황으로 설사를 시키면 진액이 모두 빠져나가 더 심해진다. 이 때는 대장을 윤택하게 해주는 약을 먹으면서 회화나무꽃 달인 물로 항문을 씻으면 좋다.

비약증(脾約症) 상한양명병(傷寒陽明病) 자한출(自汗出) 소변삭진액대갈(小便數津液內渴) 대변필난(大便必難) 기비위약(其脾爲約)

비약증은 감기에 비장이 막혀 변비가 된 것을 말한다. 감기는 양명병으로 식은땀을 흘리면서 소변을 자주 보므로 진액이 고갈되어 반드시 대변이 어려워진다.

대소변불통(大小便不通) 범대소변불통(凡大小便不通) 내경위지삼초약(內經謂之三焦藥) 약자불행야(約者不行也) 우왈대소변불통자(又曰大小便不通者) 음양관격(陰陽關格) 내삼초약지병야(乃 三焦約之病也)

대소변의 불통은 삼초가 맺혔기 때문이다. 약이란 운행하지 않는다는 뜻이다. 대소변의 불통은 음양의 관격이며 삼초가 운행하지 않아 생기는 병이다.

도변법(導便法) 대변불통(大便不通) 노인허인(老人虛人) 불가용약자(不可用藥者) 밀오입조각말소허(蜜熬入皁角末少許) 염작정자(捻作錠子) 납항문즉통(納肛門卽通) 밀도비조각칙불통(蜜導非皁角則不通)

대변이 통하지 않는데 노인이거나 허약해서 약을 쓸 수 없으면 달인 꿀에 조각자 가루를 약간 넣은 다음 환약을 만들어 항문에 넣으면 즉시 풀린다. 만일 조각자를 쓰지 않고 꿀만 넣으면 통하지 않는다.

4. 단방(單方)

① 연자육(蓮子肉) : 지이(止痢) 유금구리(又噤口痢) 거피유심위말

(去皮留心爲末) 미음하이전(米飮下二錢) 즉효생지마유(卽效生脂麻油) 치열비(治熱秘) 대변불통(大便不通) 매복일합(每服一合) 취리위도(取痢爲度)

이질이 그치지 않거나 이질로 인하여 음식을 먹지 못할 때는 연자육을 껍질을 벗기고 속심으로만 가루를 내어 8g씩 미음에 넣어 먹는다. 열증으로 인한 변비에는 마기름을 매일 900㎖씩 먹으면 즉시 효과가 나타나는데 적당히 맞추어 먹는다.

4. 대변을 다스리는 식품과 약재

1) 변비를 다스리는 식품과 약재

① 각종 변비에는 가시연밥, 감자, 감국, 강활, 개암취 뿌리, 결명자, 고구마, 고사리, 구릿대 뿌리, 구절초, 귤, 귤 껍질, 기장, 깽깽이풀, 꿀, 꿀풀, 나팔꽃 씨, 다래, 다시마, 단너삼, 당귀, 당근, 대복피, 대추, 대황(大黃), 더덕, 도미, 둥굴레, 땅콩, 마, 마늘, 마름, 매실, 맥문동, 메꽃, 메밀, 멧대추 씨, 목향, 무, 무 씨, 무화과, 미나리, 미역, 민들레, 바위솔, 배, 배추, 백복령, 백작약, 복숭아나무, 부추, 비단풀, 뻐꾹채, 사인, 산변두(山片豆), 산사나무, 살구 씨, 삼백초, 삽주 뿌리, 상황버섯, 새삼 씨, 생강, 생지황, 석곡, 석류 껍질, 소루쟁이, 송이버섯, 쇠비름, 수세미, 순무, 쑥갓, 승마, 시금치, 아스파라거스, 아욱 씨·잎, 알로에 진액, 야관문(夜關門), 약쑥, 애기똥풀, 연꽃 씨, 연 뿌리, 오가피, 오골계, 오리나무, 오리나무더부살이, 오미자, 완두콩, 용담초, 용안육, 육계, 육두구, 이

질풀, 익지인, 인삼, 은행나무 잎, 자두, 자주쓴풀, 제비꽃, 작두콩, 잣, 가죽나무 껍질, 저령, 정향, 쥐엄나무 열매의 씨, 조롱이, 줄풀, 지각(枳殼), 지치, 진득찰, 질경이, 차조기 씨, 참깨, 찹쌀, 천문동, 청국장, 청미래덩굴, 칡 뿌리・꽃, 콩, 콩나물, 크림, 키위, 탱자, 토란, 톳, 투구꽃* 가루, 팥, 패랭이꽃, 피마자, 피망, 하늘타리 씨, 한련초, 함초(鹹草), 해바라기, 현삼, 현호색, 호장근, 황금(黃芩), 황기, 홍합.

② 진액이 부족해서 생긴 변비에는 결명자, 하늘타리, 당귀, 복숭아나무, 맥동(麥冬), 잣, 벌꿀, 오디, 차조기 씨, 욱이인(郁以仁), 천문동, 피마자, 조롱이, 호두, 살구 씨, 참깨.

③ 복통이 따르는 변비에는 탱자.

④ 어혈로 인한 변비에는 삼능(三稜).

⑤ 장에 한이 쌓여 생긴 변비에는 파두*.

⑥ 장에 열이 쌓여 생긴 변비에는 알로에 진액, 결명자, 지치.

2) 변비를 다스리는 민간요법

① 땅콩은 변비에 좋은 식품이다.

② 감자는 고혈압이나 변비에 좋은 식품이다.

③ 고구마는 대변을 원활하게 해주는 작용을 한다. 고구마를 자르면 세라핀이라는 하얀 점액이 나오는데 이것이 대변을 통하게 작용을 하는 것이다.

④ 토란은 변비나 비만 등에 효험이 있다.

⑤ 순무는 만성변비・숙취해소・이뇨작용・소화에 좋다.

⑥ 메밀은 겉껍질에 섬유질이 많으니 덜 벗겨 먹으면 변비에 좋다.

⑥ 메밀은 겉껍질에 섬유질이 많으니 덜 벗겨 먹으면 변비에 좋다.

⑦ 청국장은 변비나 설사 예방에 효과가 있다.

⑧ 나팔꽃 씨를 곱게 갈아 1번에 1g 이하씩 먹는다. 적게 복용하면 대변이 트이고, 많이 먹으면 물설사를 한다.

⑨ 투구꽃*을 갈아 파 밑동 1대에 묻혀 항문에 넣어두면 좋다. 이 처방은 효력이 매우 빨라 벽력진(霹靂珍)이라고 한다.

⑩ 석곡 9g, 맥문동 9g, 하늘타리 뿌리 24g, 더덕 15g, 생지황 15g, 지모 12g, 황련 3g에 물 500~700㎖ 정도를 넣고 반으로 줄 때까지 달여 1~2일 동안 나누어 마신다.

⑪ 호장근 6g에 물 300㎖ 정도를 넣고 반으로 줄 때까지 달여 하루에 여러 번 나누어 마신다.

⑫ 잣, 측백나무 씨, 삼 씨를 같은 양으로 갈아 백랍(白蠟)으로 버무린 다음 오동나무 열매만하게 환약을 지어 1번에 50개씩 황기 달인 물과 함께 하루에 3번 먹는다.

⑬ 키위는 섬유소가 많아 변비 예방과 다이어트 식품으로 탁월한 효능이 있다.

⑭ 연한 아욱 잎을 찻잎처럼 불에 건조시킨 다음 끓여 차처럼 먹으면 좋다.

⑮ 구릿대 뿌리를 까맣게 볶은 다음 분말하여 8g씩 미음 한 그릇에 꿀을 타서 같이 먹는다.

⑯ 구릿대 뿌리 가루 4g을 미음 한 그릇에 타서 먹는다. 대변을 보기 전에 피가 나오는 장풍증에도 효험이 있다.

⑰ 결명자 20g을 껍질이 터져 진득한 속이 나올 때까지 달여 나누

어 마신다. 또는 결명자 20g, 대황(大黃) 2g에 물 800~1000㎖ 정도를 넣고 반으로 줄 때까지 달인 다음 꿀을 타서 물처럼 하루에 마신다.

⑱ 꿀풀과 삼백초를 같은 양으로 넣고 달여 차처럼 복용하면 변비나 부종에 효험이 있다.

⑲ 지치는 소변이 순조롭지 않거나 배가 붓거나 변비가 있을 때 좋다.

⑳ 나팔꽃 씨를 갈아 1번에 1g 이하로 먹는다. 적게 먹으면 설사를 약간 하고, 많이 먹으면 물설사를 한다.

㉑ 미나리는 변비 · 부종 · 유미뇨에 좋다. 유미뇨란 소변이 젖빛처럼 뿌옇게 나오는 것을 말하는데 당뇨나 신장염 환자에게서 많이 볼 수 있는 증상이다.

㉒ 단너삼에 있는 마트린이라는 성분은 장운동을 촉진시켜 배변을 도와주고, 장풍의 독을 다스리는 데 좋다.

㉓ 함초(鹹草)를 계속 복용하면 장에서 숙변이 빠져나온다. 명현반응으로 배가 살살 아프기도 하고, 변에 끈적거리는 기름 덩어리 같은 것이 나오기도 하는데, 계속 복용하면 비만에도 좋다.

㉔ 호두와 잣을 날 것으로 하루에 20~40g 정도씩 꼭꼭 씹어 먹는다. 호두와 잣은 기름기와 영양분이 많아 배변을 좋게 하고 피로를 푸는 데도 좋다.

㉕ 소루장이와 감초를 5 : 1 정도의 비율로 분말하여 1번에 5g 정도(비만일 때는 8~10g 정도씩 하루에 1번 복용한다) 먹고, 밤에 잘 때는 손발이 차지 않도록 따뜻하게 덮는다. 보통 7~8시간

후에 대변을 보는데 그때 보지 못하면 다음날 오전 중에 다시 1번 더 절반 가량을 따뜻한 물과 함께 먹는다. 만일 복용 중에 설사를 하면 양을 반으로 줄인다.

㉖ 줄풀 뿌리를 음지에서 말린 다음 갈아 하루에 3~4번 식전에 따뜻한 물과 함께 먹는다. 또는 줄풀 뿌리와 감나무 잎을 2 : 1 정도로 넣고 2시간 정도 달인 다음 100g 정도씩 하루에 4번 식전에 먹으면 10일 이내에 변비가 낫는다. 이 외에 식욕이 없거나 배에 가스가 차거나 배가 아픈 것도 한 달 정도 지나면 낫는다.

㉗ 고구마에는 세라핀과 섬유소가 있어 배변을 부드럽게 해준다. 섬유소나 세라핀은 껍질 부분에 많으니 껍질째 먹어야 효과가 좋다. 또 껍질에 들어 있는 미네랄이 당분의 이상 발효를 억제해주므로 많이 먹어도 가슴이 쓰리지 않다.

㉘ 사과에는 펙틴 성분이 있어 변을 부드럽게 해준다. 매일 아침 2개 정도씩을 껍질째 갈아 공심복에 먹는다.

㉙ 무에는 리그닌이라는 섬유소가 있어 음식이 장을 통과하는 시간을 단축시켜 준다.

㉚ 알로에는 장의 연동운동을 항진시키므로 생잎의 즙을 1~2찻숟갈씩 먹는다. 그러나 생리나 임신 중에는 금한다.

31. 오리나무더부살이는 성기능이 현저히 떨어지는 연령의 변비에 좋다. 하루에 20g씩 물 300㎖ 정도를 넣고 달여 차처럼 마신다.

32. 숙변을 보려면 수뤼나물 · 두릅나무 껍질 · 아카시아나무 껍질 등에 물을 약재의 10배 정도 넣고 3~4시간 정도 달인 다음 걸러서 다시 진하게 졸여 물엿처럼 만들어 1번에 20㎖ 정도씩 하

루에 1번 밤 12시쯤에 먹는다. 이 3가지 재료 중에 1가지만 넣어도 무방하다. 두릅나무 껍질은 구토와 설사가 심할 수 있으니 수면제나 진정제를 미리 먹고 먹는 것이 편안하다. 이와 같이 약을 만들어 먹고 4~6시간이 지나면 배가 살살 아프다. 이것은 배에 붙어 있는 끈끈한 점액이 떨어져 나가면서 생기는 통증이니 효과가 있다는 증거이다. 그리고 배가 아프다가 설사를 하는데 설사한 후에는 다시 같은 양을 먹는다. 이렇게 하면 장벽에 있는 점액이 빠져나가면서 거품이 섞인 대변이 나오다가 나중에는 끈끈한 점액과 거품이 나온다. 이 점액이 숙변 덩어리이다.

33. 장에 열이 있어 생긴 변비에는 **1** 대황(大黃)을 갈아 먹는다. **2** 민들레와 대황(大黃)을 넣고 달여 먹는다.

34. 나이가 들면서 장에 수분이나 진액이 부족해져 생긴 변비에는 **1** 욱이인(郁以仁)·삼 씨·들깨 등을 꾸준히 먹는다. **2** 홍화 씨·삼 씨·단삼 등을 달여 차처럼 꾸준히 먹는다. **3** 귤 껍질과 살구 씨를 같은 양으로 분말한 다음 0.3g짜리 환약을 만들어 1번에 70개 정도씩 미음과 함께 먹는다.

3) 장의 연동운동을 촉진시키는 식품과 약재

① 석곡, 삼능(三稜), 황련, 참깨, 알로에, 현미, 팥, 당귀, 탱자, 조롱이, 단너삼, 패랭이꽃이 좋다.

② 보리는 섬유소가 쌀보다 5배나 많고, 탄수화물·단백질·지방·비타민·무기질이 골고루 들어 있기 때문에 소화율은 낮지만 장의 연동운동을 촉진시켜 변비를 개선하고 대장의 기능을 향

상시키는 작용을 한다.

③ 메밀 겉껍질에는 섬유질이 많으니 덜 벗겨 먹으면 변비에 좋다.

④ 청국장은 변비와 설사 예방에 좋다.

⑤ 콩나물은 자라는 동안 비타민 C가 합성되고 섬유소가 풍부하여 변비 예방에 좋다.

⑥ 배는 섬유소와 석세포가 많아 변비나 비만 예방에 좋다.

⑦ 팥은 섬유질이 많고 장의 연동운동을 촉진시켜 배변에 좋다.

⑧ 살구 씨는 위장을 편안하게 하며 대장의 운동을 촉진시켜 식체나 변비에 좋다. 특히 기가 허해져 장이 메말라 생긴 습관성 변비에 좋다.

⑨ 단너삼에는 마트린이란 성분이 있어 위장과 장의 연동운동을 촉진시킨다. 특히 장벽을 자극해서 대변이 쉽게 나오도록 하므로 변비 예방과 치료에 좋다.

⑩ 당귀는 장의 연동운동을 촉진시키므로 고질적인 변비에 좋다.

⑪ 탱자는 위장을 흥분시켜 위장의 연동운동을 촉진시키고, 연동운동의 리듬을 조정한다. 따라서 헛배가 부르거나 명치 끝이 그득하면서 아프거나 오래된 식체로 만성소화불량이거나 급성위장염·세균성 질환·과민성장질환·위하수증 등에 좋다.

⑫ 조롱이에는 안토라퀴논이라는 성분이 있어 장의 연동운동을 촉진시키고, 장을 윤택하게 만들어 대변을 부드럽게 해준다. 또 오랫동안 설사를 하면서 농혈변을 보거나 대변을 보면 항문이 묵직하면서 빠질 것 같을 때도 좋다.

⑬ 패랭이꽃은 장관을 흥분시켜 연동운동을 촉진시키므로 변비에

좋다.

4) 변비를 예방 · 치료하는 방법

① 가장 좋은 방법은 섬유질이 많은 들어 있는 음식을 먹는 것이다. 섬유질은 흡수되지 않고 장을 따라 이동하면서 장기능을 촉진시키고 장 속의 배설물을 청소하는 작용을 하는데, 채소 · 과일 · 감자 · 콩 · 해조류 · 버섯 · 도정하지 않은 곡류에 많다. 예를 들면 흰 쌀밥보다는 현미밥이 좋고, 도정한 밀가루로 만든 빵보다는 호밀이나 보리로 만든 빵이 더 좋다. 섬유질은 변비뿐만 아니라 비만 예방에도 좋다.

② 30여 가지의 식품을 골고루 먹으면 장운동을 좋아져 변비 예방과 치료에 좋다.

③ 보리와 야채를 많이 먹으면 소화는 물론 변비와 비만 예방에도 좋다.

④ 해초류를 많이 먹는다. 해초류에는 섬유질 · 비타민 · 무기질이 많아 장운동에 좋다.

⑤ 하루에 물을 8~10잔 정도 마신다.

⑥ 유산균이 많은 김치 · 청국장 · 된장 등을 자주 먹는다. 김치나 파김치에 들어 있는 유산균은 장의 나쁜 균을 죽이면서 장운동을 도와주고, 소화작용을 도와 장기능을 강화시킨다. 또 장의 노폐물을 분해하고 독성물질을 배출시키면서 면역력을 높여준다.

⑦ 식물성 기름과 과일의 씨앗을 많이 먹는다. 잣 · 호도 · 은행 · 참깨 · 들깨 · 아몬드 · 해바라기 씨 등은 장을 매끄럽게 하므로 대

변이 부드러워진다.

⑧ 음식을 규칙적인 시간에 먹는다.

⑨ 아침 공심복에 두유나 생수를 1잔씩 마시는데, 두유는 집에서 콩을 갈아 먹는 것이 좋다.

⑩ 즉석식품이나 가공식품은 먹지 않는다.

⑪ 술과 담배는 삼가하는 것이 좋고 스트레스를 받지 않도록 한다.

⑫ 맹장자리를 마사지하면서 자극하면 대변이 잘 터진다.

⑬ 허리뼈와 주위를 마사지하는 것처럼 살살 두들겨주면 변비에 많은 도움이 된다.

5) 설사를 다스리는 식품과 약재

① 각종 설사에는 칡 뿌리, 계내금, 고본, 사인, 산사나무 열매, 생강, 신곡(神曲), 육두구, 저령, 후박나무.

② 오랫동안 설사가 낫지 않으면 가리륵 열매, 금앵자, 더덕, 흰작두콩, 석류 껍질, 오미자, 육두구, 가죽나무 뿌리.

③ 토하면서 설사를 하면 말린 생강, 후추, 오수유, 목향, 흰작두콩,

④ 설사가 좍좍 나오면 인삼.

⑤ 배가 냉하고 배에서 소리가 나면서 설사를 하면 부자*, 익지, 오수유, 꼭두서니, 후추, 기장, 구절초.

⑥ 배에 통증이 있으면서 설사를 하면 작약, 익지, 초두구, 육계, 후추, 계수나무 열매, 감초, 기장, 고본 뿌리.

⑦ 비장이 허해서 설사를 하면 가시연밥, 곽향, 금앵자, 엿기름, 목향, 마, 연밥, 오골계, 용안육, 율무, 꼭두서니, 새삼 씨, 기장, 황기.

⑧ 신장이 허해서 오랫동안 설사를 하면 파고지.

⑨ 새벽에 설사를 하면 파고지, 오미자.

⑩ 끈적거리는 설사를 하면 복령, 감초, 새삼 씨, 마.

⑪ 더위나 습으로 인하여 설사를 하면 흰작두콩, 질경이 씨, 오매.

⑫ 습열로 인하여 설사를 하면 할미꽃*, 칡 뿌리.

⑬ 한습으로 인하여 설사를 하면 꼭두서니, 고량강.

6) 설사를 다스리는 민간요법

① 각종 설사에는 **1** 쥐손이풀을 달여 먹는다. **2** 깨끗한 미나리를 골라 물에 씻지 않고 즙을 내어 1대접 먹는다. **3** 매실을 먹는다. 매실은 살균성이 강하여 해독·식중독·세균성 설사 등에 좋다. **4** 대추나무 껍질 100g 정도를 볶아 분말한 다음 질경이 씨 12g을 넣고 끓인 물과 함께 1번에 2g씩 아침과 저녁 공심복에 먹는다.

② 시도 때도 없이 설사가 나오면 **1** 질경이 씨·뿌리·잎을 분말하여 미음에 타서 먹는다. **2** 녹두 가루에 달걀 흰자를 넣고 반죽해서 백회(百會)에 붙인다. 어린아이 설사에도 좋다. **3** 붓꽃·붓꽃 씨 12g씩, 석류 껍질 16g를 함께 분말하여 하루에 3번 먹는다.

③ 더위를 먹어 설사를 하면 **1** 깨끗한 미나리를 골라 물에 씻지 않고 즙을 내어 1대접 먹는다. **2** 황련에는 건위지사 작용을 하는 성분이 있어 위장의 신경을 자극하므로 위장과 장의 연동운동을 촉진시키고 소화와 흡수력을 증가시켜 소화불량·식욕감

퇴 · 설사 등에 좋다.

④ 체하여 대변을 자주 보면 **1** 씨를 제거한 산사나무 열매 12g, 계수나무 열매 8g, 말린 생강 6g을 넣고 달인 다음 꿀 2순갈을 타서 공심복에 2~3번 먹는다. 이질 초기에도 좋다. **2** 정향 가루 2g을 따뜻한 물과 함께 먹는다.

⑤ 상한 음식을 먹어 설사를 하면 포고버섯을 달인 다음 흑설탕을 넣어 식전에 마신다.

⑥ 설사 후 갈증이 나면 **1** 백비탕과 냉수를 1대접씩 섞어 먹는다. 각각 반 대접씩에 소금을 약간 타서 먹어도 좋다. **2** 찬 쌀뜨물을 1대접 먹는다.

⑦ 배가 냉해서 설사를 하면 **1** 생강이 특효약이다. **2** 부자* 1~2g 정도를 입에 넣고 질근질근 씹어 삼키는데, 부자*는 독약으로 혀가 저리고 마비될 수 있으니 많이 먹으면 안 된다. **3** 대파를 으깨 뜨겁게 데운 다음 배에 올려놓고 식지 않도록 다림질을 해준다.

⑧ 설사에 피가 섞어 나오면 **1** 산오이풀 80g과 자감초(煮甘草) 40g을 분말한 다음 1번에 20g씩 물 500㎖ 정도를 넣고 반으로 줄 때까지 달여 낮에 2번 밤에 1번 먹는다. **2** 산오이풀 8g, 오매초 5개, 산사나무 열매 4g을 넣고 달여 먹는다.

7) 변혈을 다스리는 식품과 약재

① 각종 변혈에는 가리륵 열매, 가죽나무 뿌리, 단너삼, 물소의 뿔, 부들꽃가루, 부처손, 붉나무 잎, 산오이풀, 삼칠초, 석류 껍질, 아

궁이 바닥의 흙, 아교주, 엉겅퀴, 연 뿌리, 오배자, 오적골, 인동, 인동꽃, 적석지, 종려나무 껍질, 치자, 측백나무, 한련초, 할미꽃*, 형개, 화예석, 회화나무, 회화나무꽃.

② 하혈에는 황금(黃芩), 삼칠초, 부들꽃가루, 꼭두서니 뿌리.

③ 장풍하혈(腸風下血)에는 목적(目賊), 조롱이, 산사나무 열매,

④ 위장의 출혈로 인한 하혈에는 자란.

⑤ 혈행의 핍박으로 인한 하혈에는 회화나무 껍질 · 꽃, 부처손, 엉겅퀴, 대황(大黃), 띠 뿌리, 삼칠초, 물소의 뿔, 조뱅이, 아교주, 약쑥, 지치, 적작약, 구기자나무 껍질, 산오이풀, 꼭두서니 뿌리, 측백나무 부들꽃가루, 호손안(胡孫眼), 황금(黃芩).

⑥ 각종 혈행장애에는 목단 껍질, 익모초.

⑦ 혈맥통리(血脈通利)에는 말린 으름덩굴 줄기, 건칠.

⑧ 장출혈에는 아교, 말린 날다람쥐 똥, 목적(目賊), 말린 쥐엄나무 열매, 쇠뜨기, 고슴도치, 할미꽃*, 떡갈나무, 상수리.

8) 변혈을 다스리는 민간요법

① 잣 40g을 좋은 소주 반 병에 2~3일 담가두었다가 달여 마신다.

② 사람의 머리카락을 태워 1번에 12~20g 정도 먹는다.

③ 북어 3마리씩을 3일 동안 계속 달여 먹는다.

④ 미나리 줄기 생즙을 1번에 50~100㎖ 정도씩 하루에 3번 식전에 마신다.

⑤ 산오이풀을 초흑(炒黑)하여 달여 먹는다.

⑥ 좋은 황토를 물에 풀어두었다가 앙금이 가라앉으면 걸러 거재

(去滓)한 후 물을 먹는다.

⑦ 회화나무의 껍질이나 열매나 꽃을 달여 먹는다.

⑧ 제비꽃을 생것은 32~40g에 물 500㎖ 정도를 넣고, 말린 것 20~32g에 물 700㎖ 정도를 넣고 반으로 줄 때까지 달여 하루에 2번 식전에 마신다.

⑨ 검게 태운 부처손 40g과 돼지고기 80g에 물 1.5 *l* 를 넣고 물컹해질 때까지 끓여 탕액과 돼지고기를 함께 먹는다.

⑩ 검게 태운 부처손과 짚신나물 8g씩에 물 700㎖를 넣고 반으로 줄 때까지 달여 하루에 3번 나누어 마신다.

⑪ 부처손과 측백나무를 같은 양으로 까맣게 태운 다음 분말하여 1번에 12g씩 소주 1잔 정도의 청주와 함께 먹는다.

⑫ 원추리 뿌리와 생강을 기름에 볶은 다음 분말하여 술과 함께 먹는다.

⑬ 호장근을 씻어 갈라진 껍질은 버리고 잘게 썰어 약한 불에 쬐어 말린 다음 분말하여 팥알만한 환약을 만들어 묵은 쌀로 끓인 죽과 함께 1번에 10개 이상씩 먹는다.

⑭ 변혈이 나오면서 항문에 통증이 있고 가려우면 **1** 산오이풀 20g과 삽주 뿌리 40g에 물 500㎖ 정도를 넣고 반으로 줄 때까지 달여 하루에 2~3번 공심복에 마신다. **2** 산오이풀·자감초(煮甘草) 8g씩, 사인 4g에 물 300㎖ 정도를 넣고 반으로 줄 때까지 달여 하루에 2번 나누어 먹는다.

9) 이질을 다스리는 식품과 약재

① 장풍증으로 인한 이질에는 계내금.

② 곽란으로 인한 이질에는 호황련.

③ 비장이 허해서 발생한 이질에는 금앵자.

④ 열로 인한 이질에는 초룡담(草龍膽), 대황(大黃).

⑤ 이질이 오래가면 가리륵 열매, 칡 뿌리, 고량강, 거북이 등껍질, 무궁화, 무 씨, 녹두, 목적(目賊), 목향, 게수나무 열매, 산사나무 열매, 석류 껍질, 짚신나물, 신곡(神曲), 약쑥, 오매, 오미자, 오배자, 육두구, 작약, 지각(枳殼), 꼭두서니, 기장, 조롱이, 황금(黃芩), 황련, 엄나무 껍질, 후추.

⑥ 적백이질에는 만년콩 뿌리, 할미꽃*, 약쑥, 가죽나무 뿌리.

⑦ 피가 섞여 나오는 이질에는 짚신나물, 연 뿌리, 산오이풀, 한련초, 인동덩쿨꽃, 엄나무 껍질, 약쑥, 용골.

⑧ 아베바성 이질에는 할미꽃*, 대황(大黃), 황금(黃芩).

10) 이질을 다스리는 민간요법

① 아침밥은 먹지 않고 후추 가루 12g을 꿀에 개어 먹고, 오후에 흰죽 한 그릇을 먹는다.

② 고사리 국이나 나물을 많이 먹는다.

③ 비름 2주먹, 까마중 1주먹, 생강 5쪽을 넣고 달여 장복한다.

④ 잣의 속껍질과 생강을 넣고 달여 2~3번 먹는다.

⑤ 당귀 20g과 고추 3개를 넣고 달여 공심복에 여러 번 먹는다.

⑥ 냉이를 뿌리째 생강과 함께 넣고 달여 여러 번 먹는다.

⑦ 꿀물에 참깨와 소금 2~3순갈을 탄 다음 차게 해서 먹는다.

⑧ 흰 곱똥이 나오면 **1** 기장쌀 500g을 분말하여 동쪽 방향의 흙과 물에 개어 흙을 가라앉힌 물에 타서 먹는다. **2** 따뜻한 물에 생강즙과 꿀을 1홉씩 타서 먹는다.

⑨ 붉고 흰색이 섞여 있는 이질에는 **1** 가을 보릿대를 태운 재 300g, 수비한 황토 80g, 활석 40g을 꿀에 타서 먹는다. **2** 석이버섯 2순갈을 꿀에 반죽해서 공심복에 먹는다. **3** 소주나 청주, 생강즙, 개사철쑥즙, 밤즙, 어린아이 소변, 대나무 진액 등을 1종지씩 공심복에 먹는다. **4** 조롱이는 오랫동안 설사를 하면서 농혈변을 보거나 대변을 보면 항문이 묵직하면서 빠질 것 같을 때 좋다.

⑩ 피가 섞여 나오는 이질에는 **1** 해바라기 씨 40g에 끓는 물 500㎖를 넣고 1시간 정도 끓인 다음 설탕을 섞어 하루에 나누어 마신다. **2** 특히 밤낮을 가리지 않고 설사가 나오면서 뒤가 묵직할 때는 작약 40g, 당귀 20g, 대황(大黃) · 황련 · 황금(黃芩) · 목향 6g씩, 계수나무 열매 4g을 분말한 다음 1번에 12~20g씩을 물 1컵에 넣어 3분의 2 정도로 줄 때까지 달여 탕액만 따뜻하게 해서 먹는다.

⑪ 급성세균성 이질에는 산오이풀 가루를 성인은 1번에 1.2~2.4g씩 하루에 3번 먹고, 소아는 절반 정도를 적당히 먹인다.

⑫ 음식을 먹고 체하여 생긴 이질에는 씨를 제거한 산사나무 열매 12g, 계수나무 열매 8g, 말린 생강 6g을 넣고 달인 다음 꿀 2순갈을 타서 공심복에 2~3번 먹는다.

⑬ 이질로 인하여 복통이 있고 대변을 자주보면서 곱똥이 나오면 곱게 분말한 정향 2g을 물이나 차에 타서 3~4번 먹는다.

⑭ 대변을 봐도 시원하지 않으면 **1** 꿀을 끓여 엿처럼 엉기면 대추 씨만한 환약을 지어 2~3번 항문에 넣어둔다. **2** 무즙과 비름즙 1종지씩을 끓인 물에 타서 먹으면 오래된 이질에도 좋다.

⑮ 설사를 하는 이질에는 **1** 탁주를 끓인 다음 간수 2~3순갈을 타서 여러 번 먹는다. **2** 식초에 담갔다 볶은 승마 4g, 심을 빼고 그을릴 정도로 볶은 연밥 30개, 인삼 12g에 물 500㎖ 정도를 넣고 반으로 줄 때까지 달여 마신다. 또는 분말하여 꿀을 넣고 반죽한 다음 환약을 만들어 1번에 4~12개 정도씩 먹어도 좋다.

13장. 내상 · 구토 · 곽란 · 위급상황 · 충

1. 내 상

내상(內傷)은 장기능이 정상적이지 않아 음식을 소화시키지 못하는 소화불량을 말하는데 위장과 깊은 관계가 있다.

1. 내상의 원인

① 과음이나 과식을 하면 발생할 수 있다.

② 너무 자극적이거나 딱딱하거나 뜨겁거나 찬 음식을 많이 먹으면 발생할 수 있다.

③ 탈진 등으로 기가 부족하거나 혈액이 허하면 발생할 수 있다.

④ 신경을 많이 쓰거나 속이 많이 상하면 발생할 수 있다.

⑤ 위장에 열이 있거나 산이 많으면 발생할 수 있다.

⑥ 잠을 너무 자지 않거나 감기를 오래 앓으면 발생할 수 있다.

2. 내상의 한열허실기(寒熱虛實氣)

내상은 한증(寒症)・열증(熱症)・허증(虛症)・실증(實症)・기증(氣症)으로 인하여 생긴다.

① 한증(寒症) : 위장이 냉하면 배가 냉하면서 소화가 잘 되지 않거나 오래 걸리고, 음식이 그대로 대변으로 나온다.

② 열증(熱症) : 위장에 열이 있으면 소화가 너무 잘 되어 항상 배가 고프고, 아무리 먹어도 살이 찌지 않는다.

③ 허증(虛症) : 위장이 허하면 소화되는 시간이 오래 걸리고, 식곤증이 따르고, 음식을 많이 먹어도 배가 부른 것을 느끼지 못한다.

④ 실증(實症) : 위장이 실하면 음식을 조금만 먹어도 배가 부르고, 음식을 먹지 않아도 허기를 느끼지 않는다.

⑤ 기증(氣症) : 위장이 제기능을 하지 못하거나 속에 무언가가 꽉 차 있는 것 같아 속이 답답하면서 더부룩하다.

3. 내상을 다스리는 방법

증상에 맞게 식품이나 약재를 쓰거나 침구법(針灸法)을 활용하면 좋은데 방법은 다음과 같다.

① 한증(寒症) : 중완(中脘)・배꼽・단전・하복부에 뜸을 하는데 위장이 냉하면 부자이중탕(附子理中湯)・후박온중탕(厚朴溫中湯)・향사양위탕(香砂養胃湯) 등으로 속을 따뜻하게 해준다.

② 열증(熱症) : 위장에 열이 있으면 향사평위산(香砂平胃散)이나 곽향정기산(藿香正氣散)에 깽깽이풀 · 치자 · 지모 · 석고 등을 넣어 먹는다.

③ 허증(虛症) : 중완(中脘) · 배꼽 · 단전 · 하복부에 뜸을 하고, 위장이 허하면 향사육군자탕(香砂六君子湯)이나 삼출건비탕(蔘朮健脾湯)으로 위장을 보한다.

④ 실증(實症) : 문금(門金) · 십선(十仙)에 사혈을 하고, 위장이 실하면 오적산(五積散)이나 곽향정기산(藿香正氣散)에 삼능(三稜) · 봉출 · 보두(寶豆)* 등을 넣어 먹는다.

⑤ 기증(氣症) : 기허증(氣虛症)이면 잔중(膻中) · 중완(中脘) · 배꼽 · 단전 · 하복부에 뜸을 하고, 기실증(氣實症)이면 ④의 실증(實症)과 같이 한다.

⑥ 비장이 부어 소화시키지 못하는데 한증(寒症)이면 필자가 개발한 약떡을 놓고 뜸을 한다.

⑦ 위궤양이나 위장염으로 인하여 소화시키지 못하면 모두 열증(熱症)이니 십선(十仙)과 중완(中脘)에 사혈을 한다.

⑧ 위장의 통증이나 경련으로 인하여 소화시키지 못하면 십선(十仙)과 중완(中脘)에 사혈을 한다.

⑨ 위산과다로 인하여 소화를 시키지 못하면 십선(十仙)과 중완(中脘)에 사혈을 하거나 침을 놓는다.

⑩ 모든 내상에는 중완(中脘) · 배꼽 · 단전에 필자가 개발한 약떡을 놓고 뜸을 하거나 원심수기요법(圓心手奇療法)을 활용하면 큰 효과를 볼 수 있다.

4. 내상에 대한 의서의 내용

수곡위양명지본(水穀爲養命之本) 천지간양인생명자유오곡(天地間養人生命者惟五穀) 비토지덕(備土之德) 득기지중화고(得氣之中和故) 기미담감이성화병(其味淡甘而性和平) 대보이삼설(大補而滲泄) 내가구식이무압(乃可久食而无壓) 시대유공오인자(是大有攻於人者)

물과 곡식은 생명을 기르는 근본이고, 천지에 사람의 생명을 기르는 것은 오직 오곡뿐이다. 수곡은 토의 덕을 갖추어 기를 중화시키므로 맛이 담백하며 달다. 성질이 화평하여 크게 보하면서 참설하므로 오래 먹어도 부담이 없어 좋다.

재약칙불연(在藥則不然) 수삼기성역편(雖蔘芪性亦偏) 황공격자호세속(況攻擊者乎世俗) 이육무보성지물연(以肉无補性之物然) 육무보성(肉无補性) 유보양이금지(惟補陽而今止) 허손자(虛損者) 부재어양이재어음(不在於陽而在於陰) 이육보음(以肉補陰) 유연목이출어야(猶椽木而朮魚也)

그러나 약은 그렇지 않다. 인삼과 황기도 편벽한 성질이 있는데 공격하는 것들이야 오죽하겠는가. 육류는 성을 보하는 것이 아니라 오직 양기만을 보한다. 허손을 보하는 것은 양이 아니라 음에 있으니 육류로 음을 보하려는 것은 산에서 물고기를 구하는 것과 같다.

식상(食傷) 음식자배(飮食自倍) 장위내상(腸胃內傷) 수곡지한열(水穀之寒熱) 감칙해인육부(感則害人六腑) 식상(食傷) 소도지제(消導之劑) 적재중하완자(積在中下脘者) 의하이축지(宜下以逐之)

보익지제(補益之劑) 비위허이(脾胃虛而) 음식난임자(飮食難任者) 불가일개용극벌지약(不可一槪用剋伐之藥) 의전씨이공산보지(宜錢氏異功散補之) 자연능식(自然能食) 위약의(胃弱宜) 성비육위탕(醒脾育胃湯)

음식을 너무 과하게 먹으면 장과 위장이 상하고, 너무 뜨겁거나 찬 물이나 곡식을 먹으면 육부를 해친다. 소화불량으로 음식이 중완이나 하완에 쌓이면 소화제를 써서 아래로 내려주는 것이 마땅하다. 비장과 위장이 허약해서 음식을 소화하지 못하면 평범한 약을 써야 한다. 자극적인 약은 불가하니 전씨이공산으로 보하여 저절로 식사를 하게 하는 것이 마땅하다. 위장이 약하면 성비육위탕이 마땅하다.

주상(酒傷) 주입어위(酒入於胃) 칙낙맥만(則絡脈滿) 이경맥허(而經脈虛) 비주위위(脾主爲胃) 행기진액자야(行其津液者也) 음기허칙양기입(陰氣虛則陽氣入) 양기입칙위불화(陽氣入則胃不和) 위불화칙정기갈(胃不和則精氣渴) 정기갈칙(精氣渴則) 불영기사지야(不營其四肢也) 면백인불가다음(面白人不可多飮) 이모혈고야(以耗血故也)

위장에 술이 들어가면 낙맥은 실해지고 경맥은 허해진다. 비장은 위장을 위해서 진액을 운행하는데 음기가 허하면 양기가 들어가고, 열이 들어가면 위장이 편안하지 않다. 위장이 불화하면 정기가 떨어지고, 정기가 마르면 손발을 움직이기 어렵다. 얼굴이 흰 사람은 혈액이 소모되기 때문에 술을 많이 마시면 안 된다.

내상비위(內傷脾胃) 즉불사식불기식(則不思食不嗜食) 영구경왈(靈樞經曰) 정기병어비(精氣幷於脾) 열기유어위(熱氣留於胃) 위열소곡(胃熱消穀) 곡소고선기(穀消故善飢) 위기상칙(胃氣上則) 위완환고(胃脘寒故) 불기식야(不嗜食也) 우왈맥소이한자(又曰脉小而寒者) 불기식(不嗜食)

비장과 위장이 상해서 입맛이 없거나 먹는 것을 좋아하지 않는 증상. 영구경왈. 정기가 비장과 어울려 위장에 열기가 있을 때 곡식을 소화시키려면 적게 먹는 것이 좋다. 위장의 기가 올라가면 위장이 냉해지므로 먹는 것을 좋아하지 않는다. 또 맥이 작고 차가우면 먹는 것을 좋아하지 않는다.

식후혼곤증(食後昏困症) 식입칙곤권(食入則困倦) 신기혼모(神氣昏冒) 이욕수자(而欲睡者) 비허약(脾虛弱) 노자온지손자익지(勞者溫之損者益之) 부노칙동지대과이신불령(夫勞則動之大過而神不寧)

식후혼곤증은 식사를 하면 피곤하면서 나른하고, 정신이 몽롱하면서 잠을 자고 싶은 병이다. 모두 비장이 허하기 때문이다. 식후에 피곤함을 느끼면 속을 따뜻하게 하면서 허손을 보해야 한다. 양이 과로한데 지나치게 활동하면 정신이 편안하지 않다.

탄산토산증(呑酸吐酸症) 탄산자수자심야(呑酸者水刺心也) 토산토출산수야(吐酸吐出酸水也) 습열재위구상(濕熱在胃口上) 음식입위피습열(飮食入胃被濕熱) 울알기식(鬱遏其食) 부득전화고작산야(不得傳化故作酸也)

탄산증은 물이 심장을 자극하는 것이고, 토산증은 신물을 토하는 것이다. 위장의 상구에 습열이 있으면 음식이 습열을 받아 답답하게 막혀 장으로 전달되지 않아 산이 생긴다.

중완유숙식증(中脘有宿食症) 유음산(留飮酸) 심통아치(心痛牙齒) 역산혹토청수(亦酸或吐淸水) 희숙부기(噫宿腐氣)
중완유숙식증은 음식이 중완에서 완전히 내려가지 않아 산이 남아 있는 병이다. 심장과 치아에 통증이 있거나 시거나 맑은 물을 토하거나 입에서 썩는 냄새가 난다.

조잡증(嘈雜症) 사기불기(似飢不飢) 사통불통(似痛不痛) 이오뇌부자영지모자(而懊惱不自寧之貌者) 시야기증(是也其症) 혹겸애기(或兼噯氣) 혹겸비만(或兼痞滿) 혹겸오심(或兼惡心) 점지위완작통(漸至胃脘作痛) 개담화지위환야(皆痰火之爲患也) 지시담인화이동영인심조(只是痰因火而動令人心嘈) 사기비기(似飢非飢) 유적유열야(有積有熱也)
조잡증은 굶어도 굶은 것 같지 않거나 아파도 아픈 것 같지 않으면서 괴롭고 답답한 병이다. 혹은 트림을 하거나 속이 거북하면서 답답하거나 속이 매스꺼워 구역질을 하면서 위장에 통증이 오는데 모두 담과 화로 인한 병이다. 다만 담의 원인은 화가 동한 것이니 속이 쓰리고, 굶어도 굶은 것 같지 않은 것은 적과 열이 있기 때문이다.

식궐증(食厥症) 범인졸연운도(凡人卒然暈倒) 구금불능언(口噤不能言) 목불식인(目不識人) 사지불거등증(四肢不擧等症) 다인음식과도(多因飮食過度) 변위이상지증(変爲異常之症)

식궐증은 음식을 과하게 먹어 병이 된 것을 말한다. 갑자기 어지러우면서 쓰러지고, 입을 열지 못하면서 말을 하지 못하고, 사람을 알아보지 못하면서 사지를 움직이지 못한다.

5. 단방(單方)

① 생강즙(生薑汁) : 중열불능식(中熱不能食) 우즙일합밀일시(又汁一合蜜一匙) 수삼합(水三合) 생지황즙소허(生地黃汁少許) 빈빈복지(頻頻服之) 칙열퇴이(則熱退而) 진식누효(進食累效)

중초에 열이 있어 음식을 먹지 못할 때는 생강즙 2*l*, 꿀 1순갈, 물 4*l*에 생지황즙을 약간 섞어 자주 먹는다.

② 상지차(桑枝茶) : 소식하기(消食下氣) 이동도세세좌(以銅刀細剉) 사기초황색(砂器炒黃色) 수전복(水煎服) 소화수곡(消化水穀) 취역수노근(取逆水蘆根) 병후박전복(幷厚朴煎服)

뽕나무 가지로 끓인 차는 소화와 기를 내리는 데 좋다. 칼로 구리를 가늘게 갈아 사기그릇에 넣고 황색이 되도록 볶아 뽕나무 가지와 함께 물에 달여 먹는다. 수곡이 소화되지 않으면 뽕나무 가지를 걸러 취한 물에 갈대 뿌리와 후박나무 껍질을 넣고 달여 먹는다.

③ 청피(青皮) : 치주식포만(治酒食飽滿) 우사냥(右四兩) 염일냥(鹽一兩) 화수반초위말(和水拌炒爲末) 매취일전반(每取一錢半)

입차말반전(入茶末半錢) 화균비탕점복(和匀沸湯點服)

과음이나 과식했을 때는 익지 않은 귤 껍질 말린 것 160g과 소금 40g을 물에 섞어 약간 볶은 다음 가루를 만든 것 6g에 찻가루 2g을 끓는 물에 타서 먹는다.

④ 오수유(吳茱萸) : 치탄산산수자심(治呑酸酸水刺心) 취일합수전복지(取一合水煎服之)

심장에 통증이 따르면서 신물이 넘어오면 오수유 100g에 물을 넣고 달여 먹는다.

⑤ 박하(薄荷) : 합부어작갱(合鮒魚作羹) 식주위허불하식(食主胃虛不下食) 능개위구지효(能開胃口至效)

위장이 허약해서 소화를 시키지 못할 때는 박하와 붕어를 넣고 국을 끓여 먹는다. 위장의 문을 여는 데도 효과가 있다.

⑥ 나복(蘿菖) : 소식제면독(消食制麵毒) 우해대소이백독(又解大小二麥毒) 생작지심가(生嚼之甚佳)

가루 음식을 소화시키지 못할 때는 생무 씨를 씹어 먹는다. 보리나 밀의 독을 푸는 데도 좋다.

⑦ 죽여(竹茹) : 취음주두통(取飮酒頭痛) 취청죽여삼냥(取青竹茹三兩) 수오승자취삼승(水五升煮取三升) 거재영냉(去滓令冷) 입계란삼개(入鷄卵三个) 남균갱일비음지(攬勻更一沸飮之)

술을 마신 후 머리가 아플 때는 푸른 죽여 40g에 물 10 *l* 를 넣고 물이 6 *l* 로 줄 때까지 달여 탕액에 생달걀 3개를 섞은 다음 다시 끓여 마신다.

⑧ 감피(柑皮) : 해주독급주갈(解酒毒及酒渴) 취우피(取右皮) 배위

말(焙爲末) 입염소허(入鹽少許) 비탕(沸湯) 점일전복(點一錢服)

술독이나 음주 후의 갈증을 풀 때는 감자 껍질을 불에 말려 가루를 낸 것 4g을 소금 끓인 물 조금과 함께 먹는다.

⑨ 우간급백엽(牛肝及百葉) : 해주노(解酒勞) 생작회화강(生作膾和薑) 초식지(醋食之)

음주 후의 과로를 풀 때는 소의 간이나 천엽을 생으로 먹거나 육회로 만들어 생강이나 초와 함께 먹는다.

⑩ 응분(鷹糞) : 치식생포석(治食生脯腊) 과다면절(過多悶絶) 이담미음화우말(以淡米飮和右末) 소허돈복(少許頓服)

건포육을 생으로 많이 먹어 속이 답답하면서 끊어질 것처럼 아프면 매의 똥에 맑은 물을 넣고 미음처럼 끓여 조금씩 먹는다.

6. 내상을 다스리는 식품과 약재

① 각종 소화불량에는 강황, 계내금, 고추, 곽향, 구절초, 굴, 귤, 기장, 깽깽이풀, 나팔꽃 씨, 다래, 단너삼, 대구, 대추, 대회향, 더덕, 도미, 된장, 마늘, 마름, 매실, 메꽃, 멧돼지 쓸개, 목향, 무 씨, 미나리, 민들레, 바위솔, 박하, 반하*, 배추, 백두구, 백리향, 보리 순, 복숭아 씨, 봉출, 사인, 산사나무, 산변두(山片豆), 산달래, 산수유, 삼능(三稜), 삽주 뿌리, 상황버섯, 생강, 석곡, 신곡(神曲), 약쑥, 연꽃 씨, 연 뿌리, 오동나무 씨, 오리나무더부살이, 오약, 용담초, 웅담, 유자, 육두구, 자주쓴풀, 작두콩, 조기, 쥐방울덩굴, 지각(枳殼), 질경이, 쪽, 차조기 씨, 참외, 청피(靑皮), 초피나무 열매의 껍질, 탱자, 토란, 토마토, 파 뿌리, 하늘타리 씨, 함초(鹹草),

향유, 해파리, 현호색, 호장근, 호황련, 황금(黃芩), 후박나무 껍질, 후추, 흰작두콩.

② 음식에 체해서 기가 통하지 않으면 무 씨.

③ 신경성소화불량에는 계수나무 열매, 무 씨, 목향, 탱자, 후박나무 껍질, 흰봉선화.

④ 기가 약해서 음식을 소화시키지 못하면 계수나무 열매, 무 씨, 목향, 탱자, 후박나무 껍질, 흰봉선화.

⑤ 소화불량으로 복부가 팽만하면 육두구, 후박나무 껍질.

⑥ 더위를 먹어 소화가 안 되면 향유, 흰작두콩.

⑦ 찬 음식을 소화시키지 못하면 말린 생강, 목향, 보두(寶豆)*, 부자*, 향부자*, 후박나무 껍질.

⑧ 한기로 인하여 체하면 파두*.

⑨ 조금만 먹어도 살이 찌면 말린 둥굴레 뿌리, 단너삼.

⑩ 육류나 기름기 있는 음식을 소화시키지 못하면 산사나무, 계수나무 열매, 부자*, 파두*.

⑪ 가슴에 열이 있어 속이 미식거리면서 괴로우면 골풀, 범부채, 울금, 으름덩굴, 주사(珠砂), 질경이 씨, 호황련, 황금(黃芩).

⑫ 식중독에는 쥐개풀, 흰봉선화.

⑬ 과음에는 칡 뿌리, 띠 뿌리, 유자.

⑭ 숙변에는 감수*.

⑮ 식욕부진에는 감송, 감초, 고추, 귤 껍질, 깽깽이풀, 더덕, 마늘, 단너삼, 단향, 보리 순, 말린 둥굴레 뿌리, 목향, 반하*, 백두구, 봉출, 사인, 삼능(三稜), 삽주 뿌리, 씀바귀, 약쑥, 연꽃 씨, 육두

구, 익모초, 익지, 인삼, 정향, 초두구, 표고버섯, 회향, 후박나무 껍질, 후추.

7. 내상을 다스리는 민간요법

① 식욕부진에는 1 더덕을 달이거나 반찬으로 만들어 먹는다. 2 무를 생선이나 육류와 함께 조려 먹는다.

② 소화기관이 냉하여 식욕이 없거나 설사를 하거나 소화가 안 되면 삽주 뿌리 160g, 말린 생강·계내금 80g씩을 빻은 다음 살을 발라낸 대추 300g을 넣고 함께 찧어 작은 약떡을 만들어 불에 구워 공심복에 씹어 먹는다.

③ 소화불량에는 1 질경이 잎이나 줄기를 씹어 먹거나 즙을 짜먹는다. 질경이 씨는 중추신경을 자극하여 소화액 분비를 촉진시키는 작용을 한다. 2 호장근 6g에 물 300㎖를 넣고 물이 반으로 줄 때까지 달여 하루에 여러 번 나누어 마신다. 3 메밀과 된장도 소화불량을 다스리는 데 좋다.

④ 소화불량으로 배가 더부룩하면 작두콩으로 차를 끓여 먹거나 가루를 내어 먹는다.

⑤ 소화불량으로 배가 더부룩하면서 속이 메스꺼우면 후박나무 껍질 11~25g, 인삼·반하* 4~7g씩, 감초 3g, 생강 7쪽에 물 500㎖를 넣고 물이 반으로 줄 때까지 달인 다음 하루에 3번 나누어 마신다.

⑥ 식중독에는 1 흰봉선화나 쥐개풀을 즙을 내거나 달여 먹는다. 2 귤 껍질을 진하게 달여 마신다. 3 생강·감초·검정콩·대

나무 잎을 달여 먹는다. **4** 사람의 똥물을 먹는다. **5** 감초와 검정콩 20g씩을 달여 먹는다. **6** 단너삼 6~8g에 식초 300㎖를 넣고 달여 여러 번에 나누어 마신다.

⑦ 어패류 식중독에는 어리고 신선한 머윗잎 30g 정도를 깨끗이 씻은 다음 물기를 빼고 생즙을 내어 마신다. 어패류를 요리할 때 연한 머윗잎을 넣으면 식중독을 예방할 수 있다.

⑧ 모든 체증에는 **1** 흰봉선화를 달여 먹는다. **2** 백비탕(白沸湯)에 먹고 체한 음식을 불에 태워 빻은 다음 참기름 1순갈을 넣어 먹는다. **3** 먹고 체한 음식을 밥과 함께 뭉쳐 불에 태운 다음 먼지를 털어내고 물에 담갔다가 물만 걸러 먹는다. **4** 귤 껍질 4g, 생강 20g을 달여 꿀을 타서 먹는다. **5** 흰봉선화를 달여 먹는다.

⑨ 오래된 체증에는 **1** 메밀의 대를 태운 재에 생강즙을 넣고 반죽한 다음 환약을 지어 먹는다. **2** 남쪽으로 뻗은 뽕나무 가지를 진하게 달여 장복한다. **3** 살구 씨 기름 15g을 먹는다.

⑩ 육류를 소화시키지 못하면 **1** 쪄서 말린 산사나무 30~40g을 1번에 달여 먹거나 곱게 빻아 6~8g씩 하루에 3번 식후에 따뜻한 물과 함께 먹는다. **2** 우엉 뿌리를 달여 마신다. **3** 술 200㎖나 산사주(山查酒)나 매실 등의 신 음식을 조금 먹는다.

⑪ 개고기를 먹고 체하면 **1** 오래 묵은 수숫대를 달여 먹는다. **2** 메밀 가루로 묽은 죽을 쑤어 먹는다. **3** 따뜻한 물에 쪽 가루를 약간 타서 먹는다. **4** 볏짚 100g과 살구 씨 약간을 넣고 달여 먹는다. **5** 살구 씨를 달여 먹거나 씹어 먹거나 빻아 꿀이나 엿

으로 반죽해서 먹는다. 개소주를 내릴 때도 살구 씨를 몇 개 넣으면 소화가 잘 된다. **6** 달걀 2~3개에 식초 1순갈을 넣고 잘 섞어 먹는다. 개고기는 불에 구워 먹으면 기혈이 손상되고, 마늘과 함께 먹으면 기가 떨어진다.

⑫ 쇠고기를 먹고 체하면 **1** 벚나무 껍질을 불에 태운 다음 물에 타서 먹는다. **2** 늙은 버드나무 껍질을 불에 태운 다음 소금물에 타서 먹는다. **3** 까마중 대 · 잎 · 뿌리 · 열매를 모두 넣고 달여 먹는다. **4** 흰봉선화 줄기와 잎에 물을 넣고 달여 1번에 30㎖씩 하루에 3번 식후에 먹는다. **5** 짚을 달여 먹거나 씹어서 즙을 짜먹는다. **6** 오래 묵은 볏짚을 따뜻한 물에 우려낸 다음 물만 걸러 1번에 30~40㎖씩 하루에 3번 먹는다. **7** 감자를 껍질을 벗긴 후 즙을 내어 1번에 30~50㎖씩 먹는다. **8** 좋은 초 1종지를 따뜻하게 데워 먹는다.

⑬ 돼지고기를 먹고 체하면 **1** 꽈리나무 뿌리를 달여 먹는다. **2** 새우젓국을 1번에 20~30㎖씩 먹거나 새우젓을 1순갈씩 하루에 2번 먹는다. **3** 생새우로 국을 끓여 먹거나 말린 새우를 약간 볶아 가루를 내어 1순갈씩 따뜻한 물에 타서 먹는다. **4** 삭은 젓갈을 먹는다. **5** 꽈리나무 뿌리 6g에 물 300㎖를 넣고 중간 불로 물이 반으로 줄 때까지 달여 하루에 2~3번 나누어 먹는다. **6** 팥을 태워서 빻아 1순갈씩 따뜻한 물에 타서 먹는다. **7** 대추나무 뿌리를 달여 먹는다.

⑭ 생선을 먹고 체하면 **1** 먹고 체한 생선의 뼈를 태운 다음 가루로 만들어 1순갈씩 따뜻한 물과 함께 먹거나 식초 2순갈을 넣고

개어 먹는다. 2 미나리·쑥갓·들깻잎을 무쳐 먹는다. 3 우물 속의 돌에 붙어 있는 풀을 수십 개 취하여 물에 붉게 태운 다음 냉수에 7번 담갔다가 3~5번 뜨겁게 해서 먹는다.

⑮ 어패류를 먹고 체하면 1 산사나무 열매 80g 정도를 달여 먹는다. 2 산사나무 열매 80g 정도를 분말하여 신곡(神曲)과 꿀을 섞은 다음 환약을 만들어 백비탕과 함께 100개씩 먹는다.

⑯ 전복을 먹고 체하면 담배나무를 달여 먹는다.

⑰ 미역을 먹고 체하면 1 벽오동나무 잎이나 가지나 뿌리를 달여 먹는다. 2 칡 뿌리를 달여 먹는다.

⑱ 다시마를 먹고 체하면 메밀대를 태운 재를 물에 타서 먹는다.

⑲ 야채를 먹고 체하면 초과 20g을 달여 먹는다.

⑳ 상추쌈을 먹고 체하면 흰 사기그릇를 달여 먹는다.

㉑ 고구마를 먹고 체하면 1 하루에 사과 1~2개씩을 껍질을 벗겨 2~3번 먹는다. 2 생무의 즙을 1번에 5순갈씩 자주 먹는다.

㉒ 과일을 먹고 체하면 1 계피 20g을 달여 먹는다. 2 돼지고기를 불에 태운 다음 빻아 물에 타서 먹는다. 3 초과 20g을 달여 먹는데 지각(枳殼) 2g을 넣어도 좋다.

㉓ 감을 먹고 체하면 1 생수수를 씹어 먹는다. 2 생강차에 기장 가루 8g을 타서 먹는다. 3 대구를 생으로 씹어 먹거나 삶아 먹는다. 4 돼지고기 100g을 크게 썰어 젖은 종이에 싼 다음 진흙을 0.5cm 정도 발라 숯불이나 화롯불에 익힌 후 가루로 만들어 1번에 1~2순갈씩 하루에 2~3번 식전에 먹는다. 5 소금 반 순갈을 뜨겁게 데워 먹는다. 6 기장을 조금 씹어 먹는다.

㉔ 참외를 먹고 체하면 1 파 뿌리즙에 사람의 젖을 약간 섞어 먹는다. 2 곶감 12g이나 북어를 달여 먹는다. 3 돼지고기를 검게 태운 다음 가루로 만들어 먹는다.

㉕ 두부를 먹고 체하면 1 쌀뜨물 1그릇을 따뜻하게 데워 마신다. 2 담뱃재를 물에 타서 먹는다. 3 오래 묵은 볏짚을 따뜻한 물에 우린 다음 1번에 30~40㎖씩 하루에 3번 마신다. 4 마른 고사리 50g 정도에 물을 넣고 달여 1번이나 2~3번에 나누어 먹는다. 5 감자를 껍질을 벗겨 즙을 내어 1번에 30~50㎖씩 먹는다.

㉖ 밀국수나 메밀국수를 먹고 체하면 1 생무를 먹는다. 2 식후에 생강즙에 술을 타서 먹는다.

㉗ 콩이나 국수를 먹고 체하면 생강즙이나 무즙을 먹는다.

㉘ 달걀을 먹고 체하면 1 식초 1~2순갈을 먹는다. 2 마늘 3통을 잿불에 구운 다음 껍질을 벗겨 공심복에 먹는다.

㉙ 찹쌀 음식을 먹고 체하면 신곡(神曲)과 목향 가루 8g씩을 소금물과 함께 먹고, 인절미를 먹고 체하면 설탕을 먹는다.

㉚ 물을 마시고 체하면 1 우물 가운데 난 이끼를 달여 먹는다. 2 모래 2~3개를 삼킨다.

31. 찬 음식을 먹고 체하면 고추냉이를 볶아 곱게 빻은 다음 꿀을 넣고 반죽해서 1번에 3~4g씩 하루에 3번 식후에 먹는다.

32. 날 것이나 찬 것이나 단단한 것을 먹고 체했는데 포만하면서 복통이 있으면 내소산(內消散 : 처방은 방약합편에 있음)을 먹는다.

33. 체하여 대변을 자주 보면 1 씨를 제거한 산사나무 12g, 계수나

무 열매 8g, 말린 생강 6g을 넣고 달인 다음 꿀 2순갈을 타서 공심복에 2~3번 먹는다. **2** 정향 가루 2g을 따뜻한 물과 함께 먹는다.

34. 숙취에는 **1** 불환금정기산(不換金正氣散 : 처방은 방약합편에 있음)과 대금음자(對金飮子 : 처방은 방약합편에 있음)를 함께 넣고 달여 먹는다. **2** 칡 뿌리를 달여 먹는다. **3** 칡 꽃 · 귤 껍질 · 생강 3쪽을 넣고 달여 3~4번에 나누어 먹는다. **4** 꿀물이나 설탕물에 칡 가루를 타서 먹는다. **5** 은행나무 가지를 썰어 즙을 내어 마신다. **6** 팥 20~30개를 날로 씹어 먹거나 50~100g을 삶아 팥물과 함께 먹는다. **7** 마름 열매 4~5개에 물 700㎖를 넣고 물이 반으로 줄 때까지 달여 자주 마신다. **8** 콩나물 · 녹두 · 선지 · 순무 · 달걀을 먹는다.

35. 과음하여 어지럽고 속이 쓰리면 **1** 도라지와 칡 뿌리 20g씩 정도에 물 500㎖를 넣고 물이 반으로 줄 때까지 달여 먹는다. 여기에 꿀을 약간 넣으면 술독을 제거하는데 좋다. **2** 미나리즙을 마신다.

36. 찬 술을 마시고 화장실을 자주 가면 끓인 술을 200㎖ 정도 마시거나 은행나무 가지를 달여 먹는다. 특히 술 마신 다음날 설사가 잦거나 배에 통증이 있을 때 좋다. 전주에 가면 모주라 하여 막걸리에 설탕을 넣어 끓이는 술이 있는데 과음 후 장기능을 돕고 술독을 푸는 데 효능이 있다.

37. 과음 후 헛구역질을 하면 쪽파를 달여 먹는다.

38. 음식이 입에 맞지 않아 먹기 어려우면 식사 조금 전에 술을 1잔 정도 하면 식욕도 좋아지고 소화도 잘 된다.

잔 정도 하면 식욕도 좋아지고 소화도 잘 된다.

2. 구 토

1. 구토의 원인

① 음식을 먹고 체하면 토할 수 있다. 속이 뒤틀리면서 복통이 있고, 속에 무언가가 가득 찬 느낌이면서 속이 답답하다.

② 과음이나 과식 후 위장이 제기능을 하지 못하면 토할 수 있다. 속이 허탈하면서 쓰리고, 미식거리면서 허기를 많이 느낀다.

③ 위장이 냉하면 토할 수 있다. 담이 많이 넘어오고, 속이 울렁거리면서 미식거린다.

④ 위장에 열이 너무 많으면 토할 수 있다. 많이 먹어도 허기를 느끼고, 조금만 허기져도 힘이 없고 어지럽다.

⑤ 상기되면 토할 수 있다. 보지 말아야 하는 물질이나 상황을 보면 많이 일어나는 현상인데, 얼굴이 붉어지면서 열이 오른다.

⑥ 위장에 이물질이 생기면 토할 수 있는데 암 등을 말한다.

⑦ 위장에 담이 많으면 토할 수 있는데, 위가 냉하여 넘어오는 것이다.

⑧ 임신중독이 되면 토할 수 있다.

2. 구토에 대한 의서의 내용

내경왈(內經曰) 제구토(諸嘔吐) 역충상개속어화(逆衝上皆屬於火)

위격열심칙위구(胃膈熱甚則爲嘔) 화기염상지상야(火氣炎上之象也) 토수유양명증(吐雖有陽明症) 신불가하역지고야(愼不可下逆之故也)

내경왈. 모든 구토는 위로 거슬러 올라가는 것으로 모두 화에 속한다. 위격에 열기가 심하면 구증이 되는데 화의 기운이 위로 올라가는 상이다. 토증은 양명증에 속하여 참으로 내리기 어려운데 역하기 때문이다.

구토(嘔吐) 유냉열이증(有冷熱二症) 냉자면청(冷者面靑) 수족궐냉(手足厥冷) 식구내토(食久乃吐) 의가미이진탕(宜加味二陳湯) 열자면적(熱者面赤) 수족열식기즉토(手足熱食已則吐) 의보중탕(宜保中湯)

구토는 냉으로 인하여 생기는 경우와 열로 인하여 생기는 경우가 있다. 냉이 원인이면 얼굴이 푸르면서 손발이 차다. 음식을 먹고 오래 지난 다음 토하는데 가미이진탕이 마땅하다. 열이 원인이면 얼굴이 붉으면서 손발에 열이 있다. 음식을 먹고 바로 토하는데 보중탕이 마땅하다.

오심구토증(惡心嘔吐症) 욕토부득토(欲吐不得吐) 견음식칙(見飮食則) 심변악지(心便惡之) 이작구토(而作嘔吐)

오심구토증은 속이 미식거리는 것을 말한다. 토하고 싶으나 나오지 않고, 음식을 보면 마음이 편하지 않으면서 심한 구역질을 한다.

식비토식증(食痺吐食症) 식비위식기심하통(食痺謂食已心下痛) 음음연불가명야(陰陰然不可名也) 불가인야(不可忍也) 토출통내지(吐出痛乃止) 차위위기역이(此爲胃氣逆而) 불하행야(不下行也)

식비토식증은 간경으로 인한 토이다. 식후에 명치 밑이 은근하게 아프지만 표현하기도 어렵고 참기도 어렵다. 토해야만 통증이 그치는데 위장의 기가 거슬러 내려가지 않기 때문이다.

역격증(噎嗝症) 급반위일(及反胃噎) 병생어혈건(病生於血乾) 부혈자(夫血者) 음기야(陰氣也) 음주정(陰主靜) 내외양정(內外兩靜) 칙장부지(則臟腑之) 화불기이(火不起而) 금수이기유양(金水二氣有養) 음혈자생(陰血自生) 장위진액(腸胃津液) 전화합의(傳化合宜) 하일지유(何噎之有)

일격증은 위장이 뒤집혀 트림을 하면 음식이 넘어오는 것을 말하는데 혈액이 부족하기 때문이다. 혈액은 음에 해당하고, 음은 안정을 주관하니 안팎으로 안정되면 장부의 화가 일어나지 않는다. 금기와 수기가 자라고 음혈이 저절로 생기면 장과 위장에서 진액이 서로 전달되어 화합하니 어찌 반위증이 생기겠는가.

3. 단방(單方)

① 활석(滑石) : 반위적음(反胃積飮) 우말생강(右末生薑) 자연변징청(自然汴澂淸) 호환복지(糊丸服之)

반위증으로 음식이 내려가지 않으면 활석 가루와 생강즙에 풀을 넣고 반죽해서 환약을 지어 먹는다.

② 인삼(人蔘) : 치반위수사자(治反胃垂死者) 우말삼전(又末三錢)

강즙오합(薑汁五合) 율미일합(栗米一合) 전죽공심식(煎粥空心食) 우이양좌전복(又二兩挫煎服)

반위증으로 죽을 것 같으면 인삼 가루 12g, 생강즙 10 l, 율무 1되를 넣고 죽을 쑤어 공심복에 먹거나 인삼 75g을 달여 먹는다.

③ 생강(生薑) : 범구토자(凡嘔吐者) 인역기고(因逆氣故) 용차신이산지(用此辛而散之)

모든 구토의 원인은 역기인데 생강의 매운 맛으로 흩어지게 하면 좋다.

④ 반하(半夏)* : 치반위구토(治反胃嘔吐) 우일냥제첩(右一兩製) 생강이냥분이(生薑二兩分二貼) 수전복지(水煎服之)

반위증으로 구토를 하면 반하* 40g과 생강 75g을 2번에 나누어 물을 넣고 달여 먹는다.

⑤ 우유(牛乳) : 치반위일격요약(治反胃噎嗝要藥) 구즙이잔반(韭汁二盞半) 우유일잔(牛乳一盞) 죽력반잔(竹瀝半盞) 동변일잔(童便一盞) 생강반냥취즙(生薑半兩取汁) 우화균돈복(右和勻頓服) 일인병반위(一人病反胃) 대변조(大便燥) 차정혈모갈야(此精血耗渴也) 선이감자즙전(先以甘蔗汁煎) 육군자탕(六君子湯) 가미부자대황복(加味附子大黃服) 차령음유(且令飮乳) 물식제물(勿食諸物) 반월대변윤이유(半月大便潤而愈)

반위증으로 인하여 트림이 나오면 부추즙 500㎖, 우유 200㎖, 대나무 진액 100㎖, 어린아이 소변 200㎖에 생강 20g을 즙을 내어 섞은 다음 조아리고 앉아 먹는다. 반위증인데 변비가 있으면 정혈이 고갈된 것이니 먼저 사탕수수를 달인 물로 육군자탕을 만

들어 부자와 대황을 넣어 먹은 다음 우유를 마시면 보름이면 대변이 부드럽게 나온다

⑥ 노우구중연(老牛口中涎) : 주반위일격(主反胃噎嗝) 취소허수복지즉효(取少許和水服之卽效)

늙은 소의 침은 주로 반위와 트림에 쓴다. 물에 소의 침을 약간 섞어 마시면 즉시 효과가 나타난다.

⑦ 방합분(蚌蛤粉 : 치반위토식(治反胃吐食) 취난분(取爛粉) 미음하일이잔(米飮下一二盞)

반위증으로 인하여 음식을 토하면 조개 가루로 미음을 쑤어 200~400㎖씩 먹는다.

4. 구토를 다스리는 식품과 약재

① 각종 구토에는 곽향, 굴, 귤, 기장, 깽깽이풀, 달개비, 더덕, 띠 뿌리, 매실, 모과, 목향, 메꽃, 민들레, 반하*, 백복령, 보리 순, 봉출, 비파나무 잎, 사인, 생강, 신곡(神曲), 승마, 용담초, 육두구, 은행, 작두콩, 정향, 조, 죽여, 차조기 잎, 천남성*, 천궁, 치자, 침향, 칡꽃, 표고버섯, 향유, 현호색, 호장근, 회향.

② 역격구토(逆膈嘔吐)에는 단향, 감 꼭지.

③ 홱홱 소리를 내면서 구토를 하면 귤 껍질, 메꽃.

④ 반위증으로 인한 구토에는 아궁이 바닥의 흙, 반하*.

⑤ 미식거리는 구토에는 귤 껍질, 반하*, 유자, 초피나무 열매의 껍질.

⑥ 위장의 열이나 번열로 인한 구토에는 죽여.

⑦ 신물이 나오는 구토에는 기장, 오수유.

⑧ 위가 냉하여 구토를 하면 감 꼭지, 기장, 목향, 백두구, 보두(寶豆)*, 생강, 신곡(神曲), 육두구, 정향, 초피나무 열매의 껍질, 초과, 초두구, 침향, 회향.

⑨ 위장이 허하여 구토를 하면 백두구, 육두구, 흰작두콩.

⑩ 더위로 인한 구토에는 흰작두콩.

⑪ 회충으로 인한 구토에는 오매.

5. 구토를 다스리는 민간요법

① 아궁이 바닥의 재를 걷어내고 흙을 파서 물에 담갔다가 흙이 가라앉으면 물만 1 l 를 취하여 생강즙과 꿀을 1종지씩 타서 먹는다.

② 녹두 가루에 달걀 흰자를 넣고 반죽해서 발바닥 중앙에 붙인다.

③ 따뜻한 물에 백두구와 정향 4g씩을 타서 여러 번 먹는다.

④ 깽깽이풀 180g과 오수유 30g을 곱게 빻아 0.3g짜리 환약을 만든 다음 밀폐용기에 넣어 냉장고에 보관하면서 하루에 1~3번 1번에 5~10개씩 먹는다.

⑤ 위장이 허해서 구토를 하면 반하*・생강 4~8g씩, 인삼 12g에 물 700㎖를 넣고 물이 반으로 줄 때까지 달여 거른 다음 꿀을 섞어 하루에 조금씩 나누어 먹는다.

⑥ 구역질이 나오면 편두화 20개, 파 뿌리 3개. 생강 3쪽을 넣고 달인 다음 백설탕을 타서 먹는다.

3. 곽 란

대개 곽란을 음식을 먹고 체한 것으로 알고 있으나 위장의 기능이 마비되어 생기는 병이다. 곽란은 모두 실증(實症)에서 비롯되므로 증상에 맞게 식품이나 약재를 활용하거나 사혈법(瀉血法)을 쓰면 효과를 볼 수 있다.

1. 곽란에 대한 의서의 내용

곽란유건유습(癨亂有乾有濕) 건곽란사자다(乾癨亂死者多) 습곽란사자소(濕癨亂死者少) 개토이칙소상지물(盖吐利則所傷之物) 득이설출수심중(得以泄出雖甚重) 위중수곡(胃中水穀) 설진칙지의(泄盡則止矣) 소이사자소야(所以死者少也) 건곽란사자다자(乾癨亂死者多者) 이기상부득토(以其上不得吐) 하부득이칙소상지물(下不得利則所傷之物) 부득출설(不得出泄) 옹폐정기(壅閉正氣) 격절음양변조이사의(膈絶陰陽煩燥而死矣)

곽란은 건곽란과 습곽란이 있다. 건곽란은 죽는 경우가 많고 습곽란은 죽는 경우가 적은 편이다. 대개 토하는 것이 좋으나 상한 음식을 먹은 것이 원인이면 설사를 해도 좋다. 건곽란이 죽는 경우가 많은 것은 위장에서 상한 음식을 위로 토하지도 못하고 아래로 배설하지도 못하기 때문이다. 구토나 설사를 하지 못하면 정기가 막히고, 음양이 흉격에서 끊어져 번조증이 된다.

건곽란(乾癨亂) 토이부득(吐利不得) 위지건곽란(謂之乾癨亂) 홀연흉복창만(忽然胸腹脹滿) 자통상약(刺痛狀若) 신령소부(神靈所附) 토리부득(吐利不得) 경각지간(頃刻之間) 변치민절(便致悶絶)

구토나 설사를 하지 못하는 것을 건곽란이라 한다. 갑자기 가슴과 배가 답답하게 차면서 찌르는 것처럼 아프다. 만약 정신이 없고 구토나 설사를 하지 못하면 가까운 시간에 죽는다.

습곽란(濕癨亂) 상토하사(上吐下瀉) 조지습곽란(調之濕癨亂) 갈칙위열(渴則爲熱) 불갈칙위한(不渴則爲寒)

구토나 설사를 하는 것을 습곽란이라 한다. 갈증이 있으면 열증이고, 갈증이 없으면 한증이다.

곽란후전근(癨亂後轉筋) 양명(陽明) 속위여대장(屬胃與大腸) 이양종근(以養宗筋) 폭도폭사(暴吐暴瀉) 진액취망(津液驟亡) 종근실기소양고(宗筋失其所養故) 경자양각전근(輕者兩脚轉筋) 중자편신전근입복(重者遍身轉筋入腹) 수족궐냉(手足厥冷) 위심풍촉의(危甚風燭矣)

곽란 후에 몸에 경련이 일어나면 양명증으로 위장과 대장으로 인한 병이다. 쥐가 나는 것은 설사나 구토를 많이 하여 진액이 망가지고 소양하는 것을 잃었기 때문이다. 가벼우면 양발에 쥐가 나고, 심하면 배가 구부러지면서 온몸이 오그라들고 손발이 냉해진다. 바람 앞의 촛불처럼 매우 위험한 병이다.

곽란후번갈(癨亂後煩渴) 토사기다(吐瀉旣多) 진액폭망(津液暴亡)

이치번갈(以致煩渴) 인음부지(引飮不止)

곽란 후에 구토와 설사를 많이 하면 진액이 망가져 속이 답답하고, 갈증이 심하여 계속 음료수를 마시게 된다.

곽란후번조(癨亂後煩燥) 부득면(不得眠) 혹열갈(或熱渴)

곽란 후에 답답하면서 잠을 자지 못하면 열증으로 인한 갈증이다.

곽란구법(癨亂求法) 곽란전근입복(癨亂轉筋入腹) 수족궐냉(手足厥冷) 기욕절(氣欲絶) 이염전제중(以鹽塡臍中) 대애주구지(大艾炷灸之) 불허장수(不許壯數) 곽란기사이(癨亂已死而) 복중유난기자(腹中有煖氣者) 의상법구지(依上法灸之) 우법구해문(又法灸海門) 이칠장묘(二七壯妙)

곽란으로 배가 당겨 허리가 구부러지거나 경련을 일으키거나 손발이 냉하거나 기가 끊어질 것 같으면 배꼽에 소금을 가득 채운 다음 약쑥으로 큰 심지를 만들어 뜸을 하는데 몇 번이라도 괜찮다. 곽란으로 숨졌을 때도 배에 따뜻한 기운이 있으면 이 방법을 쓰는데 기해혈에 뜸을 27번 하면 효험이 있다.

곽란토사부지(癨亂吐瀉不止) 구사(垂死) 구천추(灸天樞) 기해문(氣海(門) 중완입유(中脘立愈) 곽란제법불효(癨亂諸法不效) 구대추효(灸大椎效) 곽란기사(癨亂已死) 단유난기자(但有煖氣者) 구승근칠장입효(灸承根七壯立效)

곽란으로 구토와 설사가 그치지 않아 숨지면 천추 · 기해 · 중완에 뜸을 한다. 만일 효력이 없으면 대추혈에 뜸을 한다. 곽란으로 숨졌어도 따뜻한 기운이 남아 있으면 승근혈에 7번 뜸을 하면 효력이 있다.

곽란음식금기(癨亂飮食禁忌) 곽란토사지사(癨亂吐瀉之時) 절물여곡식(切勿與穀食) 수미탕일지일인입사(雖米湯一枝一咽立死) 필대토사지과반일기심(必待吐瀉止過半日飢甚) 방가여희죽(方可與稀粥) 이점이장식(以漸而將息)

곽란에는 음식을 삼가해야 한다. 곽란으로 구토와 설사를 할 때는 절대 음식을 먹으면 안 된다. 미음 한 방울이라도 목구멍으로 들어가면 죽는다. 구토와 설사가 그치고 반나절이 지나 허기를 심하게 느끼면 묽은 죽을 먹고 쉬는 것이 좋다.

2. 단방(單方)

① 염(鹽) : 치건곽란(治乾癨亂) 대일시오황취(大一匙熬黃取) 동요일승(童尿一升) 온화복(溫和服) 토하칙유(吐下則愈)

건곽란에는 소금 큰 1숟갈을 황색이 되도록 볶은 다음 어린아이 소변 2 l 에 타서 따뜻하게 데워 먹는다.

② 생숙탕(生熟湯) : 치건곽란(治乾癨亂) 능토숙식(能吐宿食) 악독지물(惡毒之物) 화염복지우묘(和鹽服之尤妙) 즉백비탕(卽白沸湯) 합신급수(合新汲水) 일명음양탕(一名陰陽湯)

건곽란에는 끓인 물과 소금을 함께 먹으면 위장에 있는 음식과 독기들을 토할 수 있다. 이것을 백비탕이라고 하는데 나쁘고 더러운 것을 버리고 새로운 것을 가져다 주는 격이다. 일명 음양탕이라고도 한다.

③ 생강(生薑) : 치곽란욕사(治癨亂欲死) 오냥취절(五兩取切) 우취우뇨일승(又取牛尿一升) 동전취즙복(同煎取汁服)

곽란으로 죽을 것 같으면 썰은 생강 200g과 소의 오줌 2 *l* 를 넣고 달여 즙만 짜서 먹는다.

④ 천남성(天南星) : 치토사부지(治吐瀉不止) 사지궐냉(四肢厥冷) 인사불성(人事不省) 우위말매삼전(右爲末每三錢) 입대조삼매(入大棗三枚) 동전복(同煎服) 사지점난(四肢漸煖) 신직변성신효(神職便省神效)

토사가 그치지 않고 손발이 냉하면서 사람을 알아보지 못하면 남성 가루 12g과 대추 3개를 넣고 달여 1번에 먹는다. 손발에 따뜻한 기가 돌아오면서 변이 정상이 된다.

⑤ 조각자(皁角子) : 치건곽란(治乾癨亂) 염일완입(鹽一椀入) 우말소허조복(右末少許調服) 탐토즉효(探吐卽效)

곽란에는 소금 1공기와 조각자 가루를 약간 먹고 토하면 즉시 효과가 나타난다.

⑥ 목과(木果) : 치곽란(治癨亂) 토사전근부지(吐瀉轉筋不止) 전즙음지(煎汁飮之) 지엽동공(枝葉同功)

곽란으로 토사와 경련이 그치지 않으면 모과를 달인 다음 즙을 먹는다. 가지나 잎도 같은 효과가 있다.

⑦ 매실(梅實) : 치번갈수지(治煩渴水漬) 화밀복(和蜜服) 혹오미자수(或五味子水) 화사탕복지즉효(和砂糖服之卽效)

곽란으로 속이 답답하면서 갈증을 느끼면 매실을 물에 담갔다가 꿀이나 오미자 달인 물이나 설탕물과 함께 먹으면 즉시 효과가 나타난다.

⑧ 임금(林檎) : 청색자치(青色者治) 곽란토사(癨亂吐瀉) 전취즙음(煎取汁飮) 작식지역가(嚼食之亦可)

곽란으로 인한 토사에는 푸른사과를 달여 즙을 먹는다. 생으로 씹어 먹어도 좋다.

⑨ 율미감(栗米泔) : 치곽란번갈(治癨亂煩渴) 음수승입차(飮數升立差) 우연미청수(又硏米淸) 화려취즙복(和濾取汁服)

곽란으로 인한 번갈에는 쌀뜨물을 수시로 마신다. 또 맑은 물에 갈아서 걸러 즙만 먹는다.

⑩ 우분(牛糞) : 치곽란토사(治癨亂吐瀉) 황우분수(黃牛糞水) 진려취청즙(煎濾取淸汁) 돈복일승(頓服一升)

곽란으로 인한 토사에는 누런소의 똥을 달여 맑은 즙만 2*l* 정도 마신다.

⑪ 초(醋) : 치곽란미득토하(治癨亂未得吐下) 음일이승양(飮一二升良)

곽란인데 구토나 설사를 하지 않으면 좋은 초를 6*l* 정도 먹는다.

⑫ 치전근(治轉筋) : 취의서(取衣絮) 청초전령온(淸醋煎令溫) 과환처(裹患處) 냉칙이(冷則易)

곽란으로 몸이 떨리면서 오므라들면 솜옷에 맑은 초를 넣고 달인 다음 따뜻하게 해서 환부에 싸매는데 식으면 다시 바꾼다.

3. 곽란을 다스리는 식품과 약재

① 곽란으로 인하여 복통이 있으면 향유, 고량강.

4. 곽란을 다스리는 민간요법

① 각종 곽란에는 1 소금과 생강을 넣고 달여 먹는다. 2 통마늘을 즙을 내어 먹는다. 3 쌀뜨물 300㎖를 차게 해서 마신다.

② 건곽란에는 1 들깨즙과 팥즙을 300㎖씩 먹는다. 2 어린아이 소변에 누렇게 볶은 소금 1순갈을 타서 먹는다. 3 마늘을 찧어 손바닥과 발바닥 중앙에 바르고 멀리서 불을 비친다.

③ 급곽란에는 1 마늘 4~5통을 달여 차게 해서 먹는다. 2 약쑥을 손으로 비빈 다음 환약을 만들어 3개 먹는다.

④ 곽란으로 인하여 손발이 냉하고 정신이 없으면 1 천남성* 12g, 생강 7점, 대추 3개를 넣고 달여 먹는다. 2 소금 5㎏을 볶아 뜨거울 때 깨끗한 헝겊에 써서 배꼽을 덮은 다음 다리미로 문질러 따뜻하게 한다.

⑤ 곽란으로 인하여 맥이 잡히지 않으면 태운 생강과 파 뿌리 5개를 넣고 달여 마신다. 만일 맥이 회복되지 않으면 구하기 어렵다.

⑥ 곽란으로 인하여 토하면서 설사를 하면 1 복숭아나무 잎을 달여 먹는다. 2 차조기 잎즙에 마늘을 타서 마신다.

⑦ 곽란으로 인하여 위급하면 썰은 생강 200g에 소의 오줌을 넣고 달여 먹는다.

⑧ 곽란으로 인하여 숨지면 1 손바닥과 발바닥 중앙에 참기름을 바른 다음 멀리서 불을 비춘다. 2 냉수로 말의 코를 씻은 다음

그 물을 마신다.

4. 위급상황

1. 위급상황에 대한 의서의 내용

화타운(華佗云) 인유급병(人有急病) 질여풍우(疾如風雨) 명의불급(名醫不及) 회유불구(須臾不救) 시기횡요(視其橫夭) 실가애련(實可哀憐) 우선위병(愚選危病) 묘방이구지(妙方而救之) 불가부지(不可不知)

화타왈. 위급한 병으로 상황이 풍우와 같은데 의사를 구하지 못하면 요사하거나 횡사할 수 있고, 위급한 병에 묘방을 찾고자 하나 증세를 알지 못하면 불가능한 일이다.

중악증(中惡症) 범중악객오(凡中惡客忤) 귀기증(鬼氣症) 범인모야혹등축(凡人暮夜或登厠) 출교야(出郊也) 혹유공냉옥(或遊空冷屋) 혹행인소부지지지(或行人所不知之地) 홀견안견귀물(忽見眼見鬼物) 구비흡저악귀기(口鼻吸箸惡鬼氣) 맥연도지(驀然倒地) 사지궐냉(四肢厥冷) 회유불구(須臾不救) 여시궐동(與尸厥同)

중악증은 갑자기 혼절하고, 가슴이 찢어지는 것처럼 아프고, 헛것이 보이는 병이다. 어두운 밤이나 화장실이나 교외나 빈 집이나 사람이 잘 다니지 않는 곳에서 갑자기 괴물이 보이고, 악귀의 기를 받아 졸지에 쓰러지고, 사지가 차가워지는데 즉시 구하지 않으면 위험하다. 시궐증과 같은 병이다.

시궐증(尸厥症) 맥동이무기(脉動而無氣) 기폐불통고(氣閉不通故) 정여사지(靜如死地) 환혼탕주지(還魂湯主之)
시궐증은 맥에 힘이 없는 병이다. 기가 닫혀 통하지 않는 것이 원인인데 고요히 죽은 것과 같다. 이 때는 주로 환혼탕을 쓴다.

귀염증(鬼魘症) 귀타지증(鬼打之症) 인도객사관역(人到客舍官驛) 급구무인거냉방(及久無人居冷房) 수중위귀물소처(睡中爲鬼物所處) 단문기인(但聞其人) 흘흘작성(吃吃作聲) 변영인규환(便令人叫喚) 여불성내귀염야(如不醒乃鬼魘也) 불급구지칙사(不急救之則死) 의용웅주산(宜用雄朱散)
귀염증은 가위에 눌리는 것을 말한다. 귀신이 치는 증상인데 객사나 관역이나 오래 비워둔 냉방에서 잠을 자면 생길 수 있다. 만일 흑흑 소리를 내면 큰 소리로 불러 깨워야 하는데 깨어나지 않으면 귀신에게 눌린 것이다. 급히 구하지 않으면 죽는데 웅주산을 쓰는 것이 마땅하다.

울모증(鬱冒症) 인평거무질(人平居无疾) 홀여사인(忽如死人) 신부동요(身不動搖) 묵묵부지인(默默不知人) 목폐불능개(目閉不能開) 구아불능언(口啞不能言) 의백미탕주치(宜白薇湯主治)
울모증은 질병이 없던 사람이 갑자기 죽은 것처럼 몸을 움직이지 않는 병이다. 말을 하지 못하거나 사람을 알아보지 못하거나 눈을 뜨지 못하거나 입을 열지 못하는데 주로 백미탕을 쓴다.

탈양증(脫陽症) 범인인대토대사지후(凡人因大吐大瀉之後) 원기부접(元氣不接) 사지역냉(四肢逆冷) 면흑기천(面黑氣喘) 냉한자출외(冷汗自出外) 신축휵(腎畜搐) 인사불성(人事不省) 회유불구(湏臾不救) 여음양이동(與陰陽易同)

탈양증은 심하게 토하거나 설사한 후에 원기가 없어 손발이 냉하며 얼굴이 검고, 숨이 가쁘면서 신장이 오므라들고, 몸을 떨면서 사람을 알아보지 못하는 병이다. 음증과 양증이 바뀌었기 때문인데 급히 구하지 않으면 위급해진다.

자액사(自縊死) 자조지모수기냉가치(自朝至暮雖已冷可治) 자모지조난치(自暮至潮難治) 심하미온(心下微溫) 일일기상유활(一日已上猶活) 서서포하해지(徐徐抱下解之) 불가절절승자(不可截絶繩子) 안와피중(安臥被中) 영일인이수엄기(令一人以手掩其) 구비물영투기(口鼻勿令透氣) 우영일인(又令一人) 각답기양견(脚踏其兩肩) 이수만기발(以手挽其髮) 상영현급(常令弦急) 물사종완(勿使縱緩) 일인이수안거흉상(一人以手按據胸上) 수마동지(數摩動之) 일인마장비경(一人摩將臂脛) 굴신지(屈伸之) 약기강직(若已强直) 점점강굴(漸漸强屈) 여차일취항(如 此一炊項) 유득기종구출(惟得氣從口出) 호흡안개(呼吸眼開) 잉인안즉활(仍引按卽活)

아침에 목을 매 죽었으면 저녁에 몸이 냉해도 구할 수 있으나 저녁에 목을 매 죽었으면 아침에 구하기 어렵다. 그러나 심장 밑에 미온이 남아 있으면 하루가 지났어도 구할 수 있다. 안아서 천천히 내린 다음 줄을 푸는데 칼 같은 것으로 줄을 끊는 것은 좋지 않다.

편안하게 눕히고 이불을 덮어준 다음 손으로 코와 입을 가려준다. 한 사람은 발로 양쪽 어깨를 밟으면서 손으로 머리를 잡아당겨 늘어지지 않게 하고, 한 사람은 손으로 가슴 위를 빠르게 문질러주고, 한 사람은 팔과 다리를 움직이게 하는데, 몸이 심하게 굳어 있으면 더 강하게 해서 움직이게 해야 한다. 입에서 기가 나오면 호흡을 하면서 눈을 뜨고 살아난다.

익수사(溺水死) 일숙상가구급(一宿尙可救急) 증출이도격개구(拯出以刀擊開口) 방근일매함지(防筋一枚含之) 사가출수연후(使可出水然後) 해거의복(解去衣服) 다구제중이삼백장(多灸臍中二三百壯) 영양인이필관(令兩人以筆菅) 취기양이(吹其兩耳) 조각말(皂角末) 금낭납하부(錦囊納下部) 수예수출즉활(須曳水出卽活)

물에 빠져 죽은 사람은 하룻밤이 지나도 구할 수 있다. 빨리 건진 다음 칼로 입을 젖혀 열게한 뒤 다시 닫히지 않도록 하고, 물을 토하게 한 다음 옷을 벗기고 배꼽에 200~300장 정도 뜸을 한다. 두 귀를 두 사람이 붓통으로 불게 하면서 조각자 가루를 수건에 싸서 항문에 넣는다. 조금 지나면 물이 나오면서 깨어난다.

동사(凍死) 선이온수미급강탕(先以溫水粥及薑湯) 여주(與酒) 관지(灌之) 선온기심이후(先溫其心而後) 이회난성위심상(以灰囊盛熨心上) 냉즉이(冷則易) 대구개기출후(待口開氣出後) 이온수복(以溫水服) 불연사(不然死)

얼어 죽었을 때는 먼저 따뜻한 물을 약간 먹이거나 생강즙과 따뜻한 술을 먹인다. 심장을 따뜻하게 해준 뒤 주머에 재를 담아 심장 위를 문지르는데 식으면 바꾼다. 입을 열고 기가 나와 따뜻한 물을 먹이면 살 수 있으나 그렇지 않으면 죽는다.

아사(餓死) 선이희죽청(先以稀粥淸) 초초연하(稍稍嚥下) 영인장윤(令咽腸潤) 과일일(過一日) 빈여희죽(頻與稀粥) 과수일(過數日) 내여연반(乃與軟飯)

굶어 죽었을 때는 먼저 묽은 죽을 조금씩 먹여 목과 장을 윤택하게 해준다. 하루 정도 지나 묽은 죽을 조금씩 먹이다가 여러 날이 지나면 부드러운 밥을 먹인다.

압사(壓死) 급부좌기(急扶坐起) 장수제기발(將手提其髮) 반하말취비(半夏末吹鼻) 강즙동향유관구(薑汁同香油灌口)

눌려 죽었을 때는 빨리 일으켜 앉힌 뒤 손과 머리를 힘껏 잡아당긴 다음 반하 가루를 코에 불어넣고, 그 다음에 생강즙과 향유를 먹인다.

연훈욕사(煙燻欲死) 생나복즙음지(生蘿葍汁飮之) 무칙취자연수(无則取自然水) 음지역가(飮之亦可)

연기에 질식해 죽었을 때는 생무의 즙을 먹인다. 무가 없으면 자연수를 써도 좋다.

뇌진사(雷震死) 급취구인(急取蚯蚓) 도부제상(搗付臍上) 반일즉

활(半日卽活)

벼락이나 전기로 인하여 죽었을 때는 빨리 지렁이를 갈아 배꼽에 붙여주면 반나절이면 살아난다.

5. 충

1. 충에 대한 의서의 내용

삼시충(三尸虫) 경왈(經曰) 일자상충거뇌중(一者上虫居腦中) 이자중충거명당(二者中虫居明堂) 삼자하충거복위(三者下虫居腹胃) 습열울적칙생충(濕熱鬱積則生虫) 장부허칙침식(臟腑虛則侵蝕)

충에는 3가지가 있다. 경왈. 첫째는 상충인데 뇌 안에서 살고, 둘째는 중충인데 명당에서 살고, 셋째는 하충인데 위장과 뱃속에서 산다. 습과 열이 쌓이면 충이 생기고, 장부가 허하면 충이 침입한다.

회궐증(蛔厥症) 회궐자당토회(蛔厥者當吐蛔) 병정이복시번(病靜而復時煩) 차위장한(此爲藏寒) 회상입격고번(蛔上入膈故煩) 수유복지(須臾復止) 득식이구(得食而嘔) 우번자(又煩者) 회문식취출(蛔聞食臭出) 기인당자(其人當自) 토회심통(吐蛔心痛) 정이복번(靜而復煩) 회예복지(須曳復止) 우번토회충(又煩吐蛔虫) 위회궐(爲蛔厥)

회궐증은 회를 토하는 병이다. 통증이 가라앉다가 다시 번거로워지는데 장이 냉하면 회가 올라와 흉격으로 들어가기 때문이다. 고통스럽다가 잠깐 뒤에 그치고, 먹으면 토하면서 발작을 한다. 회가 음식 냄새를 맡고 나오므로 마땅히 회를 토하는데 심장이 아프다. 진정과 고통을 반복하면서 회를 토하므로 회궐이라고 하는 것이다.

온위안충방(溫胃安虫方) 범장한이충불안(凡臟寒而虫不安) 인이토출(因而吐出) 복용살충약(復用殺虫藥) 충위약소고(虫爲藥所苦) 불능자안(不能自安) 소이토유다(所以吐愈多)

위장이 따뜻하면 충이 조용히 있지만 한기가 있으면 충이 불안해서 밖으로 나온다. 이 때 살충약을 먹으면 충이 편안하지 못하니 더 많은 충이 나온다.

14장. 한(寒)·서(暑)·습(濕)·조(燥)·화(火)

1. 한(寒)

한(寒)은 감기를 말한다. 감기는 몸에서 열이 나면서 오한이나 번열이 나기도 하고, 두통에 신열을 겸하기도 하고, 추웠다 더웠다 하면서 번갈증이 나기도 하고, 몸이 움츠러들면서 손발의 뼈가 쑤시며 아리기도 하고, 코가 막히거나 콧물이 나오기도 하고, 정신을 잃기도 하고, 음식을 먹지 못하면서 토하기도 하고, 눈동자가 빠질 것처럼 아프기도 하다.

이 외에도 증세가 매우 많은데 올바로 구분하지 못하면 오진이 나올 수밖에 없다. 그러나 모두 한열허실기(寒熱虛實氣)의 틀을 벗어나지 않는다. 만일 감기를 바로 치료하지 않으면 다른 병으로 발전할 수 있으니 속히 치료하는 것이 마땅하고, 다른 병으로 변하면 변한 병을 다스리는 방법으로 치료해야 한다.

1. 감기의 원인

① 몸을 너무 차게 하거나 기가 떨어지면 감기에 걸릴 수 있다.

② 피로가 쌓이거나 몸이 허약하면 감기에 걸릴 수 있다.

2. 감기로 인하여 발생하는 질환

옛말에 감기는 모든 병의 근원이라는 말이 있는데, 감기를 치료하지 않으면 여러 가지 질병이 발생한다는 뜻이다.

① 두통 · 치통 · 눈의 통증 등 각종 신경통이 발생할 수 있다.

② 위장이나 기관지에 장애가 발생할 수 있다.

③ 편도선염 · 탈모증 · 당뇨병 · 피부병 · 천식 · 골다공증이 발생할 수 있다.

④ 콧물이 나고 축농증 · 비염 · 비색증이 발생할 수 있다.

⑤ 손발이 저리거나 마비될 수도 있다.

⑥ 이명증이나 이농증이 발생할 수 있다.

⑦ 갈증을 많이 느끼거나 혈압의 원인이 될 수도 있다.

⑧ 백혈병의 원인이 될 수도 있다.

3. 감기의 한열허실기(寒熱虛實氣)

감기는 한증(寒症) · 열증(熱症) · 허증(虛症)으로 인하여 생긴다.

① 한증(寒症) : 감기 증세가 나타난다.

② 열증(熱症) : 몸에 열이 많으면서 건조하고, 한기를 느끼면서

몸이 떨리고, 변비가 생기면서 눈이 붉어지고, 속에서 번열증이 나타나는데 실증(實症)에 의한 것이다.

③ 허증(虛症) : 몸이 피곤하고, 열이 있는 것 같은데 열이 없고, 어지러우면서 식욕이 없고 땀을 흘린다.

4. 감기를 다스리는 방법

① 한증(寒症) : 허증(虛症)과 실증(實症)을 겸할 수 있는데, 실증(實症)에 의한 한증(寒症)이면 열을 내는 방법으로 풀어야 한다. 속된 방법으로 술이나 국에 고춧가루를 타서 먹는 것을 말한다. 그러나 허증(虛症)에 의한 한증(寒症)이면 몸에 기가 부족하거나 정기가 허해지거나 몸이 냉해져 오는 감기라면 피로를 풀고 원기를 보하는 약재를 써야 하는데 쌍화탕 같은 것이 좋다.

② 열증(熱症) : 열을 풀면서 땀을 내는 약을 쓰는 것이 좋다.

③ 허증(虛症) : 열을 풀면서 땀을 내면 오히려 악화되니 주의해야 한다. 기를 보하는 약재를 쓰는데 도씨보중익기탕(陶氏補中益氣湯)이 좋다.

■ 백혈병의 원인

백혈병은 감기 증세와 비슷하다. 감기를 치료하지 않으면 열이 골수로 들어가 백혈병이 되는데 감기 증세를 무시하면 절대 치료 할 수 없다. 먼저 정액(精液)이 어떻게 형성되는지를 알아야 하는데 한 가지의 실험으로 알 수 있다. 정액을 받아 소금을 조금 뿌려 밤사이에 이슬을 맞히면 선명하게 붉은 피로 변한다. 정액은 피가 변해서 이루어진 것이기 때문이다.

그럼 피는 어디서 생산되는지를 생각해보자, 우리가 먹은 음식물의 영양분을 간장에서 골수로 보내면 골수에서 피로 변한다. 이 과정에서 골수가 열을 받으면 붉은 피가 아니라 흰 피가 생기는 것이다. 다시 말해 신장은 골을 관리하며 주관하는데 신장의 열이 골수로 들어가면 흰 피만 생산되어 백혈병이 되는 것이다. 그렇다고 모든 열이 백혈병이 되는 것은 아니다. 인체에서 열이 나는 이유는 많지만 모두 백혈병이 된다고는 할 수가 없는 것이기 때문이다.

그러면 어떤 열이 백혈병이 되는가. 백혈병은 대개 소아들이 제일 많이 걸리고, 그 다음은 성장기에 있는 사람들이다. 성장이 끝난 사람이나 나이가 많은 사람들은 백혈병보다는 골수염증이 많이 발생하는 것을 볼 수가 있다.

소아들에게 백혈병이 많이 나타나는 원인은 임신부가 임신 중에 감기에 걸렸는데 치료를 소홀히하면 그 자손이 걸리는 경우가 많다. 임신 중이라고 해서 모두 걸리는 것이 아니다. 임신 9개월이 족궐음 신장경이 형성되는 달인데 이 달에 감기를 걸렸는데 방치하다가 임신부의 열이 아이의 신장으로 들어가 백혈병이 되는 경우가 많다. 성장 과정에서 영양분이 부족하거나 신경을 많이 쓰거나 과로를 하면 차이에 따라 먼저 발병이 되는가 하면 나중에 발병되기도 하는 것이다.

성장기를 잘 넘겨도 후에 골수염으로 나타나는 경우가 있다. 골수에서 열이 생기면 열은 염증을 유발하고, 염증이 생기면 인체에서는 염증을 제거하려고 적혈구보다 방어력이 있는 백혈구를 생산하는 일이 지속되면 적혈구 생산은 줄고 백혈구만을 생산하여 백혈병이 되는 것이다.

또 열이 많이 나는 원인으로는 먼저 화를 많이 끓여 열이 나는 경우가 있고, 출혈을 많이 해서 화열이 생기는 경우도 있고, 곽란이나 다른 병으로 열이 생기는 경우도 있고, 감기나 몸살로 인하여 열이 나는 경우도 있다. 그렇다고 이 모든 것이 백혈병이 된다고는 할 수 없다.

그러면 어떠한 경우에 생기는가? 백혈병 환자는 항상 몸에 열이 있는데 앞에서 말한 모든 열이 간장이나 심장이나 위장에 있을 때는 백혈병이 되지 않는다 그러나 감기에 걸린 환자가 발열된 열이 신장을 침범하고, 신장이 일정한 열을 골수에 전하면 골수는 적혈구 생산을 중단하고 백혈구를 생산한다.

바로 부부가 성행위를 하면 신장에서 열이 나고, 그 열이 골수로 들어가 백혈이 신장을 통해서 나오는 것이 정액과 같은 원리이다. 백혈병은 신장과 골수의 열을 식혀주면 치료할 수 있는데, 그 열을 전하는 원인도 파악해서 근본적인 치료를 해야 한다.

예를 들어 감기의 열이 신장을 침범하고, 그 열이 골수로 들어가면 감기의 열을 제거하면서 신장과 골수의 열을 제거해야 하고, 허로의 열이 신장을 침범해서 골수에 열이 전해졌다면 허로증을 보하면서 신장과 골수의 열을 식혀 주어야 한다.

열은 염증이 생기기 쉬운 것으로 골수에 열이 있어 염증으로 변하면 이 증세가 골수염이 되는 것이다. 즉 골수에 열이 있으면서 염증이 생기지 않고 백혈구를 많이 생산하면 백혈병이 되고, 골수의 열이 염증으로 변하면 골수염이 되는 것이다.

옛말에 남편을 좋아하는 여자를 남편의 골수를 빼먹는 여자라느니, 남편의 척골을 빼먹고 사는 여자라는 말이 있다. 바로 피를 말리는 여자라고 뜻이다. 남편을 너무 좋아한다는 것은 남편의 적혈구 생산이 적어지고 백혈구만을 생산하게 하기 때문에 하는 말이다. 독자들은 이 원리를 잘 이용해서 치료하기 바란다.

5. 감기에 대한 의서의 내용

동월양기불밀(冬月陽氣不密) 이치한사촉범(以致寒邪觸犯) 기즉발이위병자(其卽發而爲病者) 명왈상한(名曰傷寒) 기부즉발(其不卽發) 지춘감온기이발자(至春感溫氣而發者) 명왕온병(名曰溫病) 지하감열기이발자(至夏感熱氣而發者) 명왈열병(名曰熱病) 기수병지인(其受病之因) 격동한독(隔冬寒毒) 장어기골이자리발지고(藏於肌骨而自裡發之故) 통이언지위상한(通而言之爲傷寒) 상한세호위대병(傷寒世號爲大病) 차증여잡병부동(此症與雜病不同) 약부대증망투약이(若不對症忘投藥餌) 죄범비경오인다의(罪犯非輕誤人多矣) 기증경각전변고(其症頃刻傳變故) 이맥위선이증의후(以脉爲先以症爲後) 잡병증선맥후고부동(雜病症先脉後故不同)

감기는 겨울에 양기가 조밀하지 않거나 한사를 만나면 발병하므로 상한이라 한다. 한사를 만나도 즉시 발병하지 않고 봄이 되어야 발병하는 것을 온병이라 하고, 여름이 되어야 발병하는 것을 열병이라 하는데, 한독이 겨울 동안 근육이나 뼈에 숨어 있다가 나타나는 것이다. 감기는 속칭 대병이라고도 하는데 일반 잡병과 다르다. 만약 잘못 판단하여 함부로 약을 쓰면 환자를 그르칠 수 있으니 조심해야 한다. 감기는 시시각각 변하기 때문에 먼저 맥을 본 후 증세를 살피고, 잡병은 먼저 증세를 파악한 후 맥을 본다.

태양증(太陽症) 내경왈(內經曰) 상한일일(傷寒一日) 거양수지고(巨陽受之故) 두항통(頭項痛) 요척강(腰脊强) 입문왈(入門曰) 태양무한상한영(太陽无汗傷寒榮) 납월마황위최(臘月麻黃爲最) 태양유한풍상위(太陽有汗風傷衛) 납월계지가선(臘月桂枝可先) 이노충화(易老沖和) 치풍한이발어삼계(治風寒而發於三季) 도씨충화(陶氏沖和) 분음양이구호쌍전(分陰陽以救乎雙傳)

내경왈. 태양증은 발병하는 첫날은 양기를 많이 받아들이기 때문에 머리와 목이 아프고 허리와 등이 뻣뻣하게 굳는다. 입문왈. 감기는 땀이 나지 않으므로 한기가 영을 상하게 하지 않으니 선달에는 마황이 최고이다. 태양증 감기로 땀이 나면 위장이 바람에 상한 것이니 선달에는 우선 계수나무 가지를 쓰면 오래된 감기도 쉽게 풀 수 있다. 풍한은 3계절에 발병하니 도씨충화탕으로 다스리고, 상한은 음양을 구분하면 구할 수 있다.

증치준승왈(證治準繩曰) 태양병두통발열(太陽病頭痛發熱) 한출오한자(汗出惡寒者) 계지탕주지(桂枝湯主之) 우두통발열(又頭痛發熱) 신통요통(身痛腰痛) 골절통(骨節痛) 오풍무한이천(惡風无汗而喘) 마황탕주지(麻黃湯主之) 맥부긴이무한(脉浮緊而无汗) 조상한

(調傷寒) 맥부허이유한(脉浮虛而有汗) 조상풍(調傷風) 현긴위한(弦緊爲寒) 맥부대현삭동위양(脉浮大弦數動爲陽) 침색약활미위음(沈濇弱滑微爲陰) 범음병견양맥자생(凡陰病養麥見陽脈者生) 양병견음맥자사(陽病見陰脈者死)

증치준승왈. 태양증으로 두통과 열이 있으면서 땀이 나는데 바람기를 싫어하면 계지탕이 가장 좋다. 또 두통과 열이 있고, 몸과 허리와 뼈마디에 통증이 있고, 바람기를 싫어하고, 땀은 나지 않는데 숨이 가쁘면 마황탕이 가장 좋다. 부맥과 긴맥이 잡히면서 땀이 나지 않으면 상한이고, 부맥과 허맥이 잡히면서 땀이 나면 상풍이고, 현맥과 긴맥이 잡히면 한증이고, 부맥·대맥·현맥·삭맥이 잡히면 양증이고, 침맥·색맥·약맥·활맥·미맥이 잡히면 음증이다. 음증인데 양맥이 잡히면 살고, 양증인데 음맥이 잡히면 죽는다.

상한열병(傷寒熱病) 맥의홍대(脉宜洪大) 기침세무한(忌沈細无汗) 중한(中寒) 긴색(緊濇) 음양구성(陰陽俱盛) 법당무한(法當无汗) 유한상명(有汗傷命)

상한인데 열이 있으면 마땅히 홍맥과 대맥이 잡혀야 한다. 침맥과 세맥이 잡히면 안 된다. 중한은 긴맥과 색맥이 잡히고, 가슴과 배에 한기가 있어 몸이 뻣뻣해지고, 심장이 아프고, 인사불성이 되고, 음양이 모두 성하고, 땀이 나지 않는다. 만일 땀이 나면 생명이 위험하다.

양명증(陽明症) 내경왈(內經曰) 태양이일양명수지(太陽二日陽明

受之) 양명주육(陽明主肉) 기맥협비락어목고(其脈俠鼻絡於目故) 신열목동이비견(身熱目疼而鼻乾) 부득와야(不得臥也) 증치준승왈(證治準繩曰) 양명경치법(陽明經治法) 유한토하(有汗吐下) 온화해자이(溫和解刺而) 양명자(陽明者) 대장위표(大腸爲標) 여폐위표리고(與肺爲表裏故) 상비만조(詳痞滿燥) 실어변견이(實於便堅而) 비만조실구전자(痞滿燥實俱全者)

내경왈. 양명증은 태양증이 발병한 지 2일째에 양명경에서 받아들인 것으로 주로 근육에 나타난다. 맥은 코와 눈에서 나타나고, 몸에 열이 나면서 눈동자가 아프고 콧속이 건조하나 눕는 것을 좋아하지 않는다. 준치준승왈. 양명증은 찌르는 것처럼 통증이 따르고, 한기를 느끼면서 토하니 하초를 따뜻하게 풀어주어야 한다. 양명증은 대장을 중심으로 폐와 표리관계를 이루므로 속이 더부룩하면서 몸이 건조해지니 실증이 있는지 변비가 있는지를 잘 살펴야 한다.

소양증(小陽症) 내경왈(內經曰) 삼일소양수지(三日小陽受之) 소양주담(小陽主膽) 입문왈(入門曰) 이롱협동(耳聾脇疼) 한열구이(寒熱嘔而) 구이지고(口爲之苦)

내경왈. 소양증은 상한을 3일째 되는 날 소양경에서 받아들인 증세인데 담경에 해당한다. 입문왈. 소양증은 귀가 들리기 않고, 옆구리에 통증이 있고, 한열과 구역이 따르고, 입이 쓰다.

태음증(太陰症) 내경왈(內經曰) 사일수지(四日受之) 맥포주중(脈布胃中) 약어익고(絡於嗌故) 복만이익건(服滿而嗌乾)

내경왈. 태음증은 상한을 4일째 되는 날 받아들인 것이다. 맥을 잡기 어렵고, 목이 마르고, 배가 팽창한다.

소음증(小陰症) 내경왈(內經曰) 오일수지(五日受之) 맥관신(脈貫腎) 약어패(絡於肺) 계설본고(繫舌本故) 구조설건이갈(口燥舌乾而渴)
내경왈. 소음증은 상한이 5일째 되는 날 변한 것이다. 맥은 신장과 연결되어 폐에 이르면서 혀와 관련이 있어 입과 혀가 마르고 갈증이 난다.

궐음증(厥陰症) 내경왈(內經曰) 육일수지(六日受之) 맥순음기이(脈循陰器而) 낙어간고(絡於肝故) 변만이낭축(煩滿而囊縮)
내경왈. 궐음증은 상한이 6일째 되는 날 변한 것이다. 맥은 음의 장부를 쫓으니 간경에 있고, 속이 답답하면서 고환이 오므라든다.

양증(陽症) 태양병자(太陽病者) 개표증(皆表症) 발열오한(發熱惡寒) 두항동야(頭項疼也)
양증은 태양병으로 나타나는데 몸에 열이 나면서 한기를 싫어하고 머리와 뒷목에 통증이 있다.

음증(陰症) 사지궐냉토리불갈(四肢厥冷吐利不渴) 정권차음증지상야(靜踡此陰症之常也) 회찰기맥유력무력(須察其脈有力無力) 여중안무력변시복음(如重按無力便是伏飮) 금용오적산(急用五積散) 가미부자(加味附子) 유력시양증(有力是陽症)

음증은 손발이 차면서 구토와 설사를 하는데 갈증은 없고 몸을 오므리고 조용히 누워 있는다. 맥은 힘이 있는 것과 없는 것을 잘 살펴야 한다. 맥을 세게 눌러보아 힘이 없으면 복음이라고 하는데 급히 오적산에 부자를 섞어 써야 한다. 만일 맥에 힘이 있으면 음증이 아니라 양증이다.

표증(表症) 이증(裡症)

표증은 상한이 발병한 후 2~3일 동안 두통·신통·오한·발열이 따르는 증세를 말하고, 이증은 감기에 걸려 몸에 열이 생기는 것을 말한다.

반표반이증(半表半裡症) 진맥허실(診脉虛實) 용소시호탕(用小柴胡湯) 가감전복(加減煎服)

반표반이증은 상한이 몸 중간에 있는 것인데 맥의 상태에 따라 시호탕을 알맞게 쓰면 좋다.

양감증(兩感症) 내경왈(內經曰) 양감어환자(兩感於寒者) 병일일칙거양소음(病一日則巨陽小陰) 구병칙두통(俱病則頭痛) 구건이번만(口乾而煩滿) 이일칙양명여태음(二日則陽明與太陰) 구병칙복만신열(俱病則服滿身熱) 불욕식섬어(不欲食譫語) 삼일칙소양여궐음(三日則小陽與厥陰) 구병칙이롱낭축이궐(俱病則耳聾囊縮而厥) 수장불입(水醬不入) 부지인육일사(不知人六日死) 입문왈(入門曰) 치표리급(治表裏急) 치이표급(治裡表急) 음동우양(陰同于陽) 위양감

(爲兩感) 반입우양(半入于陽) 반입어음(半入於陰) 음양양감(陰陽兩感) 장부구병(臟腑俱病)

내경왈. 양감증은 한증인데 발병 첫날은 소음경에서 열이 많이 나고 두통이 있고 입이 마르고 속이 번거롭고 답답하다. 2일째 되는 날은 양명경과 태음증이 함께 나타나는데 몸에 열이 있고 배가 차오르고 음식을 먹지 못하고 헛소리를 한다. 3일째 되는 날은 소양경이 궐음증과 함께 나타나 소리를 듣지 못하고 고환이 줄어들고 궐역으로 물이나 미음도 먹지 못하고 사람을 알아보지 못하다 6일째 되는 날 숨진다. 입문왈. 양감은 안팎이 모두 급하니 서둘러 치료해야 한다. 음증과 함께 나타나므로 반은 양증이고 반은 음증이다. 음양을 양감이라고 하며 장부에 모두 나타나는 병이다.

합병증(合倂症) 입문왈(入門曰) 삼양합병(三陽合倂) 자리이한하(自利而汗下) 심재경입부(審在經入府) 혹일양선병(或一陽先病) 일양수병(一陽隨病) 혹이양동병(或二陽同病) 혹삼양동병(或三陽同病) 부전자조지(不傳者調之) 입문왈(入門曰) 삼양병병(三陽倂病) 가한이공동(可汗而攻通) 필전위귀근(必傳胃歸根) 주병자(註倂者) 최병핍박지의(摧倂逼迫之意) 시초(始初) 이양합병후(二陽合病後) 일양기성(一陽氣盛) 일양기쇠(一陽氣衰) 병귀일경(倂歸一經) 독중(獨重) 초증역불해파(初症亦不解罷) 양명병(陽明倂) 태양자(太陽者) 태양증(太陽症) 미해(未解) 양명증우지(陽明症又至) 증치준승왈(證治準繩曰) 삼양병병(三陽倂病) 분기표리(分其表裏) 재표자해지(在表者解之) 재리자하지(在裡者下之) 연변기양명(然辨其陽明)

태양소양경(太陽少陽經) 약어치지(藥而治之)

입문왈. 3가지 양증이 합쳐져 설사를 하면서 땀이 나면 먼저 어느 경락인가를 살펴야 한다. 1가지만 먼저 발병했다가 또 다른 병이 생길 수 있고, 2가지나 3가지 양증이 같이 있을 수도 있고, 전하지 않는 증세도 있다. 만일 3가지 양증이 합쳐지면 땀을 내면서 공격하여 통하는 것이 옳으니 반드시 그 병의 근본으로 돌아가야 한다. 합병증은 1가지 병을 제거하는데 뜻이 있다. 2가지 병이 합쳐지면 처음에는 하나의 양기가 성하면 하나의 양기는 쇠약해져 1가지 병으로 돌아가니 초기에 풀지 않으면 심해진다. 양명증에 태양증이 합쳐졌는데 태양증을 풀지 못하면 양명증으로 변한다. 증치준승왈. 3가지 양증이 합쳐지면 겉으로 드러난 병인지 속에 있는 병인지를 구분해야 한다. 만일 겉으로 드러난 병이면 푸는 방법을 쓰고, 속에 있는 병이면 기를 내리는 약을 써야 한다. 증세가 양명증인지 태양증인지 소양증인지를 잘 구분하여 약으로 치료해야 한다.

음극사양증(陰極似陽症) 화부어외(火浮於外) 발조요란(發燥擾亂) 상약양증(狀若陽症) 인의자복(引衣自覆) 구수조갈이(口雖燥渴而) 수수불하(嗽水不下) 맥침세무력(脉沈細無力)

음극사양증은 열이 겉으로 나와 몸이 건조하면서 떠는 것을 말하는데 양증의 증세와 같다. 옷을 입으려 하고, 입이 건조하나 기침은 하지 않고, 물을 먹지 않고, 침맥과 세맥에 힘이 없다.

양극사음증(陽極似陰症) 신냉사지궐역(身冷四肢厥逆) 상약음증

(狀若陰症) 단신냉불욕근의(但身冷不欲近衣) 신수혼이색광윤(神雖昏而色光潤) 맥침활유력(脉沈滑有力)
양극사음증은 몸과 사지가 냉해지는 것을 말한다. 음증의 증세와 같으나 옷을 입으려 하지 않고, 정신은 없으나 피부는 광택이 나고, 침맥과 활맥에 힘이 있다.

음성격양증(陰盛隔陽症) 신냉맥침이질(身冷脉沈細而疾) 번조불음수자(煩燥不飮水者)
음성격양증은 몸이 차면서 침맥과 세맥이 약하고, 번조하나 음식과 물을 먹지 않는다.

양성격음증(陽盛隔陰症) 음신체궐냉(陰身體厥冷) 기맥활삭(其脉滑數) 안지고격어지하(按之鼓擊於指下) 차대열(此大熱)
양성격음증은 성한 양기가 음기를 차단하는 것을 말하는데, 음증처럼 몸이 냉하다. 활맥이 삭한데 눌러보면 손가락 밑에서 북을 치는 것 같은 느낌이다. 열이 많으나 증세를 따르지 말고 맥을 따라야 한다.

회궐증(蛔厥症) 정이복번(靜而復煩) 토충이궐(吐虫而厥)
회궐증은 안정되는가 하면 다시 괴로워지면서 충을 토하는 것을 말한다.

대양증(戴陽症) 무두통신열(无頭痛身熱) 조민면면적이암(燥悶面

面赤而黯) 음수부득입구(飮水不得入口)
대양증은 두통과 신열은 없는데 속이 타면서 답답한 것을 말한다. 얼굴이 검붉게 변하며 물을 먹고 싶어 하지 않는다.

번조증(煩燥症) 선번이후조자(先煩而後燥者) 양증(陽症) 궐역욕토(厥逆欲吐) 혹수난이각권(或隨難而脚踡)
번조증은 속이 번거롭다가 타는 것을 말하는데 양증이다. 토하고 싶거나 종아리가 오그라들어 씻기 어렵다.

전율증(戰慄症) 전자신요이동(戰者身擾而動) 율자심전이척(慄者心戰而惕) 사정상쟁지유(邪正相爭之由) 전속양고(戰屬陽故) 대한이(大汗以) 해율속음고(解慄屬陰故) 심한족권(心寒足踡) 고함궐냉(鼓頷厥冷) 변뇨망출(便尿妄出) 부지인사(不知人事)
전은 몸이 흔들리면서 움직이는 것을 말하고, 율은 심장에 전쟁이 난 것처럼 두려워하는 것을 말하는데, 정과 사가 다투기 때문이다. 전은 양증이니 땀을 내어 풀어야 하고, 율은 음증이니 심장이 차갑고 몸이 오므라들거나 턱이 북처럼 떨리거나 변을 자주 보거나 사람을 알아보지 못한다.

결흉증(結胸症) 정재심하(正在心下) 안지칙통(按之則痛) 비기증(痞氣症) 심흉체이불통(心胸滯而不痛)
결흉증은 심장 바로 아래를 눌러보면 통증이 있는 것을 말하고, 비기증은 심장이 막힌 것 같아 답답하면서도 통증은 없는 것을 말한다.

흉복통(胸腹痛) 중완통자(中脘痛者) 태음증(太陰症) 제복통자(臍腹痛者) 소음증(小陰症) 소복통(小腹痛) 궐음증(厥陰症) 안지통이(按之痛而) 불결흉자(不結胸者)

중완에 통증이 있으면 태음증이고, 배꼽에 통증이 있으면 소음증이고, 아랫배가 불쾌하면 궐음증인데, 배를 누르면 아프지만 맺힌 것은 없다.

괴증(壞症) 입문왈(入門曰) 상한(傷寒) 병사미퇴(病邪未退) 혹중감한(或重感寒) 변위온학(變爲溫瘧) 혹열독(或熱毒)

입문왈. 괴증은 상한으로 병의 사기가 남아 있거나 상한이 재발했거나 온학으로 변했거나 상한으로 인한 열독이다.

백합증(百合症) 사한무한(似寒無寒) 사열불열(似熱不熱) 음식불식(飮食不食) 욕와불와(欲行不行) 묵묵부지소위(嘿嘿不知所爲)

백합증은 추운 것 같아도 추운 것이 아니고, 열이 있는 것 같아도 열이 아니고, 음식을 먹을 것 같아도 먹지 못하고, 눕고 싶어도 눕지 못하고, 행하고자 해도 행하지 못하고, 고요한 것 같아도 고요하지 않은 병이다.

근척육순증(筋惕肉瞤症) 한하후(汗下後) 진액모갈(津液耗渴) 양기대허증(陽氣大虛症).

근척육순증은 땀이 난 후 진액이 고갈되어 양기가 많이 부족한 것을 말한다.

계단종장증(瘈短瘲長症) 다인한하(多因汗下) 비토수상(脾土受傷) 목왕(木旺) 풍열치성고(風熱熾盛故) 수족요동휵닉(手足搖動搐搦) 필평목강화(必平木降火)

계단종장증은 경풍 중에 잠깐씩 헛소리를 하는 것을 말한다. 땀을 많이 흘려 비장의 토가 상하고 간장의 목이 왕성해졌기 때문이다. 풍열이 왕성해져 손발이 요동하면서 경련을 일으키는데 반드시 간장의 화를 내려야 한다.

노복식복증(勞復食復症) 복자기병여초야(復者其病如初也) 상한신차진액미복(傷寒新差津液未復) 혈기상허혹소세언동태조(血氣常虛或梳洗言動太早) 혹사위대과칙성노복(或思爲大過則成勞復)

노복식복증은 피로가 쌓이면서 먹어도 또 먹고 싶은 병이다. 감기 초기의 증세로 진액이 회복되지 않아 기혈이 항상 허하기 때문이다. 혹은 새벽에 일어나 머리를 빗고 세수를 하며 말을 하거나 움직이고, 혹은 생각을 과하게 하다 과로가 쌓이면 생긴다.

음양이증(陰陽易症) 상한병신차(傷寒病新差) 음양미화(陰陽未和) 인합방실(因合方室) 칙영인음종(則令人陰腫) 입복교동(入腹絞痛) 부인칙과급(婦人則裹急) 요방연복내통(腰膀連腹內痛) 명음양이야(名陰陽易也)

음양이증은 감기를 앓고 난 후 음양이 화합되지 않은 상태에서 성관계를 해서 생긴 병이다. 음부에 생긴 종기가 뱃속으로 들어가면 배가 끊어질 것처럼 아프다. 여자는 허리에서 방광까지 연결되어 갑자기 뱃속에 통증이 온다.

음궐증(陰厥症) 수족궐냉시야(手足厥冷是也) 기수족지두미한자(其手足指頭微寒者) 조청궐질위경(調淸厥疾爲輕)

음궐증은 손발이 냉한 것을 말한다. 손가락과 발가락 끝이 약간 차가우면 가벼운 증세로 본다.

양궐증(陽厥症) 초득병(初得病) 필신열두통(必身熱頭痛) 외유양증(外有陽症) 지사오일방발궐(至四五日方發厥) 궐지반일(厥至半日) 극신열열기(郤身熱熱氣) 심능발궐(深能發厥) 우대변비적(又大便秘赤)

양궐증은 처음 발병할 때는 반드시 몸에 열이 나고 두통이 있다. 궐증이 4~5일 되면 양궐이 되는데 열이 깊어지면 반나절이 못되어 몸에 열이 심하게 나고 대변이 붉어지고 변비가 생긴다.

변음양궐법(辨陰陽厥法) 이궐맥개침사인의(二厥脉皆沈使人疑之) 연음맥침지이약(然陰脉沈遲而弱) 양맥침복이활(陽脈沈伏而滑) 지조시일온위양궐(指爪時一溫爲陽厥) 지조(指爪) 상냉위음궐(尙冷爲陰厥)

음궐과 양궐은 모두 침맥이 잡히므로 혼동하기 쉽다. 그러나 음궐은 침맥과 지맥에 약맥이 잡히고, 양궐은 침맥과 복맥에 활맥이 잡힌다. 손톱 밑에 한 번씩 온기가 생기면 양궐이고, 항상 냉하면 음궐이다.

음독증(陰毒症) 삼음병(三陰病) 심변위음독(深変爲陰毒) 기증(其症) 사지궐냉(四肢厥冷) 토이불갈(吐利不渴) 우정성(又鄭聲) 양독(陽毒) 삼양병심(三陽病深) 변위양독(変爲陽毒) 혹실어한자(或失於汗者) 혹오투열약(或誤投熱藥) 위광란(爲狂亂)

음독증은 음경락 3곳에서 병이 생겨 깊어진 것을 말한다. 증세는 손발이 냉하면서 구토를 잘 하나 갈증은 없고 음성이 무겁다. 양경락 3곳에서 생긴 병이 심하게 변하면 양독증이 된다. 만일 땀을 내지 않거나 열약을 잘못 먹으면 광적인 증세가 나타난다.

동기증(動氣症) 불가발한(不可發汗) 위축축연동어복자(爲築築然動於腹者) 시야허자열자하약(是也虛者熱者下藥) 동기재우(動氣在右) 불가발한(不可發汗) 발한즉뉵이갈(發汗卽衄而渴) 심고번(心苦煩) 음수즉토(飮水卽吐) 동기재좌(動氣在左) 불가발한(不可發汗) 발한즉두현(發汗卽頭眩) 한불출(汗不出) 근척육순(筋惕肉瞤) 동기재상(動氣在上) 불가발한(不可發汗) 발한즉기상충(發汗卽氣上衝) 정재심단(正在心端) 동기재하(動氣在下) 불가발한(不可發汗) 발한즉무한(發汗卽无汗) 심중대번(心中大煩) 골절고동(骨節苦疼)

동기증에는 땀을 내면 안 된다. 뱃속에서 발딱발딱 뛰는 것이 느껴지고, 허약하면서 열이 있으면 약을 써야 한다. 오른쪽에 뛰는 증세가 있는데 땀을 내면 코피가 나면서 갈증을 느끼고, 가슴이 답답하면서 고통스럽고, 음식을 먹으면 즉시 토한다. 왼쪽에 뛰는 증세가 있는데 땀을 내면 어지럼증이 생기는데 땀을 내지 않아야 쥐가 나지 않는다. 윗배에 뛰는 증세가 있는데 땀을 내면 기가 심장 끝까지 올라가므로 바르게 있어야 하고, 아랫배에 뛰는 증세가 있으면 땀을 내면 안 된다. 땀을 내려 해도 나지 않고 마음만 괴롭고 뼈마디가 아프다.

중한증(中寒症) 장중경(張仲景) 논상한의(論傷寒矣) 미급호중한(未及乎中寒) 중한자(中寒者) 한사직중삼음(寒邪直中三陰) 졸연혼부지인(卒然昏不知人) 구금사지강직(口噤四肢强直) 구급동통(拘急疼痛) 약불급치(若不急治) 사재조석(死在朝夕) 선용열주강즙(先用熱酒薑汁) 각반잔관복(各半盞灌服) 차용출부탕(次用朮附湯)

장중경은 상한은 논했으나 중한은 논하지 않았다. 중한증은 한사가 직접 3음에 증감되어 갑자기 혼미해져 사람을 알아보지 못하고, 입을 열지 못하고, 사지가 굳고, 구급하면서 동통이 따른다. 급히 치료하지 않으면 생명이 위험하다. 먼저 뜨거운 술과 생강즙을 100㎖씩 먹은 다음 출부탕을 먹는다. 증세가 중풍과 비슷하니 주의해야 한다.

한궐폭망(寒厥暴亡) 일부인(一婦人) 병상한폭망맥절(病傷寒暴亡脉絶) 유일도인견지왈(有一道人見之曰) 시한궐이불사야(是寒厥爾不死也) 영인속굴지작갱(令人速掘地作坑) 이신탄소지(以薪炭燒之)

사극난시천복항(竢極煖施薦覆炕) 여병인와기상(舁病人臥其上) 후피복지(厚被覆之) 소경대한첨의즉소(少頃大汗沾衣卽甦)

어느 부인이 상한으로 죽었는데 맥도 끊어진 상태였다. 한 도인이 죽은 것이 아니라 한궐이라는 것을 알고 부인을 무덤에서 파냈다. 나무로 숯불을 만들어 거적을 덮고, 부인을 마주들어 그 위에 눕히고, 두꺼운 이불을 덮어주었다. 조금 지나자 부인이 옷을 적실 정도로 땀을 흘리며 살아났다.

치중한신냉(治中寒身冷) 맥미변청흑(脉微面靑黑) 총백연 뿌리절(蔥白蓮根切) 소맥각삼승(小麥各三升) 염이승(鹽二升) 우이수화균(右以水和勻) 각이포초영극열(分二包炒令極熱) 견포지(絹包之) 호위제상(互熨臍上) 냉칙용수반습(冷則用水拌濕) 갱초위지(更炒熨之)

몸과 배가 냉하고 미맥이 잡히면서 얼굴이 검푸르면 썰은 파 뿌리와 연 뿌리에 밀 3kg, 소금 5kg, 물을 넣고 골고루 잘 섞는다. 둘로 나누어 뜨겁게 볶아 명주 주머니에 담아 배꼽 위에 얹어놓는다. 차가워지면 나머지 하나로 바꿔얹는다.

상한치법(傷寒治法) 상한위병(傷寒爲病) 반복변천(反復變遷) 일이일(一二日) 가발표이산(加發表而散) 삼사일(三四日) 의화해이전(宜和解而痊) 오육일(五六日) 변실방가의하(便實方加議下) 칠팔일(七八日) 불해우복재천(不解又復再傳)

상한은 자꾸 변하므로 1~2일째에는 열을 밖으로 발산시켜 풀어야 하고, 3~4일째에는 장을 화해시켜 치료해야 하고, 5~6일째에는 변비가 되는 것을 막아야 한다. 만일 7~8일이 되어도 열이 풀리지 않으면 재발한다.

일전이경(日傳二經) 병명양감(病名兩感) 경전육일(經傳六日) 응무일전(応无一全) 태양증(太陽症) 무한마황의최(无汗麻黃宜最) 유한계지가선(有汗桂枝可先) 소시호(小柴胡) 위소양지요령(爲小陽之要領) 대시호(大柴胡) 행양명지비견(行陽明之秘堅)

날이 바뀌면 두 경락에서 합병증이 생기는데 양감이라 한다. 경락이 변하여 6일이 되어도 변화가 없으면 태양증이다. 땀이 나지 않으면 마황이 가장 좋고, 땀이 나면 계수나무 가지를 먼저 쓴다. 소시호탕은 소양증을 다스리고, 대시호탕은 양명증을 다스린다.

지삼음칙난구정법(至三陰則難拘定法) 혹가온이혹가하(或加溫而或加下) 의삭변이곡진생의(宜數変以曲盡生意) 혹가방이혹가원(或加方而或假圓) 양증지조자(陽症之早者) 내위결흉(乃爲結胸) 음증하지조자(陰症下之早者) 인성비기(因成痞氣) 발광위혈축우내(發狂爲血蓄于內) 우대변지극실(又大便之極實) 발황위열적어중(發黃爲熱積於中) 겸고변지불리미천(兼小便之不利微喘) 연표지미해미번(緣表之未解微煩) 위양지상승(爲陽之相勝)

음증에는 3가지가 있는데 진단하기 어렵다. 열이 있거나 설사를 하고, 병이 빠르게 변하여 사악한 병이 심하게 또는 원만하게 생긴다. 양증에서 일찍 발병하면 가슴이 답답하게 맺힌 것 같고, 음증에서 일찍 발병하면 속이 더부룩하며 답답한 것이 원인이다. 발광증은 안에서부터 피가 쌓여 변비가 매우 심하다. 몸이 누런 것은 속에 열이 쌓인 것이다. 소변이 순조롭지 않고 약간의 천식이 있는 것은 열이 풀리지 않은 것으로 약간 답답한데 모두 양증 때문에 생긴 증세이다.

천만이불오한자(喘滿而不惡寒者) 당하이전(當下而痊) 번극이반발궐자(煩極而反發厥者) 내음지소치(乃陰之所致) 호혹개연실한(狐惑蓋緣失汗) 충식장급식항(虫蝕藏及蝕肛) 회궐극록다기(蚘厥郤綠多飢) 충공인급위(虫攻咽及胃) 갈내번다반(渴乃煩多斑) 위열치양명(爲熱熾陽明) 내실칙위한열왕래(內實則爲寒熱往來)

속이 답답하며 숨이 차나 오한이 없으면 마땅히 치료할 수 있고, 심하게 답답하나 답답함이 나타나지 않으면 음증이다. 여우가 어지럽히듯 병의 변화가 많으나 땀이 나지 않으면 충이 장과 항문에 있는 것이다. 회궐로 많이 굶주리면 회가 목과 위장을 공격하기 때문이다. 갈증과 번열이 많은 것은 열이 많은 증세로 양명증이다. 속에 열이 많은 것은 한열이 왕래하기 때문이다.

태양중풍(太陽中風) 인작강유이치(因作剛柔二痓) 육혈(衄血) 수위욕해(雖爲欲解) 동음혈자(動陰血者) 유궐갈지우(有厥竭之憂) 궐이수약심상(厥利雖若尋常) 반능식자(反能食者) 유여중지기(有餘中之忌) 궐유이단(厥有二端) 치비일류(治非一類) 음궐맥침이세(陰厥脈沈而細) 초연이과(初緣利過) 양궐맥침이활(陽厥脈沈而滑) 시인변비(始因便秘) 치양칙망초(治陽則芒硝) 대황(大黃) 치음칙부자

(治陰則附子) 강계(薑桂)

태양증으로 인한 중풍은 강하거나 약하게 발병하는데 코피를 나게 하여 풀 수 있다. 음혈이 동하는 증상은 근심이 없어야 사라진다. 깊이 생각하다 발생하기 때문이다. 음식을 토하는데 상한의 기가 중초에 있으면 꺼리는데 2가지로 판단하고 치료하는 방법도 1가지가 아니다. 음궐은 침맥과 세맥이 잡히니 초기에는 그냥 지나가고, 양궐은 침맥과 활맥이 잡히니 변비가 원인이다. 양증은 망초와 대황을 쓰고, 음증은 부자와 생강과 육계를 쓴다.

감모(感冒) 급사시상한(及四時傷寒) 한온부절(寒溫不節) 음냉좌와(陰冷坐臥) 당풍(當風) 거처폭로(居處暴露) 외감내상증(外感內傷症) 상한협내상자(傷寒挾內傷者) 십중팔구(十中八九) 개사지소주(蓋邪之所湊) 기기필허(其氣必虛)

감기는 일 년 내내 발생하니 계절이 따로 없다. 음냉한 곳에 앉아 있거나 누워 있거나 바람을 쐬거나 갑자기 이슬을 많이 맞으면 감기에 걸린다. 상한에 내상을 겸하면 십중팔구는 사기가 모인 것인데 기가 허하기 때문이다.

침한고냉자(沈寒痼冷者) 고구이냉야(痼久而冷也) 고자고야(痼者固也) 냉자한지심야(冷者寒之甚也) 인신진양모산비위허약(人身眞陽耗散脾胃虛弱) 장부정한불산조침한(臟腑停寒不散調沈寒) 적냉불해조고냉(積冷不解調痼冷) 이한치열이열불쇠자(以寒治熱而熱不衰者) 유진수부족야(由眞水不足也) 이열치한이한불쇠자(以熱治寒而

寒不衰者) 유진화족야(由眞火不足也)

한증이 깊고 오래되면 냉증이 된다. 냉은 한이 심한 것이므로 몸의 양기가 소모되면 비장과 위장이 약해지고, 장부에는 한기가 쌓여 침한이 된다. 냉이 쌓여 풀리지 않으면 고냉이라 한다. 한으로 열을 치료해도 열이 약해지지 않는 것은 참된 수기가 부족하기 때문이고, 열로 한을 치료해도 한이 약해지지 않는 것은 진화가 부족하기 때문이다.

6. 감기를 다스리는 식품과 약재

① 각종 감기에는 감국, 감자, 강활, 개구리밥, 개나리 열매, 갯완두, 고본 뿌리, 고비, 관중, 구릿대 뿌리, 귤, 깽깽이풀, 꼭두서니 뿌리, 꽁치, 싸리나무, 노루귀, 달개비, 당근, 대추, 도꼬마리, 도라지, 독활, 돼지의 간, 말린 둥굴레 뿌리, 레몬, 로즈메리, 마늘, 매미의 허물, 맥문동, 머위꽃, 메꽃, 모과, 목련꽃, 무, 미나리, 바디나물 뿌리, 박하, 밤, 방풍(防風), 배추, 부추, 비단풀, 비파나무 잎, 뽕나무 잎, 살구 씨, 생강, 소루쟁이, 순비기나무 씨, 승마, 시호, 약쑥, 엉겅퀴, 연 뿌리, 오렌지, 오미자, 우엉, 유자, 율무, 인동, 인동꽃, 작설초, 작약, 장어, 제비쑥, 차조기 씨 · 잎, 청미래덩굴, 칡 뿌리, 택사, 파 뿌리, 표고버섯, 하눌타리 씨, 향유, 형개, 호박(琥珀).

② 감기로 인하여 열이 나면 곽향, 제비쑥, 백미, 차조기 잎.

③ 한기를 느끼면서 열이 나면 마황(麻黃), 생강, 차조기 잎.

④ 땀이 나는 감기에는 계수나무 가지.

⑤ 땀이 나지 않는 감기에는 마황(麻黃).

⑥ 감기로 인하여 몸과 머리에 통증이 있으면 마황(痲黃).

⑦ 감기로 인하여 열과 두통이 있으면 계수나무 가지.

7. 감기를 다스리는 민간요법

① 감기 예방에는 **1** 마늘 · 파 · 양파 · 산달래 · 생강 · 초피와 같이 매운맛이 나는 향신료와 무 · 밤 · 호두 · 포도 · 석류 · 참기름 등이 좋으니 수시로 먹는다. **2** 마늘은 항균작용이 매우 뛰어나므로 매일 1~2쪽씩 먹으면 좋은데 날것 · 찐 것 · 구운 것이 모두 좋다. **3** 생무의 즙을 매일 200㎖씩 마신다. **4** 감기에 잘 걸리는 사람은 바닥에 똑바로 누워 목을 뒤로 젖힌다. 한쪽 코에 성냥개비 같은 것으로 참기름을 3~5방울 넣고 콧망울을 몇 번 잡았다 놓았다 해서 코의 점막에 참기름을 골고루 묻힌다. 환절기 때마다 이렇게 하면 감기에 잘 걸리지 않는다. 참기름은 기관지와 코의 점막을 보호하는 성분이 있기 때문이다. **5** 감기에 잘 걸리는 원인 중 하나는 면역력이 떨어져서인데 면역력을 높이려면 평소 칼슘이 많은 녹황색 채소를 많이 먹는 것이 좋다. 무 · 무청 · 순무 · 당근 · 미나리 · 냉이 · 갓 · 산달래 · 우엉 등에 칼슘이 많다. 우유를 칼슘의 대표 식품으로 꼽는데 우유에 든 것은 인체에서 흡수하지 못하는 칼슘이라고 할 수 있다. 스웨덴 사람들이 세계에서 가장 우유를 많이 마시지만 골다공증 환자가 어느 나라보다 많은 것을 보아도 알 수 있다. **6** 기력과 저항력이 약한 사람은 천연항생제라고 할 수 있는 파 · 마늘 · 생강 등을 많이 먹으면 좋다. 의약품의 항생제는 인체에 필요한

세균까지 모두 파괴하므로 먹으면 먹을수록 면역력이 떨어진다.

② 각종 감기에는 1 양파 1kg, 약쑥 300g, 생강 100g, 무 1토막, 콩나물 100g을 넣고 푹 고아 거른 다음 꿀이나 설탕을 타서 마시고 땀을 낸다. 큰 무나 배를 1개 넣어도 좋다. 2 무·큰 배 1개씩, 도라지·콩나물 100g씩에 생강을 약간 넣고 달여 꿀이나 황설탕을 넣어 마신 후 땀을 낸다.

③ 감기 초기에는 1 가물치 머리를 삶아먹고 땀을 내는데 많이 할수록 좋다. 2 두 손으로 깍지를 끼고 후두골의 풍부혈(風部穴)을 치면서 목을 하늘로 향하여 여러 번 쳐들면 땀이 나면서 저절로 해결된다. 3 석류 1개를 깨트려 껍질째 달여 먹고 땀을 낸다.

④ 감기로 인하여 발열·오한·두통을 동반하면서 온몸이 쑤시고 통증이 있으면 시호 4~12g, 방풍(防風)·감초 4g씩, 귤 껍질 6g, 작약 8g, 생강 3~5쪽에 물 1.5 공기를 넣고 물이 70% 정도로 줄 때까지 달여 뜨거울 때 마신다.

⑤ 기침감기에는 마가목 열매를 꼭꼭 씹어 먹거나 달여 먹는다. 목이 쉬었을 때도 좋다. 열매를 구하기 어려우면 잔가지를 써도 좋다.

⑥ 심한 기침감기에는 무를 오래 달인 다음 엿기름을 섞어 무엿을 만들어 1숟갈씩 먹는다. 무는 소화에 좋을 뿐 아니라 효소와 천연 항균 물질도 풍부한 식품이다.

⑦ 기침이 떨어지지 않는 감기에는 1 소나무나 잣나무나 전나무 잎의 눈을 따서 그늘에 두었다가 하루에 3~4번 천천히 꼭꼭 씹

어 진을 먹는다. 소나무 잎의 테르펜에는 바이러스를 죽이며 저항력을 길러주는 성분이 있기 때문이다. 그러나 너무 많이 먹으면 위장장애를 일으킬 수 있으니 조심해야 한다. **2** 그늘에서 말려 분말한 오미자 5g, 노루귀 가루 2g, 흑설탕 3g을 같은 비율로 나누어 1번에 3~4g씩 하루에 3번 식전에 먹는다.

⑧ 기침을 하거나 목이 아픈 감기에는 붉게 익은 꽈리를 깨끗히 씻어 물기 없앤 후 굵은 소금에 절여 1~2개씩 먹는다.

⑨ 기침과 콧물이 나오는 감기에는 그늘에서 말려 분말한 오미자 5g, 노루귀 가루 2g, 흑설탕 3g을 같은 비율로 나누어 1번에 3~4g씩 하루에 3번 식전에 먹는다.

⑩ 콧물이 나오는 감기에는 **1** 잠잘 때 양파 반쪽을 머리맡에 놓고 자면 완화시킬 수 있다. **2** 생강이나 양파를 갈아 붕대에 싸서 목에 붙이고 잔다. **3** 콧속에 죽염수나 참기름을 몇 방울 떨어뜨린다. **4** 석류 1개를 깨트려서 껍질째 달여 먹은 후 땀을 낸다.

⑪ 코가 막히는 감기에는 형개수 12g을 달여 먹는다.

⑫ 편도가 붓는 감기에는 도라지를 달여 먹는다. 도라지는 가래를 삭이며 고름을 배출시키는 작용을 하기 때문에 기관지염에도 좋다.

⑬ 열이 높은 감기에는 깽깽이풀과 한수석 4g씩을 빻아 감초 달인 물과 함께 먹는다.

⑭ 열·오한·두통을 동반한 감기에는 황벽나무 가루를 1번에 3~4g씩 하루에 3번 식사 15분 후에 먹는다. 3일 정도 먹으면 증

상이 사라진다.

⑮ 감기로 인한 모든 열에는 **1** 파 뿌리 · 생강 400g씩, 소금 8g을 함께 찧어 소주 1잔을 붓고 골고루 섞은 다음 얇은 천으로 싸서 가슴 · 등 · 손바닥 · 발바닥 · 겨드랑이 · 팔꿈치를 문지른다. 30분쯤 지나면 땀이 나면서 열이 내린다. 콧물이나 기침을 멈추게 할 때도 좋고, 하루 정도 지나면 증세가 사라지면서 몸이 가벼워진다. 파와 생강의 매운 성분이 피부의 한기와 독소를 빼주기 때문이다. **2** 강활 14.5~18.5g, 민들레 37g에 물 500㎖를 넣고 물이 반으로 줄 때까지 달여 하루에 여러 번 나누어 마신다. **3** 메밀 200㎖, 인동 100g, 생강 1뿌리에 탁주 200㎖를 넣고 달인 뒤 참숯 1개에 불에 피워 담갔다가 먹은 다음 땀을 낸다. **4** 황벽나무에 소금과 꿀을 발라 나누어 구운 다음 마황(麻黃) 100g과 물 900㎖를 넣고 물이 반으로 줄 때까지 달여 마신다. **5** 암꿩 왼쪽 발목의 모제(털이 끝나는 부분)에 물 900㎖를 넣고 물이 300㎖로 줄 때까지 달여 먹는다. **6** 콩깍지를 가지째 진하게 달여 마신다.

⑯ 잘 낫지 않거나 오래된 감기에는 **1** 대파 100g을 큼직하게 썰어 넣고 된장국을 끓여 한 번에 훌훌 마신다. 하루에 3~4번 먹으면 더 좋다. 파가 없으면 양파를 써도 된다. **2** 차조기 잎 · 귤껍질 8g씩, 초 1종지, 파 뿌리 20개, 생강 3점에 물을 넣고 달여 먹는다.

⑰ 다른 병을 치료하다 감기에 걸려 치료하기 어려우면 **1** 가운데 손가락 중간 마디만하게 자른 부지깽이 끝 2개를 달여 먹고 땀

을 낸다. 만약 땀이 나는 사람이면 계수나무 가지 4g을 더 넣고, 땀이 나지 않는 사람이면 뿌리를 제거한 마황(麻黃) 4g을 더 넣는다. **2** 구미강활탕(九味羌活湯) 3첩을 먹는다. **3** 파 뿌리 15개와 생강 5쪽에 술과 물을 1 : 1로 넣고 달여 먹은 후 땀을 낸다. **4** 꿩을 삶아먹고 땀을 내는데 남자는 암꿩을 쓰고 여자는 수꿩을 쓴다.

⑱ 추위로 인한 감기에는 메밀가루 3kg, 겉껍질을 대강 벗긴 인동 100g, 감 크기만한 박속 3개, 생강 40g, 부지깽이 끝 3개에 좋은 술 200㎖를 넣고 달여 꿀을 타서 먹은 다음 땀을 낸다.

⑲ 바이러스로 인한 감기에는 시호 12g과 감초 4g에 물을 넣고 달여 하루에 3번 식전에 먹는다. 2~4일이 지나면 웬만한 감기는 떨어진다.

⑳ 지독한 유행성독감에는 주목 잎이나 줄기 10~20g에 물 1.8 *l* 를 넣고 물이 반으로 줄 때까지 달여 먹는다. 주목에는 독성이 있으니 한 번에 많이 먹으면 안 되는데, 주목을 끓일 때 생달걀을 깨트리지 말고 통째로 넣으면 독성이 제거된다.

㉑ 감기와 체증을 겸하면 **1** 볶은 메밀 200㎖, 생강 7쪽, 옥수수 수염 7뿌리에 물을 넣고 달인 다음 술에 타서 3~4번 계속 먹는다. **2** 파로 국을 끓여 먹거나 생강을 씹어 먹고 땀을 낸다.

㉒ 음증 감기이면서 열과 담이 심하여 위급하면 여울물 1 *l* 를 넣고 백비탕(白沸湯)을 끓인 다음 생강즙 3순갈과 참기름 2순갈을 타서 먹는다.

㉓ 태양경에 사기가 들어 생긴 감기의 두통에는 방풍(防風) 0.74g,

강활 1.11g, 붉은콩 2개를 빻아 콧속에 불어넣는다.

㉔ 감기가 시작되면서 눈썹이나 눈동자에 통증이 있으면 태양경 감기이다. 이 때는 쟁기나 가래의 날을 불에 달구어 물에 담갔다가 맑은 물만 걸러 먹는다.

㉕ 감기로 인하여 대변이 굳고 해수와 천촉이 있으면 태음경 감기이다. 이 때는 차돌을 불에 달구어 물에 담갔다가 맑은 물만 걸러 참기름 1종지를 넣어 먹는다.

㉖ 감기로 인하여 귀가 들리지 않거나 울리거나 이상한 소리가 나면 소양경 감기이다. 이 때는 도끼의 날을 불에 달구어 물에 담갔다가 물만 걸러 따뜻하게 해서 마신다.

㉗ 감기에 걸렸는데 밝은 곳을 좋아하면 소음경 감기이다. 이 때는 부지깽이를 6.6㎝ 정도로 잘라 달인 다음 밤 11~1시에 먹는다.

㉘ 오한이 있거나 힘줄이 옥죄이거나 두통이 있거나 사지를 오므리고 누워 있으면 궐음경 감기이다. 이 때는 낫을 불에 달구어 물에 담갔다 맑은 물만 따뜻하게 해서 먹는다.

㉙ 감기로 인하여 배가 더부룩하고 대변이 조삽하면서 소변을 보기 어려우면 양명경 감기이다. 이 때는 달걀 흰자 1개, 참기름·꿀 1종지씩, 망초 8g을 냉수에 타서 먹는다.

㉚ 몸이 냉해서 잠을 자지 못하면 청주 200㎖에 마늘 3쪽을 갈아 넣은 다음 10일 정도 두었다가 소주잔으로 1잔씩 하루에 여러 번 마신다.

2. 서(暑)

서증(暑症)은 열증(熱症)과 혼동하기 쉬우나 열증(熱症)은 몸속에 열이 생겨 병이 된 것이고, 서증(暑症)은 여름에 더위를 먹어 병이 된 것이다. 여름에 더위 때문에 생기는 병에는 여러 가지가 있다. 더위에 감기에 걸리는 것을 서감(暑感) 또는 서풍(暑風)이라 하고, 더워서 갈증을 느끼는 것을 서번(暑煩) 또는 서갈(暑渴)이라 하고, 더위에 찬 음식을 먹고 소화가 안 되어 설사하는 것을 서체(暑滯)라 하고, 더위에 음식을 먹고 토하는 것을 서곽(暑癨)이라 한다. 그러나 모두 한열허실기(寒熱虛實氣)로 구분하여 치료하면 어렵지 않다.

1. 서증(暑症)의 원인

① 여름에 뜨거운 햇볕 아래 오래 있으면 발생할 수 있다.

② 무더운 여름에 갑자기 찬 음식을 먹으면 발생할 수 있다.

③ 더운 곳에서 무리하게 일을 하면 발생할 수 있다.

④ 무더운 여름에 땀을 너무 흘리지 않아도 발생할 수 있다.

2. 서증(暑症)의 한열허실기(寒熱虛實氣)

서증(暑症)은 열증(熱症) · 허증(虛症) · 실증(實症) · 기증(氣症)으로 인하여 생긴다.

① 열증(熱症) : 입이 마르거나 구역질이 나거나 몸에서 열이 나면

서 번조하거나 상기되어 얼굴이 붉어지거나 숨이 답답하면서 번민이 생긴다.

② 허증(虛症) : 더위에 지쳐 기가 떨어지거나 더위에 감기에 걸려 열이 있는 것 같으나 열이 없고 식은땀을 흘린다.

③ 실증(實症) : 열증(熱症)을 겸하면 더위에 감기에 걸렸는데 숨이 차면서 갈증을 느낀다.

④ 기증(氣症) : 기허증(氣虛症)에 한증(寒症)과 실증(實症)을 겸하면 더위에 지쳐 기가 떨어졌는데 찬 음식을 먹어 탈이 난 것이다.

3. 서증(暑症)을 다스리는 방법

증상에 맞게 식품이나 약재를 활용하면 큰 도움이 될 것이다.

4. 서증(暑症)에 대한 의서의 내용

서증(暑症) 상화행영야(相火行令也) 하지일후(夏至日後) 병열위서(病熱爲暑) 기증(其證) 신열구건면구(身熱口乾面垢) 배한번민(背寒煩悶) 내경왈(內經曰) 선하지일자위온병(先夏至日者爲溫病) 후하지일자위서병(後夏至日者爲暑病) 서당여한개출물지(暑當與汗皆出勿止)

서증은 하지가 지난 후 열과 더위 때문에 생기는 병인데 화가 발동하기 때문이다. 증세는 몸에 열이 있고, 입이 마르고, 얼굴에 때가 끼고, 등에 찬 기운이 있고, 가슴이 답답하며 괴롭다. 내경왈. 하지 전에 발병한 것은 온병이고, 하지 후에 발병한 것은 서병이다.

서병은 당연히 땀이 나니 땀을 막으면 안 된다.

하서(夏暑) 의보기(宜補氣)

한여름의 습열이 훈증하여 사지가 나른하고, 정신과 생각이 작아지고, 동작이 느려지고, 몸에 열이 나면서 갈증을 느끼고, 소변이 노랗게 변하면서 자주 보고, 대변이 묽거나 설사를 하고, 식욕이 없고, 숨이 가쁘면서 땀이 나면 마땅히 기운을 보해야 한다.

서풍증(暑風症) 중서복상풍(中暑復傷風) 휵닉(搐搦) 불성인사(不省人事) 의선복(宜先服) 서열번갈증(暑熱煩渴症) 신열자한(身熱自汗) 번갈인음(煩渴引飮) 즉중갈(卽中渴) 복서증(伏暑症) 배한면구(背寒面垢) 소유노신즉열(少有勞身卽熱) 구개전판치조(口開前版齒燥) 소변(小便) 기쇄주연모용(已灑洒然毛聳) 주하증(注夏症) 춘말하초(春末夏初) 두통각약(頭痛脚弱) 식소체열(食少體熱) 속위지주하(俗謂之注夏) 속음허(屬陰虛) 원기부족(元氣不足) 의삼귀익원탕(宜蔘歸益元湯)

서풍증은 한여름에 바람에 상해서 병이 된 것이다. 몸을 떨고 사람을 몰라보는데 마땅히 먼저 약을 써야 한다. 서열번갈증은 더위를 먹어 몸에 열과 땀이 나고, 갈증으로 물이 당기는 것을 말한다. 복서증은 등이 차고, 얼굴에 때가 끼고, 조금만 힘을 써도 열이 나고, 입을 열면 입과 치아가 건조해지고, 소변을 보면 오싹하고 머리카락이 서는 것을 말한다. 주하증은 여름이 되면 야위는 것을 말한다. 봄이 끝날 무렵부터 초여름에 두통이 있고, 종아리가 약해지고,

식사량이 적어지고, 몸에서 열이 난다. 음기가 허하고 원기가 부족하기 때문이니 삼귀익원탕을 먹으면 좋다.

5. 단방(單方)

① 석고(石膏) : 천기서열(天氣暑熱) 시득병(時得病) 이차위주치(以此爲主治) 쇄일냥(碎一兩) 자취즙복(煮取汁服)

석고는 더위로 인하여 생긴 병에 주로 쓰는 약이다. 석고 40g을 잘게 부순 다음 삶아 즙만 먹는다.

② 향유(香薷) : 주일체서병(主一切暑病) 급곽란토사(及癨亂吐瀉) 자취즙복지(煮取汁服之) 생복역가(生服亦可)

향유는 모든 서증과 곽란과 토사를 다스리는데, 삶아서 즙만 먹어도 좋고 생으로 먹어도 좋다.

③ 대료(大蓼) : 치열갈심민자(治熱渴心悶者) 취농즙음지(取濃汁飮之) 하월갈사(夏月暍死) 역관지(亦灌之)

대료는 홍초를 말한다. 열증(熱症)으로 속이 답답하고 삶는 것 같으면서 갈증이 있으면 진하게 즙을 내어 먹는다. 여름에 더위 때문에 죽은 사람에게도 계속 먹이면 좋다.

④ 첨과(甛瓜) : 서월식지(暑月食之) 부중서기(不中暑氣) 소식지가(小食之佳)

첨과는 단맛이 나는 과일을 말하는데 한여름이 아니라도 조금씩 계속 먹으면 좋다.

⑤ 마통(馬通) : 납월마분건자(臘月馬糞乾者) 전탕음지(煎湯飮之) 치일체서병(治一切暑病)

서증을 예방하려면 섣달에 말의 마른 똥을 끓여 먹는다.

6. 서증(暑症)을 다스리는 민간요법

① 서증에는 1 청서육화탕(淸暑六和湯)과 양위탕(養胃湯)을 함께 넣고 끓여 먹는다. 2 띠 뿌리를 깨끗이 씻은 다음 볶은 메밀과 함께 달여 먹으면 몇 년 묵은 것도 낫는다. 그러나 임산부는 먹으면 안 된다. 3 찬 쌀뜨물 300㎖를 먹는다. 4 회화나무꽃과 죽순을 넣고 달여 먹는다. 5 표고버섯즙을 마시면 더위를 덜 타고 구토도 그친다. 6 콩으로 죽을 쑤어 하룻밤 이슬을 맞힌 다음 3일 동안 계속 공심복에 먹으면 오래된 복서증도 낫는다. 7 쌀과 석이버섯을 넣고 죽을 쑤어 하룻밤 이슬을 맞힌 다음 공심복에 많이 먹는다.

② 더위에 지치면 맥문동 8g과 인삼・오미자 4g씩을 넣고 달여 차처럼 마신다.

③ 더위로 인한 구토에는 흰작두콩을 먹는다.

④ 더위를 먹었을 때는 녹두를 먹고 토한다.

⑤ 더위를 먹어 속이 답답하면 마늘즙에 꿀을 섞어 먹는다.

⑥ 더위를 먹어 음식을 먹지 못하면 1 대추나무 잎즙과 물을 300㎖씩 섞어 마신다. 2 생강즙 300㎖와 꿀 1숟갈에 물 900㎖를 타서 먹는다. 3 마늘즙이나 쪽즙을 먹는다.

⑦ 더위를 먹어 이질이 되면 쇠비름 흰줄기의 즙을 꿀에 타서 먹는다.

⑧ 더위를 먹어 설사를 하면 1 찐 생강이나 말린 생강 20g, 후추

와 삽주 뿌리 12g씩, 산사나무와 익모초 8g씩을 넣고 달여 먹는다. **2** 마늘 5~6통을 푹 삶은 다음 꿀을 섞어 먹는다. **3** 삽주 뿌리와 말린 생강을 20g씩 넣고 달여 먹는데, 체증이 있으면 산사나무 12g을 더 넣는다.

⑨ 오래된 복서증에는 **1** 개사철쑥 12g, 향유·익모초 8g씩을 10첩 정도 달여 먹는다. **2** 진달래꽃이나 삼 잎을 달여 먹는다. 오래된 복서증은 여름만 되면 발병하는 것이 특징이다.

⑩ 뜨거운 독기가 체내에 들어가 숨졌을 때는 **1** 찬 물이나 물건을 가까이 하면 안 된다. 환자를 서늘한 곳에 눕히고, 길 가운데에 있는 뜨거운 흙을 배꼽 위에 덮고, 가운데를 오목하게 만들어 소변을 눈다. **2** 말이 밟은 진흙을 말려 물에 담갔다가 마신다. **3** 향유 12g, 후박나무 껍질 6g, 깽깽이풀 3g에 술을 약간 넣고 달여 먹는다. **4** 마늘과 뜨거운 흙을 함께 갈아 즙을 내어 먹는다.

3. 습(濕)

습증(濕症)은 부종(浮腫)과 다르다. 습증(濕症)은 기후로 인하여 생기는 병이고, 부종은 기가 부족하고 몸이 냉하여 순환이 원활하지 못하여 생기는 병이다. 2가지 모두 몸이 부으면서 무겁고, 증세가 신경통 같거나 답답하니 잘 구분해야 한다. 그리고 습증(濕症)에 열을 가하면 담이 되는데 이것은 담에서 설명하기로 하겠다.

1. 습증(濕症)이 인체에 미치는 영향

① 몸이 무겁고 피로를 많이 느끼며 활동력이 떨어진다.

② 얼굴이 기름을 바른 것처럼 번들거린다.

③ 손발의 관절이 뻣뻣하면서 무겁고, 몸이 잘 부으면서 신경통이나 관절통이 오기도 한다.

2. 습증(濕症)의 한열허실기(寒熱虛實氣)

습(濕)은 한증(寒症)·열증(熱症)·허증(虛症)·실증(實症)으로 인하여 생긴다.

① 한증(寒症) : 몸이 차가우면 식은땀이 나고, 몸이 부으면서 무겁고, 신경통이 따른다.

② 열증(熱症) : 몸이 부으면서 무겁고, 열이 나면서 속이 답답하고 갈증이 난다.

③ 허증(虛症) : 몸이 부으면서 무겁고, 피로를 많이 느껴 몸이 나태해진다.

④ 실증(實症) : 땀은 나지 않으나 몸이 붓는다.

3. 습증(濕症)을 다스리는 방법

증상에 맞게 식품이나 약재를 쓰거나 뜸을 하면 좋은데 방법은 다음과 같다.

① 한증(寒症) : 정회(正會)·오령(五靈)·배꼽·단전·하복부·

손등 · 발등에 뜸을 하고, 기를 보하면서 몸을 따뜻하게 해주는 약을 쓴다.

② 열증(熱症) : 기를 보하면서 습을 제거하는 약과 열을 풀어주는 약을 함께 쓴다.

③ 허증(虛症) : 한증(寒症)처럼 하면서 약선을 활용하면 좋다.

④ 실증(實症) : 기를 보하면서 습을 제거하는 약과 땀을 내는 약을 쓴다.

4. 습증(濕症)에 대한 의서의 내용

습내수기(濕乃水氣) 강호간노기성장(江湖間露氣成瘴) 양산협수(兩山挾水) 중기서(中氣栖) 일냉일열(一冷一熱) 상격성병징(相激成病癥) 구시습능(俱是濕能) 여인작한열(與人作寒熱) 소삭골육(消爍骨肉) 남토우(南土尤) 유심언(有甚焉) 대략논지(大略論之) 칙개시장류야(則皆是瘴類也)

습은 물기를 말하는데 강과 호수의 이슬로 인하여 생긴다. 협곡에 있는 물이 체내로 들어와 찬 기운과 더운 기운이 섞이면서 쌓이면 병이 된다. 습은 한열증을 일으키고 골육을 약하게 만든다. 남방은 더 심한데 모두 풍토병이다.

습병유칠(濕病有七) 중습(中濕) 풍습(風濕) 한습(寒濕) 습열(濕痺) 습열(濕熱) 습온(濕溫) 주습(酒濕)

습병은 중습 · 풍습 · 한습 · 비습 · 열습 · 온습 · 주습으로 나눈다.

중습증(中濕症) 면색부택(面色浮澤) 시위중습(是爲中濕) 혹피우습증기(或被雨濕蒸氣) 혹감산남장기(或感山嵐瘴氣) 혹원행섭수(或遠行涉水) 혹구와습지이득(或久臥濕地而得) 흉복전창건망(胸腹塡脹健忘) 사지관절통이번(四肢關節痛而煩) 혹일신중차(或一身重差) 면색부택(面色浮澤) 구칙부종천만(久則浮腫喘滿) 혼부지인(昏不知人)

중습증은 얼굴이 붓고 번들거린다. 비 · 수증기 · 안개 · 습기 등에 오래 노출되거나 물 속이나 습한 곳에 오래 있으면 걸린다. 증세는 가슴과 배가 붓고, 나태해지면서 건망증이 있고, 사지의 관절에 통증이 있으면서 몸이 무겁고, 얼굴이 부으면서 번들거린다. 오래되면 부종이 되면서 숨이 차고 답답하며 눈이 어두워져 사람을 알아보지 못한다.

풍습증(風濕症) 풍승칙위허한출(風勝則衛虛汗出) 단기오풍(短氣惡風) 불욕거의(不欲去衣) 습승칙소변불리(濕勝則小便不利) 혹신미종(或身微腫) 범이뇨적유갈위열(凡以尿赤有渴爲熱) 이뇨청불갈위한(以尿清不渴爲寒)

풍습증은 강한 바람에 위가 허해져 땀이 나면서 호흡이 곤란하고, 바람기를 싫어하면서 옷을 벗으려 하지 않고, 소변을 보기 어렵고, 몸에 약한 종기가 생긴다. 열습은 소변이 붉으면서 갈증이 나고, 한습은 소변이 맑으면서 갈증이 나지 않는다.

열습증(熱濕症) 육기지중(六氣之中) 습열위병(濕熱爲病) 십중팔구(十中八九) 인어습(因於濕) 수여나(首如裸) 습열불양(濕熱不攘)

대근연단(大筋緛短) 소근이장(小筋弛長) 연단위구(緛短爲拘) 이장위위(弛長爲痿)

풍・한・서・습・조・화의 병은 대개 열습에 의하여 생긴다. 습으로 인하여 머리가 발가벗은 것 같으니 습열을 물리치지 않으면 큰 근육은 오므라들어 작아지고 작은 근육은 늘어진다. 작게 오므라드는 것은 구가 되고, 길게 늘어지는 것은 마비된 증이다.

온습증(溫濕症) 양경역냉(兩脛逆冷) 흉복만(胸腹滿) 다한두통(多汗頭痛) 망언(妄言) 기인상어습(其人嘗於濕) 인이중습(因而中濕) 서습상박칙발습온(暑濕相搏則發濕溫)

온습증은 양쪽 정강이에 냉기가 거꾸로 흐르고, 가슴과 배가 팽만하며 땀이 많이 나고, 헛소리를 하면서 두통이 따른다. 중습이 원인인데 더위와 습이 서로 공박하여 생기는 것이다.

주습증(酒濕症) 차병(此病) 역능작비증(亦能作痺症) 구안와사(口眼喎斜) 반신불수(半身不遂) 이중풍(以中風) 설강어삽(舌强語澁) 당사습독(當瀉濕毒) 불가작풍병(不可作風病) 치지이한야(治之而汗也)

주습증은 비증을 만들어 구안와사나 반신불수가 되는데 중풍과 유사하다. 혀가 굳어 말이 어눌해지면 마땅히 습독을 제거해야 한다. 중풍으로 보고 치료하면 안 되고 땀을 내야 한다.

5. 단방(單方)

① 창출(蒼朮) : 치습상하(治濕上下) 부개가용(部皆可用) 혹탕혹산

(或湯或散) 혹주침상복(或酒浸常服)

모든 습증에는 삽주 뿌리를 달여 먹거나 생으로 먹거나 술을 빚어 상복하면 좋다.

② 택사(澤瀉) : 치습지성약(治濕之聖藥) 기공장어행수(其功長於行水) 오령산이차위군용지(五苓散以此爲君用之)

택사는 습증을 치료하는 성약인데 보조 약재로 오령산을 쓴다.

③ 목과(木果) : 주습비(主濕痺) 우치요각습기(又治腰脚濕氣) 전복환복병가(煎服丸服幷佳)

모과는 주로 코의 습증을 다스리는데 쓰나 허리와 종아리의 습증에도 좋다. 달이거나 환으로 지어 먹는다.

6. 습증(濕症)을 다스리는 식품과 약재

① 습열에는 호황련, 황금(黃芩), 단너삼, 나팔꽃 씨.

② 한습을 몰아내려면 독활, 약쑥.

③ 간담에 습열이 있으면 금전초(金錢草), 나팔꽃 씨.

④ 위장에 습열이 있으면 호황련, 나팔꽃 씨.

⑤ 위장에 습이 있으면 삽주 뿌리.

⑥ 비장에 습이 있으면 삽주 뿌리, 초두구.

⑦ 중초에 습이 있으면 삽주 뿌리, 후박나무 껍질, 곽향, 사인, 백두구, 풍란.

⑧ 하초에 습열이 있으면 방기, 마디풀, 나팔꽃 씨.

⑨ 하초에 풍습이 있으면 오가피.

⑩ 간풍(肝風)이나 습담에는 천마(天麻).

⑪ 간풍(肝風)이나 습담으로 인한 편두통과 어지럼증에는 천마(天麻).
⑫ 습으로 인한 통증에는 고본 뿌리, 청미래덩굴, 동과.

4. 조(燥)

조증(燥症)은 이유없이 야위는 병을 말한다. 외부에 생기면 피부가 건조해져 딱딱하게 굳으면서 갈라지고, 골수가 건조해져 몸이 야위면서 골다공증 · 신경통 · 골위증 등이 따른다. 몸속에 생기면 장이 건조해져 변비가 생기면서 정혈이 고갈되어 기가 약해진다. 조증(燥症)은 만병의 원인이 되므로 원인을 찾아 빨리 치료해야 한다.

1. 조증(燥症)의 원인

① 영양분이 부족하면 수분이나 진액이 부족해져 조증(燥症)이 생길 수 있다. 허증(虛症)에서 오는 것인데 영양분을 골고루 섭취하면서 소화가 잘 되게 해야 한다.
② 하혈이나 출혈을 많이 해서 혈액이 부족하면 조증(燥症)이 생길 수 있다.
③ 음기가 부족하면 조증(燥症)이 생길 수 있다. 영양분이나 혈액이 부족하면 음기도 부족해진다. 음기가 허하면 양기가 승해지고, 양기가 승하면 피부가 건조해진다. 이 또한 허증(虛症)에 해당하는 증세이다.
④ 몸에 화열이 많으면 수분이 말라 조증(燥症)이 생길 수 있는데,

이 경우는 ③번과 반대 증상이다. ③번은 음기와 수기가 모자라 열이 생겨 조증(燥症)이 되는 것이고, 이 경우는 화열이 너무 많아 수분과 진액이 말라 조증(燥症)이 되는 것이니, 혼동하지 말고 병을 판단하는데 신중해야 한다. 만일 속이 상해서 열이 났으면 화증(火症)에 실증(實症)을 겸한 것이고, 음양의 부조화로 열이 나는 조증(燥症)이면 허증(虛症)이라고 할 수 있다.

2. 조증(燥症)의 영향

① 조증(燥症)이 외부에 있으면 피부가 건조해지고 골수도 건조해지기 때문에 피부가 뻣뻣하고 딱딱하게 굳으면서 갈라지고, 몸이 야위면서 골다공증 · 신경통 · 골위(骨萎) 등이 생긴다.

② 조증(燥症)이 내부에 있으면 장이 건조해져 변비가 생기고, 정혈이 고갈되어 기가 부족해진다.

3. 조증(燥症)의 한열허실기(寒熱虛實氣)

조증(燥症)은 열증(熱症) · 허증(虛症) · 실증(實症)으로 인하여 생긴다. 한증(寒症)은 냉과 습으로 열을 제거하기 때문에 건조해지지 않는다.

① 열증(熱症) : 머리에 비듬이 많이 생겨 가렵고, 얼굴이 건조하고, 피부가 거칠어지는데 심하면 갈라지기도 한다.

② 허증(虛症) : 혈액이나 진액이 허해서 생기는 증세는 허증(虛症)이다. 조증(燥症)이 심하여 열이 나는 실증(實症) 같은 느낌

이 있을 수 있으나 허증(虛症)이 심하여 더 심해지는 것이다.

4. 조증(燥症)을 다스리는 방법

모든 조증(燥症)은 혈을 보하는 약으로 진액을 보하고, 열을 내리는 약을 쓰면 치료할 수 있다.

5. 조증(燥症)에 대한 의서의 내용

조인혈소(燥因血少) 내경왈(內經曰) 제삽고학(諸澁枯涸) 건경추게(乾勁皺揭) 개속어조(皆屬於燥)

조증은 혈액이 부족한 것이 원인이다. 경왈. 나무가 마르거나 굳은 것 같고 주름이 많이 생기는 것은 모두 조증으로 인한 것이다.

조증(燥症) 폐금지본(肺金之本) 조금수열(燥金受熱) 화이성조(化以成燥) 삽유풍(澁有風) 능승습열(能勝濕熱) 능모액이성조야(能耗液而成燥也) 조어외칙(燥於外則) 피부소양(皮膚瘙痒) 조어중칙(燥於中則) 정혈고학(精血枯涸) 조어하칙(燥於下則) 변뇨결폐(便尿結閉) 조어상칙(燥於上則) 인비초건(隣鼻焦乾)

조증은 폐의 금이 열을 받아 변하여 생기는 것이다. 조증이 난삽한 이유는 풍이 습을 이기고 열이 진액을 소모시키기 때문이다. 조증이 외부에 있으면 피부가 가렵고, 속에 있으면 정혈을 고갈시키고, 하초에 있으면 대소변이 막히고, 상부에 있으면 목과 코가 건조해진다.

조의양혈(燥宜養血) 조자윤지(燥者潤之) 양혈지위야(養血(양혈)之謂也) 적액(積液) 고능생기(固能生氣) 적기역능생액(積氣亦能生液)

조증은 혈액을 보해서 윤택하게 해주어야 한다. 진액이 쌓이면 기가 생기고, 기가 쌓이면 또 진액이 생기기 때문이다.

6. 단방(單方)

① 산약(山藥) : 생자(生者) 치피부건조(治皮膚乾燥) 이차윤지(以此潤之) 증식지(蒸食之) 자죽식지(煮粥食之)

피부가 건조하면 생마로 죽을 쑤어 먹는다.

② 천문동(天門冬) : 치조병(治燥病) 전탕복(煎湯服) 혹작환구복(或作丸久服)

조증에는 천문동을 달이거나 환약을 지어 장복한다.

③ 숙지황(熟地黃) : 개생혈(皆生血) 주액작전(酒液作煎) 작환구복위묘(作丸久服爲妙)

혈액을 만들려면 숙지황을 술에 삶아 먹거나 환약을 지어 장복한다.

7. 조증(燥症)을 다스리는 민간요법

① 천문동을 달이거나 환약을 지어 먹는다.

② 마늘을 쪄 먹거나 생것을 갈아 죽을 쑤어 장복한다.

5. 화(火)

화증(火症)과 조증(燥症)은 혼동하기 쉬우나 화증(火症)은 열증(熱症)으로 열이 나는 병이고, 조증(燥症)은 마르는 병이다. 화증(火症)은 열이 있는 부위와 발병원인에 따라 이름이 다른데 열이 상초에 있으면 상초열, 중초에 있으면 중초열, 하초에 있으면 하초열이라고 한다. 그리고 열이 심하면 오히려 한기가 드는데 감기 같은 실증(實症)이다.

1. 화증(火症)의 원인

① 과로하거나 더위에 지치면 발생할 수 있다.

② 열과 혈은 음양의 관계로 진액이 부족하거나 수분이 모자라면 열이 성해지므로 발생할 수 있고, 출혈을 많이 해도 화열이 발생하다 기가 떨어지면 몸이 식는 것이다.

③ 감기 · 몸살 · 장질부사 등에 걸리면 발생할 수 있다.

④ 칠정(七情)인 희(喜) · 노(怒) · 우(憂) · 사(思) · 비(悲) · 경(驚) · 공(恐)이 지나치면 발생할 수 있다.

⑤ 간장염이나 관절염 등의 염증이 있거나 신경통이 있어도 발생할 수 있다.

⑥ 화상이나 전기충격 등을 입으면 발생할 수 있다.

⑦ 뜸을 무리하게 하면 발생할 수 있다. 뜸을 무리하게 하면 혈액이 탁해져 죽처럼 되므로 오히려 혈액순환에 장애를 일으키고, 혈액이 열을 받으면 가려움증이 발생하면서 손발이 저리거나

마비될 수도 있다. 이 때는 즉시 뜸을 중단하고 혈액의 열을 내리는 약을 써야 한다.

2. 화증(火症)의 한열허실기(寒熱虛實氣)

화증(火症)은 허증(虛症)이나 실증(實症)으로 인하여 발생하는데 허증(虛症)에서 오는 경우는 드물고 대개 실증(實症)에서 온다.

① 허증(虛症) : 혈액이나 수기(水氣)가 허하면 열을 억제하지 못하므로 발생한다. 혈액이 부족한 것이 원인이라면 허증(虛症)으로 볼 수 있으나 혈액은 정상인데 열만 많으면 실증(實症)으로 보아야 한다.

② 실증(實症) : 감기에 걸리거나 칠정이 상하면 발생할 수 있다.

3. 화증(火症)을 다스리는 방법

화증(火症)에는 절대 뜸을 하면 안 되고, 사혈도 처음에는 효과가 있는 것 같으나 나중에는 열이 생겨 결국은 더 악화되는 경우가 많다.

① 허증(虛症) : 무조건 수기를 보하면서 열을 내리는 약을 써야 한다.

② 실증(實症) : 열이 나는 원인을 찾아 제거하고, 찬 성분의 약으로 열을 풀어야 한다.

4. 화증(火症)에 대한 의서의 내용

화위원기지적(化爲元氣之賊) 화능소물(火能消物) 범삭금휴토왕목학수자(凡爍金休土旺木涸水者) 개화야(皆火也) 화지위병(火之爲病) 기해심대(其害甚大) 기변심속(其変甚速) 기세심창(其勢甚彰) 기사심폭(其死甚暴) 인신유이화(人身有二火) 왈군화유인화야(曰君火猶人火也) 왈상화유용화야(曰相火猶龍火也) 재기교지중(在氣交之中) 다동소정(多動少靜) 범동자개속화(凡動者皆屬火) 화동지극야(火動之極也) 병칙사의(病則死矣)

화는 원기를 훔치는 도둑이며 모든 것을 소멸시킨다. 쇠를 녹이고, 흙으로 돌아가게 하고, 나무를 죽이고, 물기를 말리는 것 모두 화가 할 수 있는 일이다. 화증으로 인한 피해는 매우 크고, 변화가 빠르고, 기세가 대단하고, 끝나는 것도 급하다. 사람의 몸에는 2개의 화가 있다. 하나는 군화인데 마치 사람이 불을 품는 것 같고, 또 하나는 군화를 보조하는 상화인데 마치 용이 불을 품는 것과 같다. 기가 교합하면 동은 많고 정은 적다. 동은 모두 화에 속하고, 화의 동은 극하여 환자를 죽음에 이르게 한다. 군화는 심장의 화이며 심장의 기능을 말하는데 인체의 기능은 이 군화의 작용에 의하여 작동한다. 상화는 명문의 화이고 군화를 돕는데 간·신장·명문·포락의 화를 말한다.

화유상중하삼초지이(火有上中下三焦之異) 열재상초자(熱在上焦者) 인해위폐위(因咳爲肺痿) 열재중초자위견(熱在中焦者爲堅) 열재하초자위뇨(熱在下焦者爲尿) 혈림폐(血淋閉) 상초유열(上焦有

熱) 안목적종(眼目赤腫) 두종통(頭腫痛) 구설생창(口舌生瘡) 중초유열(中焦有熱) 흉격번조(胸膈煩燥) 음식불미(飮食不味) 하초유열(下焦有熱) 소변적삽(小便赤澁) 대변비결(大便秘結) 오장구열(五臟俱熱) 내삼초열야(乃三焦熱也)

화는 상·중·하 삼초에 있는데 작용과 영향은 각각 다르다. 상초에 있으면 감기가 되어 폐위증이 생기고, 중초에 있으면 흉격번조가 되어 몸이 야위고, 하초에 있으면 임질이 되어 소변을 보기 어렵다. 상초에 있으면 눈동자가 붉어지면서 머리에 종기가 생겨 통증이 있고 입과 혀에 종기가 생긴다. 중초에 있으면 가슴이 답답면서 심신이 불안하고 입맛이 없다. 하초에 있으면 소변이 붉어지면서 시원하지 않고 변비가 생긴다. 오장에 모두 있으면 삼초열이라고 한다.

상초적열(上焦積熱) 적열번조(積熱煩燥) 구설생창(口舌生瘡) 목적두혼(目赤頭昏) 장위탕삽(腸胃湯澁) 변뇨비결(便尿秘結) 인후종통(咽喉腫痛) 심번뉵혈(心煩衄血) 치벌심경지화(治伐心經之火)

상초에 열이 쌓이면 번조·구설·생창이 따르고, 눈이 붉고, 머리가 혼미하고, 장과 위장이 불편하고, 변비가 생기고, 소변을 보기 어렵고, 목구멍에 종기가 생겨 통증이 있고, 속이 답답하고, 코피가 난다. 이 때는 심장의 열을 다스려야 한다.

중초적열(中焦積熱) 오후발열(午後發熱) 뇨황침곤(尿黃沈困) 급한후발열(及汗後發熱) 두목혼중(頭目昏重) 인후종통(咽喉腫痛) 구

설생창(口舌生瘡) 오심오심(惡心五心) 변뇨비삽(便尿秘澁)
중초에 열이 있으면 오후에 열이 나고, 소변이 누렇고, 땀과 열이 나고, 몹시 피곤하고, 머리와 눈이 무거우면서 어지럽고, 목구멍과 입과 혀에 종기가 나고, 가슴이 답답하고, 대변이 막히고, 소변이 시원하지 않다.

하초유열(下焦有熱) 사심간화(瀉心肝火) 보비신음(補脾腎陰) 하초적열(下焦積熱) 소변적황임통(小便赤黃淋痛)
하초에 열이 있으면 심장과 간장의 열을 제거하면서 비장과 신장의 음기를 보해야 한다. 하초에 열이 맺히면 소변이 붉으면서 누렇고, 임질과 통증이 따른다.

장부적열(臟腑積熱) 협적번갈(頰赤煩渴) 구설생창(口舌生瘡) 오심번조(惡心煩燥) 변뇨비삽(便尿秘澁) 혹은장연체(或溫壯連滯) 치생옹저(治生癰疽) 욕거적열(欲去積熱)
장부에 열이 쌓이면 볼이 붉어지고, 가슴이 답답하고, 갈증이 나고, 입과 혀에 종기가 나고, 대변이 막히고, 소변이 거북한데 열을 풀어 치료해야 한다.

골증열(骨蒸熱) 범인기욕무절(凡人嗜欲無節) 노상과도(勞傷過度) 진수고학(眞水枯涸) 음화상염이발증(陰火上炎而發蒸) 증지조열(蒸之燥熱)
골증열은 욕심 때문에 과로하다 수기가 고갈되어 음화가 위로 올라가는 병인데 조열로 인한 것이다.

오심열(惡心熱) 시화울어지중야(是火鬱於地中也) 사지자(四肢者) 위토야(胃土也) 심화하함비토지중(心火下陷於脾土之中) 울이부득신고(鬱而不得伸故) 화울칙발지시야(火鬱則發之是也)

오심열은 답답하여 생기는 증상으로 손발과 가슴에서 열이 난다. 손발은 위장이며 토에 속하는데 심장의 화가 아래로 내려가 비장의 토에 들어가면 심장의 화가 토에 빠져 마음대로 펴지 못하기 때문에 생기는 것이다.

조열(潮熱) 유시이열(有時而熱) 불실기시(不失其時) 한열자(寒熱者) 한이기열(寒而已熱) 상계이발(相繼而發) 지어발열칙(至於發熱則) 무시이발야(無時而發也)

조열은 열이 조수처럼 주기적으로 일어나 반복되는 병이고, 한열은 한기가 그치면서 열이 수시로 일어나는 병이다.

허번(虛煩) 심흉번요(心胸煩擾) 이부영야(而不寧也) 음허칙내열(陰虛則內熱) 금지허번(今之虛煩) 다시음허생내열소치(多是陰虛生內熱所致) 허로지인(虛勞之人) 신허심왕급상한토하후(腎虛心旺及傷寒吐下後) 곽란토사후(癨亂吐瀉後) 진액고학(津液枯涸) 다유허번지증(多有虛煩之症)

허번은 몸이 허약해서 괴로운 증상으로 가슴이 번거롭고 어지러우니 마음이 편하지 않다. 음기가 허하면 속에서 열이 나니 대개 허해서 생긴 허번증은 모두 속에서 나는 열병이다. 허약한데 신장이 허하면 심장이 왕하고, 감기·구토·설사·토사곽란 후에 진액이 고갈되면 허번증이 생기는 경우가 많다.

오열오한(惡熱惡寒) 오열비열(惡熱非熱) 명시허증(明是虛症) 오한비한(惡寒非寒) 명시열증(明是熱症)
열을 싫어하면 허증이 확실하고, 한을 싫어하면 열증이 확실하다.

음허화동(陰虛火動) 범발열해수(凡發熱咳嗽) 토담각혈(吐痰咯血) 오후지야발열(午後至夜發熱) 면적순홍(面赤脣洪) 소변적삽(小便赤澁) 시음허화동(是陰虛火動) 조열도한(潮熱盜汗) 해수담성(咳嗽痰盛) 기력곤태(氣力困怠) 형용소수(形容消瘦) 요통각위(腰痛脚痿) 유정몽설(遺精夢泄) 개음허화동지증(皆陰虛火動之症) 음허화동(陰虛火動) 수중출한(睡中出汗) 오후발열(午後發熱) 해수담성(咳嗽痰盛) 음식소사(飮食小思) 기육소수(肌肉消瘦) 장노채(將勞瘵)
음허화동은 열·기침·담이 따르면서 피를 토하는 병이다. 오후부터 시작해서 밤까지 열이 있고, 얼굴과 입술이 붉고, 소변이 붉어지면서 보기가 거북하다. 조수처럼 열이 나고, 잠잘 때 땀이 나고, 기침과 담이 성하고, 태형을 당한 것처럼 몸이 무겁고, 얼굴이 야위고, 허리에 통증이 있고, 다리가 마비되고, 소변에 정액이 흘러나오고, 꿈에 몽정을 한다. 수기가 부족해서 화가 동하면 잠을 자면서 땀을 흘리고, 오후에 열이 나고, 기침을 하면 담이 많이 나오고, 식욕이 없고, 몸이 야위고, 결핵이 따른다.

5. 단방(單方)

① 생지황(生地黃) : 치골증열(治骨蒸熱) 취즙매복일이합(取汁每服一二合) 이체량위도(以体凉爲度) 혹취즙투백죽(或取汁投白粥) 교구공심복심효(攪勾 空心腹甚效)

백혈병이나 골수염에는 생지황즙을 몸이 서늘해질 때까지 2~4 l 먹거나 생지황즙으로 흰죽을 쑤어 공심복에 수시로 먹으면 효과가 매우 좋다.

② 시호(柴胡) : 치열노(治熱勞) 골절번통(骨節煩痛) 좌취삼전(剉取三錢) 수전복지(水煎服之) 기공심대(其功甚大)

과로하여 골절에 열이 나면서 통증이 있을 때는 시호 12g에 물을 넣고 달여 먹으면 효과가 매우 좋다.

③ 대황(大黃) : 탕척실열(蕩滌實熱) 혈열급장부적열(血熱及臟腑積熱) 우치풍열(又治風熱) 생창대황이냥(生瘡大黃二兩) 형개사냥(荊芥四兩) 수전복지(水煎服之) 명왈형황탕(名曰荊黃湯)

혈액이나 장부의 적열·풍열·종기에는 대황 75g과 형개 160g에 물을 넣고 달여 먹는다. 이것을 형황탕이라고 한다.

④ 황련(黃連) : 치일체열(治一切熱) 혈열주열(血熱酒熱) 좌침정수자음지(剉浸井水煮飮之) 취청즙복지역가(取清汁服之亦可)

모든 열증과 혈열·주열에는 황련에 깨끗한 물을 넣고 달이거나 황련을 맑게 즙을 내어 먹으면 좋다.

⑤ 치자(梔子) : 주적혈심조(主積熱心操) 우사삼초화(又瀉三焦火) 수전음지(水煎飮之) 우취인초흑위말(又取仁炒黑爲末) 호환복(糊丸服) 명왈유금환(名曰柔金丸) 밀화위환(蜜和爲丸) 명왈산

치환(名曰山梔丸)

열증이나 심장의 조증이나 삼초의 화를 제거할 때는 치자에 물을 넣고 달여 마시거나, 치자를 검게 볶아 분말한 뒤 환약을 지어 먹는다. 환약을 만들 때 풀을 쓰면 유금환이라 하고, 꿀을 쓰면 산치환이라 한다.

⑥ 배(梨) : 제객열(除客熱) 지심번(止心煩) 가상식(可常食) 풍열심번(風熱心煩) 취삼매(取三枚) 취사탕반냥(取砂糖半兩) 동수전(同水煎) 불구시복(不拘時服)

배는 열을 제거하고 심장의 번거로움을 다스리는 데 좋으니 항상 먹으면 좋다. 풍열에는 배 3개와 설탕 20g에 물을 넣고 달여 수시로 먹으면 좋다.

⑦ 흑두(黑豆) : 거일체열독(去一切熱毒) 번갈대소변비삽(煩渴大小便秘澁) 흑두이합(黑豆二合) 감초이전전복(甘草二錢煎服)

모든 열독과 번거로운 열을 풀어 대소변을 원활하게 하려면 검정콩 2되와 감초 8g을 함께 넣고 달여 먹으면 좋다.

⑧ 우유(牛乳) : 해열독(解熱毒) 제흉중열(除胸中熱) 생음지(生飮之) 오우유우가(烏牛乳尤佳)

열독에는 생우유가 좋은데 검정소의 것이 더 좋다.

6. 화증(火症)을 다스리는 식품과 약재

① 각종 화증(火症)에는 감국, 말린 갈대 뿌리, 개나리 열매, 개망초, 개사철쑥, 개암취 뿌리, 골풀, 관중, 구기자나무 껍질, 귤 껍질, 금전초(金錢草), 까마중, 깽깽이풀, 꽈리 나무 · 열매, 녹두, 다

래, 단너삼, 달팽이, 대황(大黃), 더덕, 돌나물, 띠 뿌리, 만년콩 뿌리, 말린 생강, 망초, 매미의 허물, 목단, 무궁화, 물소의 뿔, 민들레, 밀 쭉정이, 바닷말, 백미, 백선 뿌리의 껍질, 범부채, 벼 뿌리, 부용화, 부자*, 붓꽃, 뻐꾹채, 뽕나무 잎·껍질, 삼백초, 석곡, 선인장, 소루쟁이, 쇠무릎, 소태나무 껍질, 쇠비름, 수세미, 승마, 시호, 실고사리, 아욱 잎, 알로에 진액, 애기박쥐의 똥, 애기수영, 약모밀, 영양의 뿔, 인동꽃, 엉겅퀴, 오골계, 오리나무, 왕고들빼기, 용뇌, 우렁, 우엉, 우황, 울금, 웅담, 율무, 인동, 인진쑥, 자라 등껍질, 작약, 저령, 접시꽃 뿌리, 조릿대 잎, 죽여, 지네, 지렁이, 지모, 지치, 진득찰, 진주, 질경이, 쪽, 차조기 잎, 참개구리, 천남성*, 천문동, 청미래덩굴, 초룡담(草龍膽), 치자, 칡 뿌리, 하늘타리, 할미꽃*, 향유, 현삼, 형개, 황금(黃芩), 호장근, 호황련, 활석, 황벽나무.

② 열이 너무 많으면 말린 갈대 뿌리, 결명자, 괭괭이풀, 꿀풀, 단삼, 대나무 진액, 대황(大黃), 맨드라미 씨, 밀몽화, 백선 뿌리의 껍질, 범부채, 석고, 수세미, 연밥 속의 심, 영양의 뿔, 웅담, 조릿대 잎, 지렁이, 지모, 지치, 치자, 하늘타리, 황금(黃芩), 회화나무.

③ 열이 너무 높으면 지렁이.

④ 음기와 수분이 부족해서 열이 나면 거북이 등껍질, 광나무 열매, 구기자나무 껍질, 맥문동, 띠 뿌리, 백미, 벼 뿌리, 석곡, 오매, 은시호, 자라 등껍질, 작약, 지모, 진범(秦凡), 천문동, 황벽나무, 현삼, 호황련.

⑤ 열병으로 진액이 상하면 말린 갈대 뿌리, 말린 둥굴레 뿌리, 맥문동, 석곡, 자라 등껍질, 지모, 천문동, 칡 뿌리, 하늘타리.

문동, 석곡, 자라 등껍질, 지모, 천문동, 칡 뿌리, 하늘타리.

⑥ 고열로 인하여 정신을 잃고 헛소리를 하면 대황(大黃), 대나무 진액.

⑦ 열병으로 정신을 잃으면 울금, 지렁이, 영양의 뿔, 우황.

⑧ 가슴에 열이 있어 속이 미식거리면서 괴로우면 호황련, 으름덩굴, 범부채, 울금, 주사(珠砂), 질경이 씨, 골풀, 황금(黃芩).

⑨ 오장에 열이 있으면 하늘타리, 깽깽이풀.

⑩ 몸이 선득거리면서 열이 나면 박하, 매미의 허물, 목적(目賊), 쥐방울덩굴.

⑪ 나쁜 기운으로 인하여 열이 오르면 멧돼지 쓸개, 시호, 치자, 죽여, 현삼.

⑫ 상체에는 열이 있는데 하체는 냉하면 육계, 침향.

⑬ 한기를 싫어하면서 열이 있으면 독활, 마황(麻黃), 형개, 강활, 석고, 백선 뿌리의 껍질, 향유.

⑭ 해질 무렵에 열이 나면 진범(秦凡), 석고, 지모, 제비쑥.

⑮ 한열이 교차하면 시호.

⑯ 아침에는 서늘하고 저녁에는 열이 나면 목단.

⑰ 전염병으로 인하여 열이 높으면 웅담.

⑱ 각종 열병에는 목단 껍질.

⑲ 각종 염증에는 자작나무 껍질.

⑳ 염증으로 인한 열에는 왕고들빼기.

㉑ 허로로 인한 열에는 말린 둥굴레 뿌리, 벼 뿌리, 은시호, 호황련.

㉒ 열 때문에 경련이 일어나면 우황.

㉓ 병을 앓고 난 후 허약해져 열이 나면 석곡.

㉔ 신장에 수기가 부족해서 열이 나면 지모.

㉕ 습열에는 호황련, 황금(黃芩), 단너삼, 나팔꽃 씨.

㉖ 중초에 습열이 있으면 깽깽이풀, 나팔꽃 씨.

㉗ 하초에 습열이 있으면 마디풀, 나팔꽃 씨.

㉘ 열을 내리면서 습을 제거하려면 황금(黃芩), 깽깽이풀, 황벽나무, 웅담, 단너삼, 귤 껍질, 호황련, 용담초.

㉙ 열을 내려 더위를 풀려면 박하, 녹두, 흰작두콩.

㉚ 더위와 열 때문에 갈증이 나면 활석, 흰작두콩, 향유.

31. 습열로 인한 통증에는 인진쑥, 나팔꽃 씨.

32. 풍열에는 우엉, 뽕나무 잎, 감국, 순비기나무 씨, 매미의 허물, 바디나물 뿌리, 소루쟁이, 쥐방울덩굴.

7. 화증(火症)을 다스리는 민간요법

① 화기를 내리려면 **1** 뼈오징어의 뼈와 쇠비름을 달여 장복한다. **2** 달개비를 달여 먹는다. **3** 민들레를 달이거나 즙을 내어 먹는다. **4** 대나무 진액에 생강즙을 약간 타서 먹는다. **5** 대나무 잎 10g에 생강 3쪽을 넣고 달여 먹는다. **6** 범부채 · 현삼 · 오수유를 빻은 다음 초를 넣고 개어 발바닥 가운데에 붙인다.

② 수분이나 혈액이 부족해서 생긴 화증(火症)에는 **1** 생지황 20g, 단삼 15g, 시호 4g을 넣고 달여 수시로 먹는다. **2** 무즙나 배즙을 먹는다.

③ 화증(火症)으로 인하여 혀가 굳어 말을 못하면서 정신이 없으

면 1 황벽나무를 생것, 술에 볶은 것, 꿀에 볶은 것, 소금에 볶은 것, 생강즙에 볶은 것 8g씩을 넣고 달여 먹는다. 2 생토란 6~7개를 먹는다. 3 지치 4g에 들기름을 넣고 달인 다음 식혀 먹는다. 4 녹두를 먹는다.

④ 심장에 열이 많으면 1 대나무 진액 5㎖ 정도에 생강즙을 약간 넣어 먹는다. 2 달걀 노른자로 기름을 낸 다음 생강즙을 약간 섞어 먹는다. 3 어린아이 소변에 생강즙을 약간 타서 마신다. 4 깽깽이풀과 황벽나무 7g씩을 넣고 달여 수시로 먹는다.

15장. 중 풍

중풍은 풍(風)이라고도 하는데 『의학입문(醫學入門)』과 『기사회생(技死回生)』에서는 '백병지장(百病之長)' 이라고 하였다. 모든 병 중에서 제일 어른이라는 뜻으로 그만큼 치료하기 어렵다는 말이다. 그리고 중풍은 다른 병을 만들 수 있으므로 잘 살펴야 한다.

일반적으로 바람을 풍(風)이라고 하니 풍한(風寒)도 중풍이라고 생각할 수 있으나, 풍한(風寒)은 한기에 상한 것으로 중풍이 아니라 감기이다. 그러나 신경통처럼 뼛속이 쑤시는 자통증(刺痛症)은 여러 가지 원인이 있으나 중풍의 한 종류이다. 예를 들면 역절풍(歷節風) · 편고증(偏枯症) · 파상풍(破傷風) 등을 말한다.

그리고 같은 골절통이라도 뼛속이 쑤시면서 통증이 따르면 중풍이지만, 뼛속이 쑤시는 것이 아니라 시리고 당기면서 통증이 따르면 중풍이 아니라 신경통이다. 이 외에 풍비(風痱)와 마비(痲痱)도 중풍과는 차이가 있다. 이 증세들은 모두 허증(虛症)에 속한다.

1. 중풍의 원인과 한열허실기(寒熱虛實氣)

① 혈압이 올라가면 중풍이 될 수 있는데 열증(熱症)에 실증(實症)을 겸한 것이다.

② 화병이나 열병 때문에 동맥경화나 혈전이 생기면 중풍이 될 수 있는데 열증(熱症)에 실증(實症)을 겸한 것이다.

③ 비만하면 중풍이 될 수 있는데 한증(寒症)이나 실증(實症)이다.

④ 심장에 화열이 있어 기와 열이 올라가면 중풍이 될 수 있는데 실증(實症)이다.

⑤ 혈관이 붙으면 혈액순환에 장애가 생겨 중풍이 될 수 있는데 실증(實症)에 허증(虛症)을 겸한 것이다.

⑥ 동맥경화나 혈전이 있으면 중풍이 될 수 있는데 실증(實症)이다.

⑦ 과로하거나 피로가 쌓이거나 허약하면 중풍이 될 수 있는데 허증(虛症)이다.

⑧ 뇌신경이 마비되거나 뇌혈관이 터지거나 열이 많으면 중풍이 될 수 있는데 중경락에 의한 것이다.

2. 중풍을 다스리는 방법

실증(實症)·열증(熱症)·기결증(氣結症)·기울증(氣鬱症)에는 사혈을 하는 것이 좋고, 허증(虛症)·한증(寒症)에는 뜸을 하는 것이 좋다. 중풍을 치료할 때는 증상은 중풍 같으나 아닌 경우가 많으므로 잘 살펴야 한다. 몸이 너무 허약하면 중풍처럼 사지가 늘어지거나 혼수상태가 되어 말을 하지 못하는 경우가 있고, 추운 곳에 오래 있어도 손발이 오므라들며 말을 하지 못하는 경우가 있고, 여름에 뜨거운 곳에 오래 있어도 일사병에 걸리는 경우가 있다. 이외에도 마목증 · 파상풍 · 편고증 · 풍한습비 · 혼절 등 여러 가지 증상이 있는데 중풍으로 잘못 판단하면 안 된다. 이러한 증세는 223쪽의 중풍유사증에 자세하게 나오니 잘 구분해서 실수하지 않기를 바란다.

① 한증(寒症)이나 허증(虛症) : 정회(正會) · 배꼽 · 단전 · 하복부를 중심으로 상하좌우에 모두 뜸을 한다. 그리고 허증(虛症)에는 뜸을 하면서 약선(藥膳)을 겸하면 더 좋다.
② 실증(實症)이나 열증(熱症) : 정회(正會) · 신주(身柱) · 대추(大椎) · 손가락과 발가락 끝점을 중심으로 좌우에 모두 사혈을 한다.
③ 기증(氣症) : 기증(氣症)은 허한 경우와 실한 경우를 구분해야 한다.
④ 모든 중풍에는 원심수기요법(圓心手奇療法)을 활용하면서 필자가 개발한 약떡을 놓고 뜸을 하면 큰 효과를 볼 수 있다.

3. 중풍에 대한 의서의 내용

중풍은 좌우탄탄증이 있으면서 말을 하지 못하고, 구안와사증이 있으면서 혼수상태가 되어 정신을 잃는 등 여러 가지 증세로 나타난다.

중풍초증(中風初症) 혼부홀연(昏仆忽然) 인사불성아금(人事不省牙噤)

중풍 초기에는 갑자기 넘어져 사람을 알아보지 못하고 입을 열지 못한다.

구금(口噤) 약수불입증(藥水拂入症) 오매육말(烏梅肉末) 식초화(食醋和) 남성세신말(南星細辛末) 이중지차찰(以中指擦) 자개구(自開口)

구금은 입을 열지 못하는 병이다. 입을 열지 않아 약을 먹일 수 없으면 오매육 가루와 남성과 세신 가루에 식초를 넣고 개어 중지에 문지르면 입이 저절로 열린다.

담성(痰盛) 약수불입증(藥水不入症) 급이백반발일전(急以白礬末一錢) 서서이론수(徐徐以溫水) 조하칙토담(調下則吐痰) 한정이(限定以) 오전중이(五錢重而) 신물대토(愼勿大吐)

담성은 담이 많아 약을 먹지 못하는 병이다. 급히 백반 가루 4g을 따뜻한 물에 타서 천천히 먹이면 담을 토한다. 20g 이내에서 사용하는데 담을 많이 토하도록 한다.

탄탄(癱瘓) 수족불거(手足不擧) 범풍증(凡風症) 선소통기도후(先疏通氣道後) 이본경처방약(以本經處方藥) 수증용(隨症用)

탄탄은 손발을 사용하지 못하는 병이다. 먼저 기를 통하게 한 후 본 처방을 증세에 따라 쓴다. 왼쪽을 쓰지 못하면 탄(癱)이라 하고, 오른쪽을 쓰지 못하면 탄(瘓)이라 하는데 기혈이 허하고 담화가 유주하여 그런 것이다.

중부(中腑) 육부풍상마비(六腑風傷痲痺) 오풍오한(惡風惡寒) 사지구급(四肢拘急) 면가오색(面加五色) 오한증(惡寒症) 위재표(爲在表) 의하방(宜下方)

중부는 바람과 한기에 오장육부가 상해서 마비되는 병인데 바람과 한기를 싫어한다. 사지가 오므라들거나 경련이 일어나 활동하기 어렵고, 얼굴이 5가지 색으로 변한다.

중장(中臟) 다체구규실음(多滯九竅失音) 이농비색목무(耳聾鼻塞目瞀) 대소변개(大小便開) 위재리(爲在裡) 오장풍상(五臟風傷) 졸중급장부구중자(卒中及臟腑俱中者) 선복본경약후(先服本經藥後) 이차하방조리(以此下方調理)

중장은 장의 기능이 모두 정체되는 병인데 9개의 구멍이 제기능을 하지 못한다. 귀가 들리지 않고, 코가 막히고, 눈이 어두워져 보지 못하고, 대소변이 열린다. 장에서 생긴 병인데 오장이 바람에 상한 것이다. 갑자기 오장과 육부에서 모두 중풍이 발병한 경우를 말하는데 먼저 경락을 다스리는 약을 쓴 다음 처방해야 한다.

중혈맥(中血脈) 외무육경지형(外无六經之形) 내무변익지조(內无便溺之阻) 혹구안와사(惑口眼喎斜) 사지불거(四肢不擧) 구불능언(口不能言) 위재중(爲在中)

중혈맥은 혈과 관계있는 중풍이다. 겉으로는 육경에서 오는 증세가 나타나는 것도 아니고, 안으로는 변비나 설사도 없으면서 혈관이 막혀 오는 중풍이다. 입과 눈이 틀어지고, 손발을 사용하기 어렵고, 말을 하지 못한다. 이 때는 피를 맑게 해주는 민들레 · 거머리 · 홍화 · 소목 · 대나무 진액 등을 써야 한다.

중경락(中經絡) 구안와사(口眼喎斜) 설강난언(舌强難言)

중경락으로 인한 중풍은 신체의 한쪽 경락이 마비되고, 손발에 힘이 많이 들어가거나 힘이 빠져 마음대로 움직일 수 없는 병이다. 구안와사는 눈과 입이 틀어지는 병이고, 설강난언은 혀가 굳어 말을 하지 못하는 병인데, 허증이면 늘어지고 실증이면 오므라든다.

반신불수(半身不遂) 좌탄우탄(左癱瘓右瘓) 구안와사(口眼喎斜) 혹언삽유담(惑言澁流痰) 담화성(痰火盛) 근골통(筋骨痛) 부인산후풍질(婦人産後風疾)

반신불수는 신체의 한쪽이 마비되는 병이다. 좌우에 따라 탄탄이라 하는데 눈과 입이 틀어지고, 말이 어눌하고, 담이 많거나 흐르고, 뼛골이 아프다. 여자는 산후풍질 등이 있다.

두목현운(頭目眩暈) 담화성(痰火盛) 근골동(筋骨疼) 좌변불수(左便不遂) 탄탄(癱瘓)

두목현운은 담이 많고 근골에 통증이 따르면서 신체의 왼쪽이 불편한 병이다.

구안와사(口眼喎斜) 위장장애(胃臟障碍) 구안와사(口眼喎斜) 승마위풍탕(升麻胃風湯) 가미(加味) 백부자(白附子) 백강잠(白殭蠶)

전갈(傳蝎) 조각자(皁角子) 백지(白芷) 중경락(中經絡) 구안와사(口眼喎斜) 견정탕(牽正湯) 기혈허손(氣血虛損) 해피로(解疲勞) 보기정혈(補氣精血)

구안와사는 눈과 입이 틀어지는 병인데 중풍의 일종이다. 위장장애로 인한 구안와사에는 승마위풍탕에 백부자 · 말린 누에 · 전갈 · 쥐엄나무 열매의 씨 · 구릿대 뿌리를 넣어 먹고, 중경락으로 인한 구안와사에는 견정탕을 쓰고, 기혈이 부족해서 발병했으면 피로를 풀어주면서 기와 정혈을 보해야 한다.

개금법(開噤法) 졸중풍(卒中風) 구금불개(口噤不開) 난어하약(難於下藥) 취체법(取嚔法) 졸중풍불성(卒中風不省) 취토법(取吐法) 졸중풍담옹성자(卒中風痰壅盛者) 구안와사자(口眼喎斜者) 불능언자(不能言者) 개용토법(皆用吐法) 경자용과체(輕者用瓜蔕一錢) 혹희연산(或稀涎散) 하즙중자급용(或鰕汁重者急用)

갑자기 중풍이 발병하여 입을 열지 못하면 개금법을 쓰고, 사물을 알아보지 못하면 재채기를 시키고, 담이 심하게 막히면 토하게 하고, 눈과 입이 틀어지며 말을 하지 못하면 토하게 해야 한다. 증상이 가벼우면 참외 꼭지 4g이나 희연산이나 새우즙을 쓰는데 중하면 서둘러야 한다.

중풍유사증(中風類似症) 중한(中寒) 중서(中署) 중온(中溫) 중화(中火) 중기(中氣) 중습(中濕) 중식(中食) 노상(勞傷) 중악(中惡) 등증(等症)

중풍과 비슷한 병에는 중한 · 중서 · 중온 · 중화 · 중기 · 중습 · 중식 · 노상 · 중악 등이 있다.

중한증(中寒症) 위동월(謂冬月) 졸중한기(卒中寒氣) 혼모구금(昏冒口噤) 지련오한(肢攣惡寒) 맥부긴(脈浮緊) 차한사(此寒邪) 직중우리(直中于裡)

중한증은 겨울에 갑자기 기절해서 입을 열지 못하면서 손발을 떨고 오한하는 병이다. 맥은 부맥과 긴맥이 잡히는데 한기가 속으로 들어갔기 때문이다. 동사병을 말한다.

중서증(中暑症) 위하월(爲夏月) 졸폭염서(卒暴炎署) 혼모위궐(昏冒痿厥) 토사천만(吐瀉喘滿)

중서증은 여름에 갑자기 날씨가 더워지면 기절하는 병이다. 설사와 구토를 하고 숨이 차면서 배가 차오른다. 일사병을 말한다.

중온증(中溫症) 단계소위(丹溪所謂) 동남지인(東南之人) 다인온상생담(多因溫上生痰) 담생열(痰生熱) 열생풍(熱生風)

단계왈. 중온증은 동남쪽에 사는 사람들에게 많이 나타나는 병이다. 온기 때문에 담이 생겨 담이 열을 만들고 열이 풍을 만든다.

중화증(中火症) 하간소위(河間所謂) 간목지풍(肝木之風) 내중육음지사(內中六淫之邪) 외침(外侵) 양유오지과극(良由五志過極) 화성수쇠(火盛水衰) 열기비울(熱氣沸鬱) 혼모이졸부(昏冒而卒仆)

하간왈. 중화증은 간장의 목은 풍에 해당하는데 육음(풍・한・서・습・조・화)의 나쁜 기운이 외부에서 들어와 오지(희・노・우・비・공)가 극에 달했기 때문이다. 불이 성하면 물이 쇠약해지고, 열기가 끓으면 속이 답답해지면서 정신을 잃고 갑자기 쓰러지는 증상으로 혼절 등을 말한다. 즉 화병으로 기절하는 것을 말한다.

중기증(中氣症) 칠정과극(七情過極) 기궐혼모(氣厥昏冒) 혹아관긴급(或牙關緊急) 용소합환(用蘇合丸) 증여중풍상사(症與中風相似) 단중풍생열(但中風生熱) 중기신량(中氣身凉) 중풍맥부(中風脉浮) 중기맥침(中氣脉沈)

중기증은 칠정이 극에 달해서 기궐이 되어 정신을 잃는 병이다. 만일 턱이 붙어 열리지 않으면 소합환을 쓴다. 중풍과 증상이 비슷하니 잘 살펴야 한다. 중풍은 몸에서 열이 나지만 중기는 몸이 서늘해지고, 중풍은 부맥이 잡히나 중기는 침맥이 잡힌다.

중습증(中濕症) 즉담중야(卽痰中也) 기식비감(嗜食肥甘) 습종내수(濕從內受) 혹구산람음회(或久山嵐陰晦) 좌와원행습지(坐臥遠行濕地) 수습생담(受濕生痰) 담생열(痰生熱) 열생풍(熱生風) 혼도무지(昏倒无知)

중습증은 담으로 인한 병이다. 먹는 것을 좋아하여 살이 많이 찌는 것인데 안에서 습을 받아들인 것이다. 혹은 산이나 음냉한 곳이나 어두운 곳이나 안개 속에 오래 있거나 먼 길을 걸은 것이 원인이다. 습한 곳에서 습을 받으면 습은 담을 만들고, 담은 열을 만들고, 열은 풍을 만들어 정신을 잃는다. 즉 비만증이나 습성신경통을 말한다.

중식증(中食症) 취포과도(醉飽過度) 혹노기(或怒氣) 치식전흉(致食塡胸) 위기불행(胃氣不行) 졸연혼도(卒然昏倒) 의용(宜用) 귤홍일냥(橘紅一兩) 생강오전(生薑五錢) 초염일촬(炒鹽一撮) 전탕(煎湯) 관이토지(灌以吐之)

중식증은 술에 만취하거나 화가 난 상태에서 음식을 먹다 음식이 가슴까지 차며 위장이 제기능을 하지 못해서 갑자기 정신을 잃는 병이다. 이 때는 귤홍 40g · 생강 20g · 볶은 소금 100g을 넣어 달여 먹고 토한 다음 신출산을 쓴다. 기울이나 곽란과 같은 병이다.

노상증(勞傷症) 과어노역(過於勞役) 모손원기(耗損元氣) 비위허쇠(脾胃虛衰) 불임풍한고(不任風寒故) 혼모(昏冒)

노상증은 과로로 인하여 원기가 약하고 비장과 위장이 허하면서 쇠약해진 병이다.

중악증(中惡症) 등총입묘(登塚入廟) 냉옥서지(冷屋棲遲) 이치사기상침(以致邪氣相侵) 졸연착락(卒然錯落) 망언(妄言) 혹두면청흑(或頭面青黑) 혼부지인급(昏不知人急)

중악증은 사당이나 오래 비워둔 집에 오래 있다가 생기는 병이다. 사기가 침범하여 갑자기 쓰러져 헛소리를 하고, 머리와 얼굴이 검푸르게 변하면서 정신을 잃어 사람을 알아보지 못한다.

편고증(偏枯症) 혈기편허(血氣偏虛) 반신불수(半身不遂) 기육고수(肌肉枯瘦) 골간동통(骨間疼痛) 위편고(謂偏枯)

편고증은 한쪽의 혈이나 기가 허해서 신체 한쪽을 쓰지 못하는 병이다. 근육이 마르면서 뼈에 통증이 있어 편고증이라고 한다.

풍비증(風痱症) 신지불난(神智不亂) 신체무통(身體無痛) 사지불거(四肢不擧) 일비불수(一臂不遂) 위풍비(謂風痱) 내경왈(內經曰) 한출이풍취지(汗出而風吹之) 혈응어부자칙(血凝於膚者則) 위비풍지위병(爲痺風之爲病) 당반신불수(當半身不遂) 혹단비(或但臂) 불수자(不遂者) 차위비(此爲痺)

풍비증은 정신도 산란하지 않고, 몸에도 통증이 없는데 사지를 쓰지 못하고, 풍맥이 없는 경우가 많다. 내경왈. 땀이 났는데 바람이 불어 혈액이 피부에 응결되면 비증이라 하고, 증세로 보아 당연히 반신불수가 되어야 하는데 팔만 쓰지 못하면 비증이라 한다.

풍의증(風懿症) 홀연미부(忽然迷仆) 설강불어(舌强不語) 후중질색(喉中窒塞) 희희유성(噫噫有聲) 위풍의(謂風懿)

풍의증은 갑자기 정신을 잃고, 혀가 굳어 말을 하지 못하고, 목이 막혀 질식할 것 같고, 앓는 소리를 내는 병이다. 풍맥이 없는 경우가 많다.

삼비증(三痺症) 내경왈(內經曰) 황제문왈(皇帝問曰) 비지안생(痺之安生) 기백대왈(歧伯對曰) 풍한습삼기(風寒濕三氣) 잡지합이위비야(雜至合而爲痺也) 기풍기승자위행비(其風氣勝者爲行痺) 한기승자위통비(寒氣勝者謂痛痺) 습기승자위저비(濕氣勝者爲著痺)

내경왈. 황제가 비증은 어디서 생기냐고 물었다. 지백이 대답하기를 풍·한·습의 3기가 섞여 된 것이 비증이다. 그 중에 풍기가 승하면 행비가 되고, 한기가 승하면 통비가 되고, 습기가 승하면 저비가 된다고 하였다. 습관성류머티즘관절염을 말한다.

오비증(五痺症) 제왈(帝曰) 기유오자하야(其有五者何也) 기백대왈(歧伯對曰) 이동우차자(以冬遇此者) 위골비(爲骨痺) 이춘우차자(以春遇此者) 위근비(爲筋痺) 이하우차자(以夏遇此者) 위맥비(爲脈痹) 이지음우차자(以至陰遇此者) 위기비(爲肌痺) 이추우차자(以秋遇此者) 위피비(爲皮痺)

황제가 오비는 무엇이냐고 물었다. 지백이 대답하기를 겨울에 발병하면 골비이고, 봄에 발병하면 근비이고, 여름에 발병하면 맥비이고, 음으로 인하여 발병하면 기비이고, 가을에 발병하면 피비라고 하였다.

역절풍(歷節風) 역절지병(歷節之病) 개유한출입수(皆由汗出入水) 혹음주한출(或飮酒汗出) 당풍소치(當風所致)

역절풍은 땀이 난 상태에서 물에 들어가거나, 술을 마셔 땀이 났는데 바람을 맞으면 생기는 병이다. 병이 손이나 발 끝에서 시작해서 몸으로 점점 퍼지면서 통증이 생긴다.

파상풍(破傷風) 제창종(諸瘡腫) 혹입수습창구(或入水濕瘡口) 혹풍한승허이입(或風寒乘虛而入) 위풍치경(爲風致痙) 구금신강직(口噤身强直) 급이동변(急以童便) 조사향(調麝香) 소합환(蘇合丸) 관지(灌之) 우관증치지(又觀症治之) 산부인혈허(産婦因血虛) 이유치경(而有痓痙) 무한위강치(无汗爲剛痓) 유한위유치(有汗爲柔痓) 치여중풍증동(治與中風症同) 모려분부창구(牡蠣粉付瘡口) 잉취말이전(仍取末二錢) 감초탕조복(甘草湯調服) 혹선퇴말오분(或蟬退末五分) 온주조복취한(溫酒調服取汗)

파상풍은 종창에서 비롯된다. 물과 습이 종기를 통해 들어오거나 허한데 풍한이 들어오면 생긴다. 근육이 오그라들어 몸이 굳으면서 입을 열기 어렵다. 급히 어린아이의 소변과 사향과 소합환을 먹어야 하는데 증세를 보아 쓴다. 산후에 혈이 허해서 중풍처럼 몸이 굳는데 땀이 나지 않으면 심한 것이고, 땀이 나면 약한 것인데 치료는 중풍과 같은 방법으로 한다. 종기에 모려분 8g을 거듭 붙이면서 감초탕을 먹거나 선퇴 가루 2g을 따뜻한 술과 함께 먹은 다음 땀을 낸다.

풍증(風症) 소변불리(小便不利) 불가이약삼지(不可以藥滲之) 청열순기칙소변(淸熱順氣則小便) 자행리(自行利) 유뇨다속기허(遺尿多屬氣虛) 인삼황기익지인(人蔘黃芪益智仁) 각등분수전복효(各等分水煎服效)

중풍으로 인하여 소변이 나오지 않을 때는 약으로 트기 어렵다. 열을 풀고 기를 순하게 하면 저절로 소변이 나온다. 소변을 참지 못하는 것은 모두 기허증에 속하니 같은 양의 인삼·황기·익지인에 물을 넣고 달여 먹으면 효과가 있다. 소변이 잘 나오지 않을 때는 팔정산이나 방풍통성산을 쓰면 큰 효과를 볼 수 있다.

뇌졸중(腦卒中) 뇌일혈(腦溢血) 중풍(中風) 곽향정기산(藿香正氣散) 가미(加味) 홍화(紅花) 수질(水蛭) 도인(桃仁) 남성(南星) 목향(木香) 전갈(全蝎) 방풍(防風) 죽력(竹瀝) 백강잠(白殭蠶) 천마(天麻) 오약순기산(烏藥順氣散) 가미(加味) 홍화(紅花) 수질(水蛭) 도인(桃仁) 향부자(香附子) 남성(南星) 목향(木香) 방풍(防風)

뇌졸중이나 뇌일혈로 인한 중풍에는 곽향정기산에 홍화·거머리·복숭아나무·남성·목향·전갈·방풍·대나무 진액·말린 누에·천마를 섞어 쓰거나 오약순기산에 홍화·거머리·복숭아나무·향부자·남성·목향·방풍을 섞어 쓴다.

불어증(不語症) 가미(加味) 석창포(石菖蒲) 죽력(竹瀝) 황련(黃蓮) 좌탄탄(左癱瘓) 합사물탕(合四物湯) 우탄탄(右癱瘓) 합육군자탕(合六君子湯) 신냉(身冷) 합이중탕(合理中湯) 신열급변비(身熱及便秘) 합대승기탕(合大承氣湯) 상기(上氣) 가미(加味) 목향(木香) 침향(枕向) 향부자(香附子) 죽여(竹茹) 황련(黃蓮) 승마(升麻) 화열(火熱) 가미(加味) 죽여(竹茹) 황련(黃蓮) 석고(石膏)

불어증에는 석창포·대나무 진액·깽깽이풀을 쓰고, 좌탄탄에는 합사물탕을 쓰고, 우탄탄에는 합육군자탕을 쓴다. 몸이 냉하면 합이중탕을 쓰고, 몸에 열이 많으면서 변비가 심하면 합대승기탕을 쓴다. 상기에는 목향·침향·향부자·죽여·깽깽이풀·승마를 섞어 쓰고, 화열에는 죽여·깽깽이풀·석고를 섞어 쓴다.

4. 단방(單方)

① 고본(藁本) : 치일백육십종(治一百六十種) 오풍(惡風) 우두풍(右頭風) 수전복(水煎服)

고본은 160여 가지의 중풍을 다스리는데, 오른쪽 두통에는 고본에 물을 넣고 달여 먹는다.

② 비마자(萞麻子) : 치중풍(治中風) 구안와사(口眼喎斜) 거각취자(去殼取子) 난도(爛搗) 우괘도좌(右喎塗左) 좌괘도우(左喎塗右)

구안와사에는 피마자를 찧어 붙인다. 오른쪽으로 돌아갔으면 왼쪽에 붙이고, 왼쪽으로 돌아갔으면 오른쪽에 붙인다.

③ 황송절(黃松節) : 치편구안와사(治偏口眼喎斜) 독풍골통(毒風骨痛) 침주복(浸酒服) 명송절주(名松節酒)

입이 한쪽으로 돌아갔거나 뼛속이 쑤시면 황송 마디를 술에 담갔다 먹는데 이것을 송절주라 한다.

④ 죽력(竹瀝) : 치졸중풍(治卒中風) 구금불어번민(口噤不語煩悶) 죽력일승음지(竹瀝一升飮之) 연음가(連飮佳) 파상풍욕사(破傷風欲死) 관입이삼승즉활(灌入二三升卽滑) 우풍비황홀(又風痹恍惚) 우이승(右二升) 생갈즙일승(生葛汁一升) 강즙오합화복(薑汁五合和服)

갑자기 중풍이 와서 입을 다물고 말을 하지 못하면 대나무 진액 2l를 마시는데 계속 마시면 더 좋다. 파상풍으로 어려울 때도

4~5l 마시면 즉시 살아나고, 풍비로 정신을 잃었을 때도 4l에 생칡즙 2l와 생강즙 1l를 섞어 마신다.

⑤ 백화사(白花蛇) : 치일체풍증(治一切風症) 와사증(喎斜症) 탄탄증(癱瘓症) 취사침주(取蛇浸酒) 취주음(取酒飮)
모든 중풍과 구안와사와 탄탄증에는 백화사를 술에 담갔다 술만 걸러 마신다.

⑥ 호골(虎骨) : 치주근골(治主筋骨) 독풍연급(毒風攣及) 굴신부득(屈伸不得) 주주동통(走注疼痛) 취골말주복(取骨末酒服 명호골주(名虎骨酒)
근육이나 뼈에 통증이 있을 때, 중풍으로 손발에 경련이 있거나 움직이기 어려울 때, 통증이 이리저리 돌아다닐 때는 호랑이 뼈로 술을 빚어 마신다. 이것을 호골주라 한다.

5. 중풍을 다스리는 식품과 약재

① 각종 중풍에는 가르비, 가지, 감국, 감귤, 감나무 잎, 감자, 강활, 게, 결명자, 고추냉이, 골담초, 구기자, 구기자나무 껍질, 구절초, 굴, 김, 까마중, 깽깽이풀, 꿀풀, 남가새 열매, 녹두, 말린 누에, 느타리버섯, 다시마, 달개비, 당귀, 당근, 도꼬마리 씨, 독활, 두충, 두충잎, 둥굴레, 등푸른 생선, 땅콩, 띠 뿌리, 마늘, 만년콩 뿌리, 만병초, 맨드라미 씨, 메꽃, 메밀, 목단, 목이버섯, 목향, 미역, 민들레, 바닷말, 백선 뿌리의 껍질, 버드나무 잎, 붉은조롱이, 붕어, 비트, 비파나무 잎, 뽕나무겨우살이, 뽕나무 껍질, 사향, 산사나무, 삼지구엽초, 소나무 잎, 쇠무릎, 속단, 수박, 수세미, 순비기나

무 씨, 싸리나무 씨, 시호, 양파, 엉겅퀴, 연 뿌리, 영양의 뿔, 영지버섯, 오동나무 잎, 오미자, 오리고기, 오리 알, 오이, 오징어, 옥수수 수염, 우황, 위령선, 은행나무 잎, 잣나무, 조구등, 조릿대 잎, 죽순, 줄풀, 쥐방울덩굴, 지네, 지렁이, 지치, 지황, 진득찰, 질경이 씨, 참깨, 참나물, 참치, 천남성*, 천마(天麻), 청국장, 청미래덩굴, 취, 측백나무 잎, 칡 뿌리, 콩, 키위, 택사, 토마토, 토란, 톳, 투구꽃*, 파 뿌리, 팽이버섯, 표고버섯, 피망, 하늘타리 씨, 함초(鹹草), 해바라기, 해파리, 헛개나무, 현삼, 형개, 호두, 호박, 홍화, 홍화 씨, 황금(黃芩), 회화나무, 회화나무꽃.

② 중풍을 예방하려면 콩, 오리 알.

③ 뇌졸중을 예방하려면 바나나.

④ 뇌혈관질환으로 인한 중풍에는 천궁, 은행나무 잎, 칡 뿌리, 지렁이, 적작약, 결명자, 쇠무릎.

⑤ 뇌막염이나 뇌일혈에 걸렸거나 뇌에 혈류량이 넘쳐 중풍이 되면 영양의 뿔, 지렁이.

⑥ 혈관경화로 인하여 중풍이 되면 뽕나무겨우살이.

⑦ 혈류량이 늘어나 중풍이 되면 산사나무, 인진쑥.

⑧ 관상동맥이 늘어나 중풍이 되면 적작약, 은행나무 잎, 칡 뿌리, 뽕나무겨우살이, 진득찰, 산사나무.

⑨ 죽상동맥으로 인하여 중풍이 되면 조롱이.

⑩ 중풍으로 인하여 입을 열지 못하면 쥐엄나무 열매의 씨.

⑪ 중풍으로 인하여 혀가 굳어 말을 하지 못하면 우황, 말린 누에, 거북이 등껍질, 대나무 진액, 천마(天麻), 죽여, 전충(全蟲).

⑫ 중풍으로 인하여 정신을 잃으면 용뇌, 안식향, 쥐엄나무 열매의 씨, 죽여, 대나무 진액, 백미.

⑬ 중풍으로 인하여 열이 높아 정신이 혼미하면서 헛소리를 하면 대황(大黃), 대나무 진액.

⑭ 중풍으로 인하여 담이 성하면 천남성*, 반하*, 백부자, 용뇌, 안식향, 우황.

⑮ 중풍으로 인하여 손발이 마비되면 칡 뿌리, 천궁, 천마(天麻).

⑯ 중풍으로 인하여 뼛골이 쑤시면 말오줌나무, 말오줌나무 잎, 골담초.

⑰ 파상풍에는 천남성*, 백부자, 전충(全蟲), 지네, 소목(蘇木), 백화사, 매미의 허물, 메뚜기, 형개.

6. 중풍을 다스리는 민간요법

① 각종 중풍에는 **1** 본인의 소변이나 참기름이나 생강즙을 마신다. **2** 소나무 잎을 잘게 썰어 물에 탄 것을 상복한다. **3** 오리고기는 강정 · 장강 식품으로 중풍에 좋은데 삶은 것보다 구운 것이 소화가 더 잘 된다. **4** 진득찰의 줄기 · 잎 · 열매를 술과 꿀에 넣어 담가두었다가 쪄서 말리기를 여러 번 반복한 다음 달이거나 환약을 지어 먹는다. **5** 담홍색으로 잘 마른 양파의 겉껍질 5g에 물 600㎖를 넣고 반으로 줄 때까지 달여 식후에 3번 따뜻하게 해서 마신다. 치료는 물론 예방에도 좋다.

② 중풍 초기에는 잣나무 잎 1묶음, 파의 흰부분과 뿌리 1묶음에 물 600㎖와 술을 약간 넣고 반으로 줄 때까지 달여 하루에 5~7

번으로 나누어 먹는다. 1번에 밥숟가락으로 2순갈씩 먹는다.

③ 중풍으로 인하여 팔다리가 마비되면 고추와 고추냉이 가루에 식초를 약간 섞어 목욕을 한다.

④ 중풍으로 인하여 반신불수가 되면 생투구꽃*과 말린 날다람쥐 똥을 같은 양으로 빻아 물로 반죽한 다음 4g짜리 환약을 만들어 1개를 6등분하여 갈아 박하로 담은 술과 함께 마신다. 만일 증세가 심하면 1개를 2등분해서 쓴다.

⑤ 중풍으로 인한 동맥경화에는 뽕나무겨우살이 30~60g씩을 달인 것을 매일 먹는다. 마늘과 함께 먹으면 고혈압에 좋다.

⑥ 중풍으로 요통·사지위축성마비·수족냉증이 있으면 뜨거운 목욕물에 당귀 100g을 헝겊에 싸서 담갔다가 약성분이 우러나면 목욕을 한다.

⑦ 뇌혈전으로 인한 중풍에는 복숭아나무·홍화·천궁 5g씩, 당귀 10g, 적작약 7g, 거머리·구릿대 뿌리·산사나무·삽주 뿌리·귤껍질·감초 4g씩, 대추 2g에 물을 넣고 달여 농축되면 가루로 만든다. 1번에 3g씩 하루에 3번 식전에 따뜻한 물에 타서 먹는다. 50일 정도 먹는데 15일 정도 지나면 몸이 가벼워지면서 팔다리를 움직일 수 있다.

⑧ 중풍으로 인한 탄탄증에는 소의 뼈를 삶은 물 300㎖과 꿀 600g 끓여 거른 다음 볶은 누룩 600g과 볶은 생강 120g을 분발하여 넣고 반죽해서 탄자대만하게 환약을 지어 1번에 3~4개씩 하루에 3번 따뜻한 술과 함께 먹는다.

⑨ 중풍으로 인하여 갑자기 말을 하지 못하거나 피부의 감각이 둔

해지거나 온몸이 쑤시거나 한쪽을 쓰지 못하거나 살이 빠지면 활석 80g, 방풍(防風)・천마(天麻)・천궁・강활・구릿대 뿌리・싸서 구운 투구꽃*・백부자・형개수・당귀・감초 20g씩을 빻아 꿀로 반죽한 다음 달걀 노른자만하게 환약을 만들어 1번에 반이나 1개씩 따뜻한 청주와 함께 먹는다.

⑩ 중풍으로 인하여 대소변이 어려우면 **1** 형개 100g을 달인 물에 깨끗한 쌀과 메줏가루 100g씩과 박하 50g을 넣고 죽을 쑤어 소금과 초를 약간씩 타서 공심복에 여러 번 먹는다. **2** 검게 볶아서 분말한 목화 씨 12g과 적설탕 40g을 약주에 타서 2~3번 식후에 먹는다.

⑪ 중풍으로 인하여 담이 차 호흡이 곤란하면 말린 백반을 입속에 조금씩 풍겨주면 담이 삭는다.

⑫ 중풍으로 인하여 담이 생겨 숨이 막히면 오래되어 삭은 석탑가루 3㎏을 갈아 물을 넣고 200㎖가 될 때까지 달인 다음 걸러 먹는다. 담이 심하면 1~2번 더 한다.

⑬ 중풍으로 인하여 담이 생겨 어지러우면 어린아이 소변에 생강즙을 타서 먹는다.

⑭ 고혈압으로 인한 중풍에는 황금(黃芩)・감국 9g씩, 꿀풀 15g에 물 500㎖를 넣고 물이 반으로 줄 때까지 달여 하루에 여러 번 나누어 마신다.

⑮ 중풍 후유증으로 인하여 온몸이 쑤시면 활석 80g, 방풍(防風)・천마(天麻)・천궁・강활・구릿대 뿌리・싸서 구운 투구꽃*・백부자・형개수・당귀・감초 20g씩을 빻아 꿀로 반죽한 다음 달

갈 노른자만하게 환약을 만들어 1번에 반이나 1개씩 따뜻한 청주와 함께 먹는다.

7. 중풍의 종류

1. 뇌졸중

뇌졸중으로 인한 중풍은 뇌혈관이 터지면서 뇌신경이 마비되어 오는 증세인데, 뇌일혈 또는 뇌출혈이라고도 한다.

1) 뇌졸중의 한열허실기(寒熱虛實氣)

뇌졸중은 열증(熱症)·실증(實症)·기증(氣症)으로 인하여 발병하고, 한증(寒症)이나 허증(虛症)에서는 발병하지 않는다. 만약 한증(寒症)이나 허증(虛症)이 뇌를 침범하면 중풍이 오는 것이 아니라 눈동자가 흐려지면서 정신이 나간 사람처럼 멍해진다.

① 열증(熱症) : 열이 위로 올라가 혈액을 탁하게 만들어 혈관이 막히면 발병하는데, 얼굴이 붉어지면서 숨이 차고 입이 마른다.

② 실증(實症) : 열이나 기가 정상을 넘으면 발병하는데, 손발이 딱딱하게 굳는 경우가 많다.

③ 기증(氣症) : 속이 많이 상하거나 큰 충격을 받거나 신경을 많이 쓰면 발병하는데, 한숨을 쉬거나 가슴이 답답하거나 상기되어 얼굴이 붉어지거나 뒷목이 무거우면서 뻣뻣해지는 경우가 많다.

2) 뇌졸중을 다스리는 방법

뇌졸중은 발병 후 바로 치료하려고 하면 오히려 부작용이 따를 수 있으니 7~10일 정도 지나 시술하는 것이 좋다. 왜냐하면 뇌에서 터진 혈관이 응고되어 터진 자리가 막힌 다음 어혈을 푸는 약을 쓰거나 침법이나 원심수기요법(圓心手奇療法)을 사용해야 하기 때문이다. 그리고 뇌졸중은 병의원에서 수술로도 치료할 수 있다.

① 열증(熱症)·실증(實症)·기증(氣症) : 백회(百會)와 십지(十指)에 사혈을 한다.

② 비만으로 인한 뇌졸중이면 몸에 습이 많거나 냉한 것이 원인이므로 배꼽·단전·하복부에 뜸을 한다.

③ 왜소한데 뇌졸중에 걸렸으면 피가 부족하거나 신경이 예민하거나 스트레스가 원인이므로 뜸이나 사혈을 하면 안 된다. 약으로 혈액을 보하면서 심장을 안정시키거나 원심수기요법(圓心手奇療法)을 활용한다.

2. 중경락(中經絡)으로 인한 중풍

중경락(中經絡)으로 인한 중풍은 발병하는 순간 항문이 수축되어 변비가 심해지고, 손발에 힘이 들어가 뻣뻣해지거나 펴지지 않는 병이다. 신경계의 변화 때문에 생기는 것인데, 구안와사(口眼喎斜)·좌우탄탄(左右癱瘓)·구금증(口噤症)·혼수상태·불어증(不語症)·변비 등이 나타날 수 있다.

1) 중경락(中經絡) 중풍의 한열허실기(寒熱虛實氣)

① 한증(寒症) : 근육과 신경이 당기면서 오그라들고, 몸에 냉기가 흐르면서 손발에 힘이 들어가 뻣뻣하게 굳는다.

② 열증(熱症) : 몸에 열이 나면서 갈증을 느끼고, 입과 혀가 마르면서 숨이 차고 속이 답답하다.

③ 허증(虛症) : 손발에 힘이 없어 늘어지거나 근육에 탄력이 없어진다.

④ 실증(實症) : 혈관경화 · 어혈 · 죽상동맥 등이 되어 저리고, 근육이 단단하게 굳으면서 뭉치는데 쥐가 나는 경우와 같다.

⑤ 기증(氣症) : 손발이 당기면서 오므라들어 자신도 모르게 손발에 힘이 들어간다.

2) 중경락(中經絡) 중풍을 다스리는 방법

중경락(中經絡) 중풍은 뇌신경의 문제로 생기는 것이므로 안정시키면서 경락을 통하게 하면 치료할 수 있다. 하사제(下瀉製)를 써서 대변이 나오게 하면 오히려 치료가 늦어질 수 있으니 시간이 걸리더라도 대변이 저절로 풀리기를 기다리는 것이 좋다. 대변이 풀리면 증세도 저절로 풀리는 경우가 많기 때문이다. 또 그대로 안정시킨 후 가만히 두면 6~7개월 후에는 화장실을 갈 정도가 된다. 이 때 부맥(浮脈)에 약간의 삭맥(數脈)이 잡히면 빨리 치료되고, 침맥(沈脈)에 지맥(遲脈)이 잡히면 치료가 늦어진다.

① 한증(寒症) : 필자가 개발한 약떡을 백회(百會) · 단전(丹田) ·

배꼽에 놓고 뜸을 하고, 몸이 따뜻해지는 약을 쓴다.

② 열증(熱症) : 백회(百會)와 십지(十指)에 침을 놓고, 열을 풀어 주는 약을 쓴다.

③ 허증(虛症) : 필자가 개발한 약떡을 백회(百會)·단전(丹田)·배꼽에 놓고 뜸을 하고, 기허증(氣虛症)인지 혈허증(血虛症)인지를 살펴 보하는 약을 쓴다.

④ 실증(實症) : 백회(百會)·신주(身柱)·대추(大椎)·십지(十指)에 침을 놓거나 사혈을 한다.

⑤ 기증(氣症) : 정회(正會)와 십지(十指)에 사혈을 하고, 기실증(氣實症)인지 기허증(氣虛症)인지를 살펴 증세에 따라 순기(順氣)·화기(和氣)·하기(下氣)·통기(通氣)시키는 약을 쓴다.

⑥ 허증(虛症)이나 기허증(氣虛症)으로 손발이 마비되면 백회(百會)·단전·배꼽에 뜸을 한다.

⑦ 실증(實症)·열증(熱症)·기실증(氣實症)을 모두 겸하면 백회(百會)·신주(身柱)·대추(大椎)·십지(十指)에 사혈을 한다.

⑧ 모든 증세에 원심수기요법(圓心手奇療法) 중에서 「신경을 회복시키는 방법」을 활용하면 좋다.

3. 중장부(中臟腑)로 인한 중풍

중장부(中臟腑)로 인한 중풍은 오장육부가 마비되어 나타나는 병이다. 발병과 동시에 대소변을 싸면 치료하기 어렵다. 항문이 열렸다는 것은 장기능을 상실했다는 뜻이기 때문이다. 물에 빠진 사람을 건졌을 때도 인사불성이더라도 항문이 닫혀 있으면 인공호흡으로 살릴 수 있으나 항문이 열려 있으면 어렵다. 중풍도 원리가 같다. 그리고 중장부(中臟腑)로 인한 중풍은 한열허실기(寒熱虛實氣)가 겉으로 드러나지 않고 장에서 일어난다.

1) 중장부(中臟腑) 중풍의 한열허실기(寒熱虛實氣)

① 한증(寒症) : 소화기능이 약해지고, 체온이 떨어지면서 장·손발·배가 냉하고, 대변이 고르지 않으면서 설사를 하고, 살이 찌고, 습이 많아 몸이 무거우면서 붓는다.

② 열증(熱症) : 많이 먹어도 허기를 느끼면서 배에 열이 있다.

③ 허증(虛症) : 배에 힘이 없고 장이 모두 마비되어 치료하기 어렵다.

④ 실증(實症) : 배가 팽만해지면서 답답하다.

2) 중장부(中臟腑) 중풍을 다스리는 방법

① 위장의 기를 돋구면서 활성화시킬 수 있는 재료들을 증상과 체질에 맞게 쓴다.

② 원심수기요법(圓心手奇療法) 중에서 「신경을 회복시키는 방법」과 「안면신경마비를 회복시키는 방법」을 활용한다.

4. 동맥경화

동맥경화란 혈관이 굳어 병이 되는 것을 말한다. 혈관협착증이라는 것이 있는데 세포의 혈관이 굳었을 때는 인체에 큰 영향을 주지는 않는다. 예를 들면 근육을 다친 적이 없는데 멍울이 생기는 경우이다. 이것은 세포의 혈관이 터져 출혈하는 현상이다. 그러나 뇌세포 혈관이 막히면 혈관이 터져 중풍이 올 수 있으니 항상 조심해야 한다. 만일 중간 굵기의 혈관이 마비되거나 굳거나 붙으면 치명상이 될 수 있다.

1) 동맥경화의 원인

① 몸이 냉하면 동맥경화가 될 수 있다. 몸이 냉하면 근육이 수축되고, 근육이 수축되면 혈관이 압박을 받아 혈액순환에 장애가 생기기 때문이다. 추운 겨울에 후두골을 내놓고 다니면 뒷목부터 머리까지 조이면서 머리가 멍해지는 경우이다.

② 몸에 열이 많으면 동맥경화가 될 수 있다. 열은 수분을 건조시키고 피를 탁하게 만들면서 응고시켜 혈액순환이 잘 되지 않기 때문이다.

③ 뚱뚱하면 동맥경화가 될 수 있다. 살이 많이 찌면 혈관이 압박을 받아 혈액순환이 잘 되지 않기 때문이다.

④ 갑자기 기쁜 일이 있거나 큰 충격을 받거나 속상한 일이 있거나 신경을 많이 쓰거나 성생활을 무리하게 하면 동맥경화가 될 수 있다.

2) 동맥경화의 한열허실기(寒熱虛實氣)

동맥경화는 한증(寒症) · 열증(熱症) · 허증(虛症) · 실증(實症) · 기증(氣症)으로 인하여 생긴다.

① 한증(寒症) : 몸이 냉하면 근육이 수축되고, 근육이 수축되면 혈관이 압박을 받아 눌리기 때문에 혈액순환에 장애가 생기고 심하면 동맥경화증이 발생하는 것이다. 예를 들면 추운 겨울에 후두골을 내놓고 다니면 뒷목부터 머리까지 조이는 느낌이 들면서 머리가 멍해지는 경우와 같다.

② 열증(熱症) : 열은 수분을 말리고 피를 탁하게 하면서 응고시키는 작용을 하므로 혈액이 탁해져 혈액순환이 잘 되지 않아 동맥경화가 발생하는 것이다.

③ 실증(實症) : 평소에 음식을 많이 먹고 운동을 하지 않으면 나타날 수 있다. 살이 많이 찌면 혈관이 압박을 받아 혈액순환에 장애가 생기면서 발생하기 때문이다.

④ 기증(氣症) : 좋은 일이든 나쁜 일이든 갑자기 큰 충격을 받거나, 속상한 일이 있거나, 신경을 많이 쓰거나, 부부생활을 하다 발병하는 경우도 있다. 기가 순환하지 못하고 뭉치는 것인데 기증(氣症)에 실증(實症)을 겸한 경우라 할 수 있다. 또 갑자기 가슴이 울컥하면서 숨이 멎는 것 같거나 운동 등을 하다 숨이 멎는 것 같은 현상을 느끼는 경우가 있는데 이 또한 기증(氣症)이라 할 수 있다. 심하면 그대로 쓰러지면서 동맥경화가 되기도 한다. 또 대변을 볼 때 힘을 많이 주면 상기되어 중풍이 온다는 말도 있는데 모두 기증(氣症)에 해당되는 증세들이다.

3) 동맥경화를 다스리는 방법

증상에 맞게 식품이나 약재를 쓰거나 침구법(針灸法)을 활용하면 좋은데 방법은 다음과 같다.

① 한증(寒症) : 백회(百會)·배꼽·단전·손등·발등·등에 뜸을 한다.

② 열증(熱症) : 백회(百會)·신주(身柱)·대추(大椎)·십지(十指) 끝에 모두 사혈을 한다.

③ 실증(實症) : 열증(熱症)을 참고하면서 필자가 개발한 비만치료제를 같이 쓰면 좋다.

④ 기증 : 열증(熱症)을 참고하면서 심하면 잔중(膻中)에 사혈을 해도 좋다.

⑤ 비만으로 인한 동맥경화 : 살이 많이 찌면 혈관이 압박을 받아 혈액순환에 장애가 생기면서 손발이 저리는 경우가 있는데, 심하면 감각이 둔해지면서 숨이 차기도 한다. 만일 실증(實症)이 원인이면 정상적인 근육이므로 제거하면 위험할 수 있으니 운동요법을 활용하는 것이 좋다. 한증(寒症)이 원인이 되어 신냉·장냉이거나 허증(虛症)으로 인하여 발생한 경우에는 배꼽·단전·하복부·중완(中脘)·척추 등에 필자가 개발한 약떡을 놓고 뜸을 하면서 필자가 개발한 환약을 복용하면 큰 효과를 볼 수 있다.

⑥ 혈전으로 인한 동맥경화 : 혈전이란 혈액이 탁해져 병이 되는 것을 말한다. 혈액이 탁해지면 혈액순환에 장애가 생겨 뇌졸중이 되거나 손발이 저리거나 마비된다. 혈액이 탁해지는 원인은 몸에 열이 많거나 평소 기름진 음식을 많이 먹거나 열병을 앓

거나 신경을 많이 쓰거나 화병이 있거나 열기 속에서 작업을 오래 하기 때문이다. 혈액을 맑게 하는 약과 열을 풀어주는 약을 먹고, 잔중(膻中)·신주(身柱)·대추(大椎)·십지(十指)의 끝에 사혈을 한다.

4) 동맥경화를 다스리는 식품과 약재

감자, 게, 고등어, 구기자, 굴, 귤, 녹두, 느타리버섯, 다시마, 당근, 땅콩, 마늘, 메밀, 목이버섯, 무말랭이, 문어, 미나리, 미역, 바닷말, 붕어, 비트, 사과, 삼지구엽초, 수박, 아스파라거스, 양파, 엉겅퀴, 연뿌리, 엿기름, 영지버섯, 오리, 오이, 오징어, 옥수수, 옥수수차, 우엉, 은행나무 잎, 정어리, 죽순, 참깨, 참나물, 참치, 청국장, 취, 콩, 콩기름, 키위, 토란, 토마토, 톳, 팽이버섯, 표고버섯, 피망, 해파리, 호두, 호박, 호박 씨.

5) 동맥경화를 다스리는 민간요법

① 동맥경화를 예방하려면 콩·표고버섯·토마토·아스파라거스 등을 많이 먹는다.

② 동맥경화에는 1 오래 묵은 귤 껍질을 달여 차처럼 마신다. 2 담홍색으로 잘 마른 양파 겉껍질 5g에 물 600㎖를 넣고 물이 반으로 줄 때까지 달여 식후에 3번 따뜻하게 해서 마신다. 3 마늘을 껍질째 넣고 15분 정도 끓여 탕액만 걸러 마신다. 4 마늘을 껍질째 곱게 으깬 후 볶은 검정깨와 꿀을 넣고 반죽한 다음 환약을 만들어 1개월 정도 두었다가 먹는다.

③ 동맥경화로 인하여 온몸이 쑤시면 **1** 우엉 8g에 물 300㎖ 정도를 넣고 달여 잠자기 전에 먹는다. **2** 우엉 잎과 소금을 1 : 1로 넣고 찐 다음 헝겊에 싸서 환부에 붙인다.

5. 고혈압

고혈압은 중풍의 원인 중 하나인데, 먼저 혈압이 올라간 원인을 찾아 시술해야 한다.

1) 고혈압의 원인

① 심장에 화열이 많으면 혈압이 올라가 고혈압이 될 수 있다. 심장박동이 강하면서 빠르면 혈압이 높아지기 때문이다.

② 혈관이 수축되거나 경화되어 심장에서 보내는 피를 원활하게 소통시키지 못하면 혈압이 올라가 고혈압이 될 수 있다.

③ 혈액이 탁하면서 뭉치면 혈액순환에 장애가 생겨 혈압이 올라가 고혈압이 될 수 있다.

④ 신경을 많이 쓰거나 속이 많이 상하거나 화병이 있거나 스트레스를 많이 받거나 상기 · 혈전 · 어혈 등이 있으면 고혈압이 될 수 있다.

⑤ 갑자기 충격을 받거나 기운동을 하다 역기되거나 가슴에 묻어두고 참는 일이 있거나 갑자기 운동을 많이 하거나 힘든 운동을 하면 고혈압이 될 수 있다.

⑥ 혈액이나 영양분이 부족하거나 신경이 예민하거나 화병이 있으면 몸이 야위면서 고혈압이 될 수 있다.

⑦ 몸이 습냉하거나 비만하면 고혈압이 될 수 있는데 주로 뚱뚱한 사람들에게 해당한다. 비만의 원인은 장이 냉한 경우가 많은데 살이 찌면 혈관이 좁아져 압박을 받기 때문에 고혈압이 되기도 한다.

2) 고혈압의 한열허실기(寒熱虛實氣)

고혈압은 한증(寒症)·열증(熱症)·허증(虛症)·실증(實症)·기증(氣症)으로 인하여 생긴다.

① 한증(寒症) : 몸이 냉하면 근육이 수축되어 혈관이 압박을 받기 때문에 혈압이 올라갈 수 있다.
② 열증(熱症) : 신경을 많이 쓰거나 속이 많이 상하면 혈압이 올라갈 수 있다. 열은 위로 올라가는 성질이 있으므로 열이 오르면 혈압이 올라가는 것이다.
③ 허증(虛症) : 부족한 것으로 저혈압의 원인이 될 수 있다.
④ 실증(實症) : 넘치는 것을 말하는데 기나 열이나 한이 너무 심하면 혈압이 올라갈 수 있다.
⑤ 기증(氣症) : 열증(熱症)과 비슷한데 기분이 너무 좋거나 나쁘고, 너무 힘을 쓰다 가슴에 울화같은 것이 생겨 막히면 혈압이 올라갈 수 있다.

3) 고혈압을 다스리는 방법

증상에 맞게 식품이나 약재를 쓰거나 침구법(針灸法)을 활용하면 좋은데 방법은 다음과 같다.

① 혈허증(血虛症)과 열증(熱症)을 겸한 고혈압에는 뜸과 사혈은 모두 위험하다. 약으로 혈을 보하면서 열을 내리는 방법으로 치료해야 한다.

② 실증(實症)이나 열증(熱症)이나 기증(氣症)으로 인한 고혈압에는 백회(百會)·신주(身柱)·대추(大椎)·십지(十指)·하퇴 앞 정강이뼈에서 외부 측면의 중간점을 기준으로 상하 근육에 모두 사혈을 한다.

③ 몸이 야위는 고혈압에는 ②번을 참고한다. 그러나 혈액이나 영양분이 부족해서 발병했을 때는 사혈을 하면 안 된다.

④ 심장의 열이나 충격으로 인한 고혈압에는 ②번을 참고한다.

⑤ 비만이나 습냉으로 인한 고혈압에는 백회(百會)·배꼽·하복부에 뜸을 하면서 필자가 개발한 비만치료제를 같이 쓰면 좋다.

⑥ 모든 고혈압에는 백회(百會)·신주(身柱)·대추(大椎)에 성냥꼬투리만하게 사혈을 하면 혈압이 즉시 내려가고, 백회(百會)에 간접적으로 큰 뜸을 4~5번 한다.

4) 고혈압을 다스리는 식품과 약재

메밀, 영지버섯, 목이버섯, 녹두, 감자, 토란, 당근, 연 뿌리, 죽순, 오이, 취, 호박, 호박 씨, 토마토, 피망, 독활, 삼지구엽초, 감, 오리고기, 오징어, 콩, 청국장, 귤, 사과, 지렁이, 천마(天麻), 함초(鹹草), 호두.

5) 고혈압을 다스리는 민간요법

① 백회(百會)·신주(身柱)·대추(大椎)에 성냥 꼬투리만하게 사혈을 한다.

② 본인의 소변을 받아 꾸준히 마신다.

③ 민들레를 약하게 달여 차처럼 꾸준히 마신다.

④ 연한 뽕잎을 차처럼 달여 마시거나 말려서 가루를 내어 먹는다.

⑤ 콩은 콜레스테롤이나 노폐물을 씻어내려 주므로 동맥경화·고혈압·중풍 예방에 좋다.

⑥ 청국장은 고혈압 등에 좋다.

⑦ 메밀은 혈관의 저항력을 높여 고혈압이나 동맥경화 등의 혈액관계 질병에 좋다.

⑧ 오래 묵은 귤 껍질을 차처럼 달여 먹으면 동맥경화나 혈전 등에 좋다. 귤에는 헤스페리딘(hesperdin, 비타민 P)이 들어 있어 혈관의 저항력을 증가시켜 고혈압 예방에 좋다.

⑨ 우엉 씨는 동맥경화나 혈액이 탁해져 온몸이 쑤시면서 피부가 까칠할 때 좋다.

⑩ 호두의 지방산은 콜레스테롤의 수치를 내려주므로 고혈압·동맥경화·심장질환의 예방과 치료에 좋다.

⑪ 사과는 동맥경화를 예방하며 소염작용을 하기도 한다.

⑫ 녹두는 해열제인데 고혈압에도 좋다.

⑬ 감자는 타트륨을 배출시키는 칼륨이 많아 고혈압 예방과 치료에 좋다.

⑭ 토란은 피로회복·변비·고혈압·비만 등에 좋다.

⑮ 당근은 고혈압 · 저혈압 · 면역력 저하 · 냉증 등에 좋다.

⑯ 연근을 조리해서 먹으면 고혈압 예방과 혈액순환을 촉진시키는 작용을 한다.

⑰ 담홍색으로 잘 마른 양파의 겉껍질을 달여 마시면 좋다. 하루에 껍질 5g에 물 3컵을 넣고 반으로 줄 때까지 달여 3번에 나누어 식후에 따뜻하게 해서 마신다.

⑱ 마늘은 동맥경화 · 설사 · 피로회복 · 체력보강에 매우 좋다. 마늘을 껍질째 넣고 15분 정도 끓인 다음 탕액을 마셔도 되고, 마늘을 곱게 으깬 다음 볶은 검정깨와 꿀을 넣고 반죽한 다음 환약을 만들어 1개월 정도 두었다가 먹는다.

⑲ 죽순은 고혈압이나 비만에 좋다.

⑳ 오이는 K의 함량이 높아 체내의 노폐물을 배출시켜 혈액을 맑게 하므로 고혈압 환자에게 좋다.

㉑ 취는 고혈압 · 신장병 · 동맥경화에 좋다.

㉒ 호박은 피로 · 감기 · 고혈압 · 동맥경화 · 민감한 피부에 좋다.

㉓ 호박 씨에는 단백질과 지방이 많고, 불포화 지방산인 리놀레산(linoleicacid)은 혈액의 콜레스테롤을 낮추어 고혈압 · 동맥경화 · 노화방지에 좋다.

㉔ 토마토에 들어 있는 루틴(rutin)은 비타민 P의 일종으로 혈관을 튼튼하게 하면서 혈압을 내려주는 작용을 한다.

㉕ 피망은 혈관에 지방이 침착되는 것을 막아주므로 고혈압이나 동맥경화에 좋다.

㉖ 독활은 통경락이나 혈액순환을 촉진시키므로 기의 순환을 원활

하게 하면서 통증을 없애고, 혈관을 확장시켜 혈압을 떨어뜨리는 작용을 한다.

㉗ 함초(鹹草)는 혈액을 깨끗하게 해서 혈액순환을 촉진시키고 혈관을 튼튼하게 하므로 고혈압이나 저혈압에 좋다.

㉘ 삼지구엽초는 혈압을 내려주는 작용을 하는데 말초혈관을 확장시켜 혈액순환을 촉진시키고 혈압을 떨어뜨리므로 신경성 고혈압이나 갱년기성 고혈압에 좋다.

㉙ 감에 들어 있는 타닌 성분은 Fe의 흡수를 방해하여 빈혈을 초래하기도 하지만 모세혈관을 튼튼하게 하므로 고혈압에 좋다.

㉚ 고혈압이나 콜레스테롤 협심증 등에는 목이버섯에 흑설탕을 넣고 조려 먹으면 좋다.

31. 영지버섯은 콜레스테롤 억제하고, 혈전을 제거하고, 세포를 보호하고, 혈압을 내려주는 작용을 하므로 심장병 · 고혈압 · 신경쇠약 등에 좋다.

32. 오리고기는 삶은 것보다 구운 것이 소화가 더 잘 되고, 강정 · 장강 식품으로 중풍이나 고혈압에 좋다.

33. 오징어의 타우린은 여러 가지 효능이 있는데 심장마비 · 심근경색 · 협심증 등 심장병 예방에 좋다.

34. 해바라기 잎 20g에 물 500~700㎖ 정도를 넣고 반으로 줄 때까지 달여 하루에 나누어 마신다.

35. 꾸준히 뽕잎을 달여 먹으면 혈압은 물론 고지혈증이나 동맥경화에도 많은 도움이 된다.

36. 혈압을 내리려면 황금(黃芩) 9g, 국화 9g, 꿀풀 15g에 물 500㎖

정도를 넣고 반으로 줄 때까지 달여 하루에 나누어 마신다.

37. 고혈압 초기에는 ① 미나리 250g, 대추 1개에 물 500㎖를 넣고 물이 반으로 줄 때까지 달여 마신다. ② 미나리와 쑥갓 200g을 섞어 생즙을 내어 마신다.

38. 간울화증으로 인한 고혈압에는 ① 목단 껍질 6g, 감국 9g에 물 500㎖ 정도를 넣고 물이 반으로 줄 때까지 달여 하루에 수시로 차처럼 마신다. ② 꿀풀 20g에 물에 넣고 달인 다음 대나무 진액 1㎖ 정도를 섞어 먹는다. ③ 울금 20g, 죽여 10g, 생강 조금에 물을 넣고 달여 먹는다.

39. 스트레스 때문에 혈압이 올라 어지럽거나 속이 메스꺼워 잠을 자지 못하면 용담초와 대나무 잎 4~6g씩에 물 300㎖를 넣고 약한 불에 물이 반으로 줄 때까지 달여 하루에 3~4번 나누어 마신다.

40. 혈전성 고혈압에는 등나무 뿌리 40g에 물 900㎖를 넣고 물이 3분의 2로 줄 때까지 달여 먹는다.

41. 혈전으로 인한 고혈압에는 미역・다시마・거머리・민들레・대나무 진액・지네를 쓴다.

42. 고혈압으로 번열증이 있어 잠을 자지 못하면 꿀풀과 결명자 30g씩에 물 600㎖를 넣고 물이 반으로 줄 때까지 달여 하루에 여러 번 나누어 마신다.

6. 반신불수

반신불수란 신체의 한쪽이 마비되는 것을 말한다. 예를 들면 혀・

눈·코·성기 등이 왼쪽이든 오른쪽이든 한쪽이 마비되는 것이다.

1) 반신불수의 원인

① 뇌혈관이 터지면 반신불수가 될 수 있다.

② 뇌혈관이 막히면 혈관이 확장되어 주위의 신경을 자극하면서 반신불수가 될 수 있다. 화병이 있거나 신경을 많이 쓰거나 과음이 원인인 경우도 많다.

③ 몸을 너무 차가우면 근육이 위축되면서 순환장애를 일으켜 반신불수가 될 수 있다.

2) 반신불수의 한열허실기(寒熱虛實氣)

반신불수는 한증(寒症)·열증(熱症)·허증(虛症)·실증(實症)·기증(氣症)으로 인하여 생기는데, 모두 신체 한쪽을 쓰지 못하거나 마비된다.

3) 반신불수를 다스리는 방법

증상에 맞게 식품이나 약재를 쓰거나 침구법(針灸法)을 활용하면 좋은데 방법은 다음과 같다.

① 한증(寒症) : 백회(百會)·배꼽·단전·하복부에 뜸을 한다. 몸이 냉한 것이 원인이면 한증(寒症)이니 사혈보다는 뜸을 하는 것이 더 좋다.

② 열증(熱症) : 화열이나 혈전이 원인이면 백회(百會)·신주(身

柱)・대추(大椎)・십선(十仙) 등에 사혈을 한다.

③ 허증(虛症) : 백회(百會)・배꼽・단전・하복부에 뜸을 하고, 혈을 보하는 약을 같이 쓰면 효과가 더 빠르다. 허증(虛症)에는 사혈은 위험하니 뜸을 위주로 시술해야 한다. 만일 사혈을 하면 처음에는 낫는 것 같으나 시간이 지나면 더 치료하기 어렵다.

④ 실증(實症) : 정회(正會)・신주(身柱)・대추(大椎)・십지(十指)에 사혈을 한다. 화열이나 혈전이 원인이면 실증(實症)이니 사혈을 하는 것이 당연하다.

⑤ 기증(氣症) : 정회(正會)・배꼽・단전・하복부에 뜸을 한다.

4) 반신불수를 다스리는 식품과 약재

말린 누에의 똥, 방풍(防風), 흰꽃, 백부자, 전충(全蟲), 지네, 지렁이, 삼지구엽초, 천마(天麻), 천남성*.

5) 반신불수를 다스리는 민간요법

① 귤 껍질・당귀・오가피 30g씩을 탁주에 3일 동안 담가두었다가 술만 걸러 아침과 저녁 식전에 마신다.

② 쇠비름 3kg 정도를 삶아 탕액과 건더기를 함께 먹으면 대변이 나오면서 효과가 나타난다.

7. 구안와사

구안와사는 중풍의 일종인데 눈과 입이 틀어지는 병이다.

1) 구안와사의 원인

① 중풍이나 위장장애로 위장의 신경이 마비되면 발생할 수 있다.

② 중경락(中經絡)에 문제가 있으면 발생할 수 있다.

③ 습담이 있거나 허증(虛症)이 있거나 혈액순환에 장애가 있거나 과로하거나 화열이 있거나 근육이 위축되거나 마비되면 발생할 수 있다.

④ 신경을 많이 쓰거나 스트레스를 많이 받으면 발생할 수 있다.

⑤ 얼굴이 냉하면 발생할 수 있다.

⑥ 말을 많이 하면 신경에 부조화가 생겨 발생할 수 있다.

2) 구안와사의 한열허실기(寒熱虛實氣)

구안와사는 한증(寒症)·열증(熱症)·허증(虛症)·실증(實症)·기증(氣症)으로 인하여 생긴다.

① 한증(寒症) : 얼굴을 차게 해서 생긴 경우이다. 예를 들면 찬 곳에 오래 있거나 다듬이돌처럼 차가운 것을 오래 베고 있으면 발생할 수 있다.

② 열증(熱症) : 신경을 많이 쓰거나 속상한 일이 많아 발생한 경우이다.

③ 허증(虛症) : 몸이 약하거나 과로해서 생긴 경우이다.

④ 실증(實症) : 과음이나 과식을 하거나 위장이 부어 발생한 경우이다.

⑤ 기증(氣症) : 울화증이 있거나 갑자기 충격을 받아 발생한 경우

이다.

3) 구안와사를 다스리는 방법

증상에 맞게 식품이나 약재를 쓰거나 침구법(針灸法)을 활용하면 좋은데 방법은 다음과 같다.

① 한증(寒症)·허증(虛症) : 백회(百會)·신주(身柱)·대추(大椎)·잔중(膻中)·단전 등에 뜸을 한다.
② 열증(熱症) : 백회(百會)·신주(身柱)·대추(大椎) 등에 사혈을 한다.
③ 실증(實症) : 위장의 실증(實症) 때문라면 위장을 먼저 다스려야 한다.
④ 기증(氣症) : 백회(百會)·신주(身柱)·대추(大椎)·잔중(膻中)·십선(十仙) 등에 사혈을 한다.
⑤ 모든 구안와사에는 원심수기요법(圓心手奇療法)을 활용하면 바로 치료되는 경우가 많다.

4) 구안와사를 다스리는 식품과 약재

강활, 꿀풀, 말린 누에, 방풍(防風), 백부자, 백화사, 오가피, 전충(全蟲), 쥐엄나무 열매의 씨, 지네, 천남성*, 천마(天麻).

5) 구안와사를 다스리는 민간요법

① 잣을 찧어 술 2*l* 에 2일 동안 담가두었다가 다시 따뜻한 곳에

하루를 둔 다음 술만 200㎖ 정도 마시고 땀을 흠뻑낸다.

② 형개 100g을 달인 물에 깨끗한 쌀 300g, 박하 50g, 메줏가루 100g을 넣고 죽을 쑨 다음 소금과 초를 약간씩 타서 공심복에 여러 번 먹는다.

③ 진득찰 잎을 입이 왼쪽으로 돌아갔으면 오른쪽에, 오른쪽으로 돌아갔으면 왼쪽에 붙인다.

④ 생선 지느러미를 불에 태운 다음 빻아 따뜻한 술에 타서 마신다.

8. 혼미불어

혼미불어는 정신을 잃고 말을 하지 못하거나 말을 더듬는 병을 말한다.

1) 혼미불어의 원인

① 신경을 많이 쓰거나 화병이 있거나 뜨거운 곳에서 과로하면 발생할 수 있다.

② 뇌출혈・혈전・동맥경화・비만・변비 등으로 무언가가 정상치를 넘으면 발생할 수 있는데 중풍의 원인이 되기도 한다.

③ 신경을 많이 쓰거나 충격을 받거나 기가 올라가거나 내려가면 발생할 수 있다.

④ 몸이 허약하거나 영양부족으로 쓰러지면 발생할 수 있다.

2) 혼미불어의 한열허실기(寒熱虛實氣)

혼미불어는 열증(熱症)・허증(虛症)・실증(實症)・기증(氣症)으로 인하여 발생하는데, 증세는 모두 정신을 잃고 말을 하지 못하거나 말을 더듬는다.

3) 혼미불어를 다스리는 방법

증상에 맞게 식품이나 약재를 쓰거나 침구법(針灸法)을 활용하면 좋은데 방법은 다음과 같다.

① 열증(熱症) : 백회(百會)·신주(身柱)·대추(大椎)·십선(十仙)에 사혈을 한다. 열증(熱症)이라도 혈액이 허하면 사혈이나 뜸을 하면 안 되고 약으로 열을 내려주어야 한다.
② 허증(虛症) : 정회(正會)·잔중(膻中)·단전·배꼽에 뜸을 한다.
③ 실증(實症) : 정회(正會)·신주(身柱)·대추(大椎)·십지(十指)에 사혈을 한다.
④ 기증(氣症) : 기실증(氣實症)이면 정회(正會)·신주(身柱)·대추(大椎)·잔중(膻中)·단전에 사혈을 한다.

9. 설강불어

설강불어는 중풍의 일종인데 혀가 굳어 말을 하지 못하는 병이다.

1) 설강불어의 원인

① 추운 곳에 오래 있으면 혀가 굳어 말을 하지 못하는 경우가 있다.
② 몸이 냉하여 혀에 습담이 많아지면 혀가 붓고, 속에 열이 있어 혀에 염증이 생기면 혀가 부어 말을 못하는 경우가 있다.

③ 갑자기 좋은 일이나 나쁜 일로 충격을 받으면 혀가 굳어 말을 하지 못하는 경우가 있다.

2) 설강불어의 한열허실기(寒熱虛實氣)

설강불어는 한증(寒症)・실증(實症)・기증(氣症)으로 인하여 발생한다.

① 한증(寒症) : 너무 추운 곳에 있다가 말을 하지 못하는 경우이다.
② 실증(實症) : 몸이 냉하여 혀에 습담이 많아지면서 혀가 붓고, 속에 열이 있어 혀에 염증이 생겨 혀가 부어 말을 못하는 경우이다.
③ 기증(氣症) : 좋은 일이나 나쁜 일로 갑자기 충격을 받아 혀가 굳어 말을 하지 못하는 경우이다.

3) 설강불어를 다스리는 방법

증상에 맞게 식품이나 약재를 쓰거나 침구법(針灸法)을 활용하면 좋은데 방법은 다음과 같다.

① 한증(寒症)이면 백회(百會)・잔중(膻中)・단전・배꼽・하복부에 필자가 개발한 약떡을 놓고 뜸을 한다.
② 실증(實症)인데 습담이 원인이면 백회(百會)・신주(身柱)・대추(大椎)・잔중(膻中) 상하에 사혈을 하면서 설근(舌根)에 원심수기요법(圓心手奇療法)을 활용하면 큰 효과를 볼 수 있다.

③ 기증(氣症)이나 실증(實症)인데 화열로 인하여 말을 하지 못하면 백회(百會)·신주(身柱)·대추(大椎)·잔중(膻中)·십지(十指)에 사혈을 하면서 설근(舌根)에 원심수기요법(圓心手奇療法)을 활용하면 더 큰 효과를 볼 수 있다.

16장. 황달 · 당뇨 · 암

1. 황 달

황달을 현대의학에서는 간장질환 담낭염증이라고 하는데 한방에서는 여러 가지 원인으로 본다.

1. 황달을 다스리는 방법

증상에 맞게 식품이나 약재를 쓰거나 침구법(針灸法)을 활용하면 좋은데 방법은 다음과 같다.

① 한증(寒症) : 몸이 냉해져서 생기는 황달을 말하는데 백회(百會) · 배꼽 · 중완(中脘) · 단전 등에 필자가 개발한 약떡을 놓고 뜸을 하면 좋다.

② 열증(熱症) : 몸에 열이 있어 생기는 황달로 백회(百會) · 신주(身柱) · 대추(大椎) · 십선(十仙) 등에 사혈을 한다.

③ 허증(虛症) : 과로로 인하여 생기는 황달을 말하는데 한증(寒症)과 같이 한다.

④ 실증(實症) : 위장이나 간장에 기나 열이 있거나 부으면 생기는 황달인데 ②의 열증(熱症)처럼 한다.

2. 황달에 대한 의서의 내용

내경왈(內經曰) 습열상교(濕熱相交) 민병단(民病癉) 단즉황달(癉卽黃疸) 양이무음야(陽而无陰也) 제발황개(諸發黃皆) 소변불리(小便不利) 유어혈발황(惟瘀血發黃) 소변자리(小便自利) 개열결하초칙열모(皆熱結下焦則熱耗) 진액이소변불리(津液而小便不利) 혈결하초칙열(血結下焦則熱) 단모혈이불모진액고(但耗血而不耗津液故) 소변자리(小便自利) 오달동시습열(五疸同是濕熱) 종무한열지이(終无寒熱之異)

내경왈. 습과 열이 만나면 황달이 되는데 단(癉)이 황달이다. 황달은 양증만 있고 음증은 없다. 황달은 모두 소변이 불리하나 어혈로 인한 황달은 그렇지 않다. 대개 열이 하초에 맺히면 진액을 소모시켜 소변이 불리하고, 혈이 하초에 맺혀 열이 있으면 혈액만 소모되고 진액은 소모되지 않기 때문에 소변을 보는 데는 지장이 없다. 황달은 5가지로 구분하나 모두 습열이 원인이므로 한증과 열증이 다르지 않다.

황달유오(黃疸有五) 신동면색미황(身疼面色微黃) 치구황(齒垢黃) 조갑상황(爪甲上黃) 개황달야(皆黃疸也) 뇨황적(尿黃赤) 안와자왈

황달(安臥者曰黃疸) 목황자왈황달(目黃者曰黃疸) 기식여기자위달(已食如飢者胃疸) 달병유오(疸病有五) 일왈황달(一曰黃疸) 이왈주달(二曰酒疸) 삼왈곡달(三曰穀疸) 사왈여노달(四曰女勞疸) 오왈황한(五曰黃汗)

황달은 5가지로 구분할 수 있다. 첫째, 몸에 통증이 따르면서 얼굴이 약간 노랗고, 치아에 때가 끼고, 손톱과 발톱이 모두 노랗다. 둘째, 소변이 붉으면서 누렇고, 누워 있기를 좋아한다. 셋째, 눈이 노랗다. 넷째, 음식을 먹어도 허기가 지는데 위달이라 한다. 또 다음과 같이 나누기도 한다. 첫째는 황달, 둘째는 음주로 인하여 생기는 주달, 셋째는 음식에 체하여 생기는 곡달, 넷째는 과도한 여색으로 인하여 생기는 여노달, 다섯째는 누런 땀을 흘리는 황달이다.

불가치(不可治) 황달지병(黃疸之病) 이십팔일위기(以十八日爲期) 십일이외입복(十日以外入腹) 천만번갈면흑자사(喘滿煩渴面黑者死) 면흑황작갈(面黑黃作渴) 복창자난치(腹脹者難治)

황달을 치료하기 어려운 경우. 황달은 18일 이내에 치료해야 한다. 10일이 넘으면 배로 들어가 숨이 차면서 속이 답답하고, 갈증을 느끼면서 얼굴이 검게 변하면 죽는다. 황달인데 얼굴이 검으면서 누렇고, 갈증을 느끼면서 배가 부어오르면 치료하기 어렵다.

3. 단방(單方)

① 사과(絲瓜) : 치적상주면발황(治積傷酒麵發黃) 완사과연피자(完絲瓜連皮子) 소회위말(燒灰爲末) 인면득병(因麵得病) 면탕

조하(麵湯調下) 인주득병(因酒得病) 주조하(酒調下) 수복즉유(數服卽愈) 신효지약(神效之藥)

술이나 가루 음식을 먹고 생긴 황달에는 잘 익은 수세미의 씨와 껍질을 불에 태워 재를 먹는다. 가루 음식 때문이면 끓인 물과 함께 먹고, 술 때문이면 술과 함께 먹는다. 여러 번 먹으면 곧 낫는다.

② 생총(生蔥) : 치상한발황(治傷寒發黃) 목불식인(目不識人) 생총화의열(生蔥火煨熱) 거주피취심(去麤皮取心) 뉴출즙잠향유(扭出汁蘸香油) 점양목(點兩目) 대소개입명(大小皆立明)

감기로 인하여 황달에 걸려 눈이 나빠져 사람을 알아보지 못하면 생파 뿌리를 불에 구워 거친 껍질은 버리고 심으로만 즙을 내어 향유에 담갔다 눈에 넣는다. 큰 병이든 작은 병이든 모두 낫는다.

4. 황달을 다스리는 식품과 약재

① 각종 황달에는 개오동나무 껍질, 구릿대 뿌리, 고사리 뿌리, 단너삼, 담쟁이덩굴, 띠 뿌리, 무, 민들레, 백선 뿌리의 껍질, 백진범(白秦凡), 붉나무 씨, 삼백초, 실고사리, 순무, 씀바귀, 아욱 잎, 우렁, 우뭇가사리, 웅담, 인동, 지렁이, 지치, 참외, 치자나무, 해란초, 호황련, 황금(黃芩), 황벽나무.

② 습열로 인한 황달에는 골풀, 금전초(金錢草), 나팔꽃 씨, 대황(大黃), 백선 뿌리의 껍질, 인진쑥, 지치, 팥, 호장근.

③ 간염으로 인한 황달에는 인진쑥.

④ 황달이 있는데 소변이 붉으면 금전초(金錢草), 울금, 팥.

5. 황달을 다스리는 민간요법

① 황달에는 1 미나리 생즙 200㎖에 물 100㎖를 넣고 반으로 줄 때까지 달여 마신다. 2 인진쑥을 달이거나 환약을 지어 먹는다. 3 술 200㎖에 익모초즙 1종지를 타서 먹는다. 4 담쟁이덩굴을 달여 먹는다. 5 제비꽃 가루 4~6g을 따뜻한 물과 함께 먹는다. 6 약모밀과 인진쑥 6g씩, 시호와 반하* 3g씩, 계수나무 가지 · 황금(黃芩) · 인삼 · 백작약 · 생강 · 대추 · 감초 1g씩에 물 600㎖를 넣고 물이 3분의 1로 줄 때까지 달여 먹는다. 7 시호 40g, 감초 4g, 띠 뿌리 100g에 물 500㎖를 넣고 물이 반으로 줄 때까지 달여 수시로 마신다. 8 띠 뿌리 15g, 돼지고기 200g에 물 2 l 를 넣고 물이 반으로 줄 때까지 달여 하루에 여러 번 나누어 마신다. 처음에는 강한 불로 끓이다 약하게 줄인다. 9 초룡담(草龍膽)과 인진쑥 8~12g씩에 물 500~700㎖를 넣고 물이 반으로 줄 때까지 달여 하루에 여러 번 나누어 마신다.

② 간황에는 백선 뿌리의 껍질과 인진쑥 8g씩에 물 600㎖를 넣고 물이 반으로 줄 때까지 달여 하루에 3번 따뜻하게 해서 먹는다. 간황은 황달의 일종으로 온몸이 누렇고, 말을 하지 못하고, 사지에 힘이 없고, 잠을 많이 자고, 끈끈한 침이 나오는 병이다.

③ 간황인데 눈동자가 누러면서 소변이 붉으면 진범(秦凡) 10g에 우유 600㎖를 넣고 우유가 3분의 1로 줄 때까지 달여 걸러낸 후 2번에 나누어 망초 2g을 섞어 마신다.

④ 급성황달에는 붓꽃 씨 12g에 물 600㎖를 넣고 물이 반으로 줄 때까지 달여 1번에 100㎖씩 하루에 나누어 마신다.

⑤ 음식에 체한 황달에는 인진쑥에 탱자를 넣고 끓여 먹는데 부자* 를 약간 넣어도 좋다.

⑥ 큰 병을 앓고 난 후 황달에 걸리면 죽여와 파 뿌리를 넣고 달여 먹는다.

⑦ 술로 인한 황달에는 칡이나 원추리 뿌리의 생즙을 먹는다.

⑧ 습열로 인한 황달에는 인진쑥·택사 40g씩, 활석 12g에 물 700㎖를 넣고 물이 반으로 줄 때까지 달여 하루에 여러 번 나누어 마신다.

⑨ 황달성간염에는 자주쓴풀과 인진쑥 8g씩에 물 500~700㎖를 넣고 물이 반으로 줄 때까지 달여 하루에 여러 번 나누어 마신다.

⑩ 황달이 있는데 소변이 잘 나오지 않으면 인진쑥·치자 12g씩과 깽깽이풀 8g에 물 500㎖를 넣고 물이 반으로 줄 때까지 달여 하루에 여러 번 나누어 마신다.

2. 당뇨

당뇨는 소갈이라고도 한다. 위장과 비장은 토(土)에 속하며 단맛을 주관하고, 신장과 방광은 수(水)에 속하며 짠맛을 주관한다. 위장과 신장은 토극수(土克水)의 관계로 위장이 신장을 극한다. 따라서 위장이 실하면서 열이 있는데 신장을 침범하면 신장은 자신의 짠맛을 내지 못하고 위장의 단맛을 내기 때문에 소변으로 단맛이 나오는 것이다. 다스리는 방법은 위장의 열증(熱症)과 실증(實症)을 제거하고, 신장의 기를 보해야 한다. 그리고 단백질이 나오는 당뇨는 신장의 기능이 약해서 생기는 것으로 위장의 열과는 관계없다.

당뇨가 있으면 대개 허기를 많이 느끼는데 여름에 음식이 빨리 삭거나 부패되고, 위장에 열이 생기면 음식이 빨리 부패되는 격이라, 부패된 음식에서는 영양분을 흡수할 수 없기 때문에 웬만큼 먹어서는 포만감이 느껴지지 않고, 먹은 지 얼마 안 되어 허기를 느끼는 것이다. 그래서 당뇨에는 위장의 열을 제거하면서 신장을 보하는 방법으로 치료해야 한다.

1. 당뇨의 원인

① 술이나 음식을 많이 먹고 잠을 자면 당뇨가 생길 수 있다.

② 과로하거나 신경을 많이 쓰거나 스트레스를 많이 받으면 당뇨가 생길 수 있다.

③ 성생활이나 운동을 무리하게 하면 당뇨가 생길 수 있다.

④ 감기를 제때 치료하지 않으면 당뇨가 생길 수 있다.

⑤ 더위를 먹으면 당뇨가 생길 수 있다.

⑥ 신장의 기능이 파괴되면 당뇨가 생길 수 있다.

2. 혈당이 오르는 원인

① 몸에 열이 많으면 혈당이 오를 수 있다. 입에서 쓴내가 나다가 나중에는 단내가 난다고 하는 경우가 있다. 이는 열이 나면 처음에는 심장이 열을 받기 때문에 쓴내가 나는 것이고, 더 심해

지면 심장의 열기가 비장과 위장으로 전달되기 때문에 단내가 나는 것이다. 이렇게 되면 혈액에 당이 많이 생겨 피가 끈끈해지면서 탁해져 혈당이 오르는 것이다. 이 때 위장에 열이 있으면 음식이 잘 삭기 때문에 허기를 많이 느끼면서 참지 못하고, 많이 먹어도 몸이 야윈다.

② 열감기에 걸리거나 신경을 많이 쓰거나 속이 많이 상하거나 과로하거나 심한 음주로 인하여 열이 나거나 혈액이 부족하면 몸에 열이 나면서 혈당이 오를 수 있다. 이 때 억지로 혈당을 내리는 것은 임시조치에 불과하니 열이 나는 원인을 찾아 증상과 체질에 맞게 치료해야 한다.

3. 당뇨를 다스리는 방법

감기 후유증 · 과식 · 과로 · 신경성 · 스트레스 · 신장기능 저하 등으로 생긴 당뇨는 당장은 그 병이 없는 것 같이 보여도 먼저 치료한 다음 당뇨를 다스려야 한다.

4. 당뇨에 대한 의서의 내용

내경왈(內經曰) 이양결위지소(二陽結謂之消) 주왈(註曰) 이양결위위급대장(二陽結謂胃及大腸) 구열결야(俱熱結也) 장위장열칙(腸胃腸熱則) 희소수곡야(喜消水穀也) 수양명대장(手陽明大腸) 주진액소생(主津液所生) 병열칙목황구건(病熱則目黃口乾) 시진액부족야(是津液不足也) 족양명위(足陽明胃) 주혈소생병(主血所生病) 열칙소곡선기(熱則消穀善飢) 혈중복화(血中伏火) 시혈부족야(是血不

足也)

내경왈. 두 양경맥이 맺힌 것을 소증이라 한다. 두 양경맥이 맺혔다는 것은 위장과 대장에 열이 맺힌 것을 말한다. 위장과 대장에 열이 있으면 수곡을 잘 소화시키지 못한다. 수양명 대장경은 주로 진액을 생산하는데 열이 있어 병이 들면 눈이 노랗고 입이 말라 진액이 부족해진다. 족양명 위장경은 주로 혈액을 생산하는데 열이 있어 병이 들면 소화가 너무 잘 되어 항상 배가 고프고, 혈액에 화가 잠복해서 피가 부족해진다.

결자진액부족(結者津液不足) 결이부윤(結而不潤) 개조열위병야(皆燥熱爲病也) 소이소야(消而燒也) 여화팽소물리자야(如火烹燒物理者也)

결은 진액이 부족한 것을 말한다. 진액이 부족하면 윤택하지 않은데 모두 조열로 인한 병이다. 소는 불에 태워 달구는 것인데 불에 삶는다는 것은 뜨겁게 달구는 원리와 같다.

소갈삼유(消渴有三) 상소자(上消者) 설상적열(舌上赤熱) 대갈인음(大渴引飮) 격소시야(隔消是也) 중소자(中消者) 선식이수자한(善食而瘦自汗) 대변경소변삭(大便硬小便數) 소위단성위소중자시야(所謂癉成爲消中者是也) 하소자(下消者) 번조인음(煩燥引飮) 이륜초건(耳輪焦乾) 소변여고(小便如膏) 퇴슬고세(腿膝枯細) 소위초번(所謂焦煩) 수이휴자시야(水易虧者是也)

소갈은 상소・중소・하소로 구분할 수 있다. 상소는 혀가 붉어지면서 갈라지고, 갈증을 많이 느끼거나 가끔 느껴 물을 많이 마신다. 중소는 중초에서 생기므로 식사는 잘 하나 땀이 나면서 야위고, 소변을 자주 보면서 대변이 굳는다. 하소는 속이 답답하면서 열이 나고, 물을 찾으면서 귀 주변이 건조해지고, 기름기 같은 소변을 보면서 무릎과 대퇴부가 야위는데, 열증으로 수기가 쉽게 손상되기 때문이다.

식역증(食㑊症) 내경왈(內經曰) 대장이열어위(大腸移熱於胃) 선식이수(善食而瘦) 우위지식역(又謂之食㑊) 위이열어담(胃移熱於膽) 역왈식역(亦曰食㑊) 역이야음식이이이주부생기부야(㑊易也飮食移易而過不生肌膚也)

내경왈. 식역증은 대장의 열이 위장으로 올라가 생기는 병이다. 식사를 잘 해도 야위는 것을 식역이라 하고, 위장의 열이 담으로 옮아가는 것도 식역이라 한다. 역은 음식을 다른 것으로 자주 바꿔먹어도 피부에 탄력이 생기지 않고 야윈다.

금기법(禁忌法) 열중소중(熱中消中) 불가복고량(不可服膏粱) 방초석약(芳草石藥) 우기음주(又忌飮酒) 방사갈질(房事渴疾) 대기반하(大忌半夏) 남성등조약(南星等燥藥)

열 때문에 생긴 소갈에는 자극이 강한 음식과 향이 강한 약초와 돌 종류의 약을 쓰면 안 되고, 술과 성생활도 금해야 한다. 소갈에 쓰면 안 되는 약재는 반하와 남성 등 열성이 강하면서 건조한 것들이다.

5. 단방(單方)

① 맥문동(麥門冬) : 치소갈급(治消渴及) 구건조갈(口乾燥渴) 우거심전(右去心煎) 음지심효(飮之甚效)

소갈로 인하여 입이 마르면서 갈증이 나면 맥문동을 심지를 제거한 후 달여 마시면 좋다.

② 오매(烏梅) : 치제반소살(治諸般消渴) 설건구조(舌乾口燥) 우작탕(右作湯) 화밀소허상철(和蜜少許常啜)

소갈로 인하여 혀와 입이 마르면 오매를 달여 꿀을 약간 섞어 상식하면 좋다.

③ 포공영(蒲公英) : 혈당이 떨어지지 않을 때는 민들레를 쓴다.

6. 당뇨를 다스리는 식품과 약재

① 각종 당뇨에는 가자미, 강낭콩, 개구리밥, 개미취, 고삼, 골풀, 귤, 귤 껍질, 꼭두서니 뿌리, 냉이, 넙치, 노루꽁댕이버섯, 녹두, 녹차, 다래, 다시마, 달개비, 닭가슴살, 대추, 더덕, 돼지감자, 두릅, 둥굴레, 띠 뿌리, 마디풀, 마름, 만병초, 미나리, 매실, 메꽃, 문어, 미꾸라지, 배, 비단풀, 뽕나무겨우살이, 뽕나무 열매 · 잎 · 껍질, 산수유, 산오이풀, 삼지구엽초, 석곡, 샐러리, 소라, 쇠무릎, 송이버섯, 쇠비름, 양배추, 양송이버섯, 엉겅퀴, 여주 열매, 연 뿌리, 영지버섯, 오가피, 오미자, 오징어, 옥수수 수염, 우엉, 인진쑥, 으름덩굴 열매, 은행나무 잎, 작두콩, 조릿대 잎, 지렁이, 참나리, 참외, 참치, 천마(天麻), 천문동, 칡 뿌리, 택사, 표고버섯, 하늘타리, 해바라기 뿌리, 함초(鹹草), 헛개나무, 황금(黃芩), 황칠.

② 혈당이 높으면 강낭콩, 구기자나무 껍질, 둥굴레, 민들레, 보리, 옥수수 수염, 우엉, 조릿대 잎, 주목.

③ 갈증이 심하여 물을 많이 먹는 당뇨에는 대나무 진액, 생지황, 석고, 수박, 지모, 하눌타리, 황금(黃芩).

④ 속에 열이 있어 갈증이 나는 당뇨에는 구기자나무 껍질, 깽깽이풀, 녹두, 대나무 진액, 동과, 띠 뿌리, 말린 갈대 뿌리, 죽여, 지모, 진주, 천화(天花), 칡 뿌리, 향유.

⑤ 입과 혀가 건조하면서 갈증을 느끼면 계내금, 더덕, 마, 말린 둥굴레 뿌리, 맥문동, 산수유, 오매, 옥수수 수염, 저령, 천문동, 하눌타리.

⑥ 수기와 진기가 상해서 갈증이 나면 더덕, 말린 갈대 뿌리, 맥동(麥冬), 멧대추 씨, 새삼 씨, 생지황, 석곡, 숙지황, 오골계, 오디, 오매, 오미자, 인삼, 주목, 죽여, 지모, 천문동, 하눌타리, 현삼.

⑦ 위장에 진기가 부족해서 갈증이 나면 깽깽이풀, 더덕, 맥문동, 비파나무 잎, 지모, 하눌타리.

⑧ 감기 때문에 열이 많아 갈증이 나면 더덕, 돼지 쓸개즙, 말린 갈대 뿌리, 현삼.

⑨ 더위를 먹어 갈증이 나면 말린 갈대 뿌리, 녹두, 동과, 수박, 우렁, 향유, 활석, 흰작두콩.

⑩ 허열로 인하여 갈증이 나면 구기자, 더덕, 말린 둥굴레 뿌리, 맥문동, 멧대추 씨, 비파나무 잎, 생지황, 석곡, 오골계, 오매, 오미자, 죽여, 칡 뿌리.

⑪ 소변에 단백질이 섞여 나오면 닥나무 씨.

⑫ 유정(遺精)으로 인한 갈증에는 구기자.

⑬ 갈증이 나면서 소변량이 많아지면 구기자나무 껍질, 마, 새삼 씨.

⑭ 당뇨를 예방하려면 양배추.

7. 당뇨를 다스리는 민간요법

① 당뇨에는 **1** 꾸준히 황기 20g씩을 달여 먹는다. **2** 본인의 소변을 마신다. **3** 석곡 · 맥문동 9g씩, 하눌타리 24g, 더덕 · 생지황 15g씩, 지모 12g, 꺵깽이풀 3g에 물 500~700㎖를 넣고 물이 반으로 줄 때까지 달여 1~2일 동안에 나누어 마신다.

② 혈액에 열이 있어 혈당이 올라가면 3개월 정도 민들레를 달여 먹는다.

③ 신경성으로 열이 있어 혈당이 높으면 꾸준히 대나무 입즙이나 진액에 생강즙을 약간 섞어 먹는다.

④ 물을 많이 먹는 당뇨에는 **1** 하눌타리와 석고를 넣고 달여 먹는다. **2** 개구리밥을 곱게 빻은 다음 우유를 넣고 반죽해서 환약을 지어 하루에 2~3번 1번에 30개씩 미음과 함께 먹는다. 하눌타리를 같이 쓰면 더 좋다. **3** 하눌타리 8g에 물 200㎖를 넣고 물이 반으로 줄 때까지 달여 하루에 차처럼 수시로 마시거나 가루로 만들어 2g씩 따뜻한 물과 함께 먹는다. **4** 하눌타리와 천문동 6~8g씩에 물 400㎖를 넣고 달여 하루에 여러 번 나누어 마신다.

⑤ 소변에 단백질이 나오는 당뇨에는 말린 누에를 빻거나 환약을 지어 먹는다.

3. 암

암이란 피부나 근육이나 장에 변위가 생겨 돌처럼 굳는 것을 말한다. 그리고 이 덩어리에 뿌리가 있어 계속 자라면서 번지기 때문에 치료에 어려움이 많은 것이다.

1. 암을 예방하는 식품과 약재

① 참느릅나무 껍질, 뽕나무겨우살이, 닥나무 씨, 꿀풀, 기와버섯은 한국생약실험협회에서 대장암을 포함한 각종 암을 제거하는데 많은 효험이 있다고 발표했다.

② 황기를 꾸준히 20g씩 달여 먹으면 좋다.

③ 밀은 섬유질이 많으므로 배변을 쉽게 하고 치질이나 대장암 예방에 좋다.

④ 콩의 가공품에는 암이나 활성산소를 억제하는 효능이 있다. 콩에는 식이섬유가 많아 변비·치질·게실·대장암 등을 예방하는 효과가 있다. 또 콩에는 생리활성 물질인 아이소플라본스트(isoflavone genistin)·피트산(phytic acid)·사포닌(saponin)·레시틴(lecithin) 등이 들어 있어 위암·유방암·췌장암·전립선암·자궁암·대장암·골다공증·갱년기증후군 등을 예방하거나 치료하는 효과가 있다고 알려져 있다.

⑤ 청국장은 암 예방에 좋다.

⑥ 된장은 각종 암이나 골다공증에 좋다.

⑦ 메밀에는 섬유질이 많아 대장암 등 대장질환의 예방에 좋다.

⑧ 마늘은 살균작용이 강하고 항암 효과도 뛰어나므로 꾸준히 먹으면 좋다.

⑨ 바나나는 항암작용에 좋다.

⑩ 표고버섯은 대장암 · 장암 · 당뇨병 · 심장질환 · 담석증 등 성인병을 예방하는 효과가 있다.

⑪ 송이버섯은 위암이나 직장암을 예방하는 항종양성 작용을 하고, 병에 대한 저항력 증가시키며 혈액순환을 촉진시킨다. 또 편도선염이나 유선염 등의 염증치료에도 좋다.

2. 암을 다스리는 식품과 약재

① 각종 암에는 기와버섯, 꿀풀, 느릅나무 껍질, 닥나무 씨, 뽕나무 겨우살이, 개구리밥, 까마중, 꼭두서니 뿌리, 꽃무릇달래, 다래, 된장, 마름, 만병초, 말벌의 집, 말린 누에, 바나나 바위솔, 비단풀, 비파나무 잎, 살구 씨, 약모밀, 애기똥풀, 영지버섯, 옻나무, 작두콩, 조릿대 잎, 천남성*, 청국장, 청미래덩굴, 콩, 패랭이꽃, 함초(鹹草), 호장근.

② 항암에는 알로에 진액

③ 결장암에는 당근, 양배추, 상황버섯.

④ 대장암에는 고구마, 무, 브로콜리, 소맥, 아스파라거스, 메밀, 옥수수, 우엉씨, 죽순, 콩, 톳, 표고버섯, 함초(鹹草).

⑤ 식도암에는 패랭이꽃 뿌리, 마름, 다래, 브로콜리, 상황버섯, 청미래 뿌리, 민들레, 한련초.

⑥ 간암에는 인진쑥.

⑦ 유방암에는 엉겅퀴, 지치, 천문동, 다래, 콩.

⑧ 위장암 · 식도암 · 장암에는 회화나무 껍질, 모려분, 오적골, 조릿대.

⑨ 상피암에는 하늘타리 뿌리.

⑩ 폐암에는 부처손, 약모밀, 하늘타리 뿌리.

⑪ 자궁암에는 아스파라거스.

⑫ 자궁경부암에는 꿀풀, 당귀, 마름, 천남성*, 청미래덩굴, 하늘타리, 한련초, 흰봉선화.

⑬ 전립선암 예방에는 토마토.

17장. 부인과질환

부인과질환은 간장과 직결되므로 간장과 유방과 자궁의 관계를 먼저 알아야 한다. 간장의 열이 중초에 맺히면 유방에 응어리가 생긴다. 그래서 생리 전에 유방에 응어리가 생겼다가 생리가 끝나면 풀리는 것이다. 그 열이 하초로 내려가면 자궁에서 병이 된다. 생리 전에 자궁이 가렵거나 열이 있다가 생리가 끝나면 풀리는 것은 이 때문이다. 이와 같이 간장과 유방과 자궁은 삼각관계를 이루는데, 간장은 음(陰)의 모체이고 유방과 자궁은 음(陰)의 지체이기 때문이다.

1. 부인과질환의 원인

1) 생리에 문제가 생기는 원인

① 간장에 혈액이 허하면 생리의 양이 많거나 적을 수 있는데 심

하면 붕루증이 되기도 한다.

③ 간장이 실하면 생리주기가 빨라질 수 있다.

④ 간장이 허하면 생리주기가 늦어질 수 있다.

⑤ 간장에 열이 많으면 생리가 검고 끈적거릴 수 있다.

⑥ 간장이 냉하면 생리가 묽고 붉어질 수 있다.

2) 대하의 원인

① 몸이나 배나 장이 냉하면 백대하가 따를 수 있다.

② 심장에 열이 많으면 적대하가 따를 수 있다.

③ 위장질환이 있으면 황대하가 따를 수 있다.

2. 부인과질환의 한열허실기(寒熱虛實氣)

부인과질환은 한증(寒症)·열증(熱症)·허증(虛症)·실증(實症)·기증(氣症)으로 인하여 생긴다.

① 한증(寒症) : 자궁이 냉하고 습이 많아 자궁이 붓거나 냉이 많이 흐르기도 하는데 임신하기 어렵다.

② 열증(熱症) : 자궁이 가렵거나 따갑고, 피부병이 있는 것처럼 자궁이 헐고, 자궁 주위에 물집 같은 것이 생긴다. 심하면 물집이 터져 자궁이 허물어지기도 하는데 임신하기 어렵다.

③ 허증(虛症) : 자궁에 탄력이 없거나 임신을 해도 유산이 잘 된다.

④ 실증(實症) : 자궁이 부은 것 같거나 자궁 안에 무언가가 꽉 차 있는 것 같은 느낌이 드는데, 열증(熱症)이나 한증(寒症)에서도

나타날 수 있다.

⑤ 기증(氣症) : 기실증(氣實症)이면 실증(實症)과 같은 증상이 나타나고, 기허증(氣虛症)이면 자궁이 허전하거나 빈 것 같은 느낌이 든다.

3. 부인과질환을 다스리는 방법

증상에 맞게 식품이나 약재를 쓰거나 침구법(針灸法)을 활용하면 좋은데 방법은 다음과 같다.

① 한증(寒症)・허증(虛症) : 배꼽・단전・하복부・혈해(血海)에 필자가 개발한 약떡을 놓고 뜸을 하면 좋다.

② 열증(熱症)・실증(實症) : 절대 뜸을 하면 안 된다.

③ 기증(氣症) : 한증(寒症)에 의한 것이면 ①과 같이 하고, 실증(實症)이면 ②와 같이 한다.

④ 자궁이 냉하면 단전과 하복부에 뜸을 뜨는데 천초구법(川椒灸法)을 활용한다.

⑤ 모든 부인과질환에는 필자가 개발한 약떡을 놓고 뜸을 하거나 원심수기요법(圓心手奇療法)을 활용하면 큰 효과를 볼 수 있다.

4. 부인과질환에 대한 의서의 내용

내경왈(內經曰) 여자칠세(女子七歲) 신기성(腎氣盛) 치갱발장(齒更髮長) 이칠이천계지(二七而天癸至) 임맥태충맥성(任脈太衝脈盛) 월사이시하천(月事以時下天) 위천진지기(謂天眞之氣) 계위임계지수고(癸謂壬癸之水故) 천계야(天癸也) 연충위혈해(然衝爲血海) 임주포태(任主胞胎) 이맥유통(二脉流通) 경혈점성(經血漸盛) 응시이하(應時而下) 당이삼순일견(當以三旬一見) 이상월(以象月) 잉칙휴야(孕則虧也) 약우경행(若遇經行) 최의근신(最宜謹愼) 기식생냉물(其食生冷物) 급목욕방사(及沐浴房事)

내경왈. 여자는 7세가 되면 신장의 기가 왕성해지고 치아가 다시 나면서 터럭이 자란다. 14세가 되면 임맥과 태충맥이 왕성해져 생리를 시작하고 임신을 할 수 있다. 계는 임계로 북방의 수이며 천계라 한다. 충은 혈해가 되고 임맥은 포태를 주관하는데 두 맥이 서로 통하면 생리를 하는 것이다. 생리는 3순에 1번씩 하고, 생리가 있으면 임신을 할 수 있고, 임신을 하면 생리는 나오지 않는다. 생리 중에는 몸을 조심해야 하는데 찬 음식과 목욕과 성생활은 금하는 것이 좋다.

내경왈(內經曰) 월사불래자(月事不來者) 포맥폐야(胞脉閉也) 포맥자(胞脉者) 속심이락어포중(屬心而洛於胞中) 영기상박폐심(令氣上迫肺心) 기부득하통고(氣不得下痛故) 월사불래야(月事不來也) 조혈치법(調血治法) 경수(經水) 혹전혹후(或前或後) 혹다혹소(或多或小) 혹유월부지(或逾月不至) 혹일월재지(或一月再至) 개부조지고(皆不調之故)

내경왈. 생리가 나오지 않는 것은 포맥이 닫혔기 때문이다. 포맥은 심장에 속하고 포와 통하는데 기가 폐에 상박하면 폐와 심장의 기가 아래로 통하지 못해서 생리가 나오지 않는 것이다. 생리가 일찍 나오거나 늦게 나오거나 많거나 적거나 달을 넘기거나 한 달에 2번씩 하는 것은 모두 고르지 못한 것이다.

충맥임맥(衝脈任脈) 개기어포중(皆起於胞中) 상순복이(上循腹裏) 위경락지해(爲經絡之海) 통혈치법(通血治法) 포맥폐(胞脈閉) 월사불래(月事不來) 선복강심화지제(先服降心火之劑)

충맥과 임맥은 모두 포에서 일어나 뱃속을 돌아 경락에 모인다. 포맥이 닫히면 생리가 나오지 않는데 먼저 심장의 화를 내리는 약을 써야 한다.

한입혈실(寒入血室) 월경불통(月經不通) 요제한산동(繞臍寒疝疼) 기맥침긴(其脉沈緊) 차유한기(此由寒氣) 객어혈실(客於血室) 혈응불행(血凝不行) 소이작통(所以作痛)

생리가 나오지 않으면 배꼽 주위가 냉하면서 통증이 따르고 침맥과 긴맥이 잡힌다. 이것은 혈에 한기가 들어가 혈액이 굳어 운행하지 못하기 때문이다.

열입혈실(熱入血室) 부인상한발열(婦人傷寒發熱) 경수적래적단(經水適來適斷) 진일명료야칙섬어(盡日明了夜則譫語) 여견귀상(如見鬼狀) 차위열입실(此爲熱入室)

상한은 열이 나면서 생리가 나오다 그쳤다 하고, 낮에는 명랑하다 밤에는 말을 더듬으면서 귀신을 보는 것 같으면 혈에 열이 들어간 것이다.

경색자자풍야(經色紫者風也) 흑자열심야(黑者熱甚也) 성괴색자흑자혈열야(成塊色紫黑者血熱也) 담백자허야(淡白者虛也) 담자유수혼지야(淡者有水渾之也) 일운(一云) 색담자기혈구허(色淡者氣血俱虛) 여연진수자(如煙塵水者) 여옥누수자(如屋漏水者) 여두즙자(如豆汁者) 혹대황자(或帶黃者) 습담야(濕痰也) 이진탕(二陣湯) 성괴색불변자(成塊色不變者) 기체야(氣滯也)

생리가 붉으면 풍이 있는 것이고, 검으면 열이 심한 것이다. 덩어리가 지면서 검붉으면 혈액에 열이 있는 것이고, 담백하면 허한 것이고, 묽으면 물이 섞인 것이다. 또 색이 묽으면 기혈이 모두 허한 것이고, 연기에 그을린 것 같거나 짚썩은 물 같거나 팥물 같거나 황색을 띠면 습담으로 인한 것이니 이진탕을 써야 한다. 덩어리가 나오면서 색은 변하지 않으면 기가 맺힌 것이다.

경수적하이(經水適下而) 발기한칙울모(發其汗則鬱冒) 부지인하야(不知人何也) 사왈경수하고(師曰經水下故) 위이허이발기한칙(爲裡虛而發其汗則) 표역허(表亦虛) 차위표리구허고(此爲表裏俱虛故) 영울모야(令鬱冒也) 역명혈궐(亦名血厥)

생리 중에 땀을 지나치게 많이 내면 속이 답답하면서 울렁거리고, 정신을 잃어 사람을 알아보지 못한다. 생리 중에는 속이 허한데 땀을 내면 겉도 허해져 울모가 되는데 혈궐이라고도 한다.

충맥임맥(衝脈任脈) 개기어포중(皆起於胞中) 위혈지해(爲血之海) 혈삽불행(血澁不行) 칙성하작통(則成瘕作痛) 임맥위병(任脈爲病)

남자위칠산(男子爲七疝) 여자위하취(女子爲瘕聚)

임맥과 충맥이 모두 포에서 일어나 혈의 바다가 되는데, 혈이 좋지 않아 흐르지 못하면 뭉쳐서 통증이 된다. 임맥에 병이 생기면 남자는 산증이 되고, 여자는 적이 된다.

붕루치법(崩漏治法) 내경왈(內經曰) 혈착난뇨일망행(血錯亂淖溢妄行) 거지칙갱유적어(遽止則更有積瘀) 응성과구(凝成窠臼) 부지칙우공혼운(不止則又恐昏暈) 필선취오령지말(必先取五靈脂末) 온주조하(溫酒調下)

내경왈. 붕루는 혈이 착란하여 진흙처럼 넘쳐 흐르는 병이다. 갑자기 피를 그치게 하면 다시 피가 쌓여 벌집 같은 것이 생기고, 그치지 않으면 혼절할 우려가 있다. 이 때는 먼저 오령지 가루를 따뜻한 술에 타서 마신다.

대여루(帶如漏) 구시위중담적(俱是胃中痰積) 유하삼입방광(流下滲入膀胱) 출어대소장(出於大小腸) 의승제지(宜升提之) 심자상필용(甚者上必用) 토하용(吐下用) 이진탕가미(二陣湯加味) 창출시호승마(蒼朮柴胡升麻) 우대하(又帶下) 시습열위병(是濕熱爲病) 적속혈백속기(赤屬血白屬氣) 주치조습위선(主治燥濕爲先)

대하와 누는 같은 것인데 모두 위장에 쌓인 담이 방광으로 스며들었다가 대장과 소장을 통해 나오는 것이다. 올려주는 것이 마땅하나 증세가 심하면 반드시 입으로 토해야 하므로 이진탕에 삽주뿌리 · 시호마 · 승마를 넣어 쓴다. 또 습열로 인한 대하가 있는데 붉은색은 혈에 속하고, 흰색은 기에 속한다. 이 때는 습을 건조시키는 방법으로 치료해야 한다.

오색대하(五色帶下) 유상간칙청여니색(有傷肝則靑如泥色) 상심칙적여홍진(傷心則赤如紅津) 상폐칙백여비체(傷肺則白如鼻涕) 상비칙황여난과(傷脾則黃如爛瓜) 상신칙흑여뉵혈(傷腎則黑如衄血)
대하는 5가지 색으로 나타난다. 간이 상하면 진흙과 같고, 심장이 상하면 홍진과 같고, 폐가 상하면 콧물과 같고, 비장이 상하면 문드러진 누런 오이와 같고, 신장이 상하면 코피와 같다.

장조증(臟燥症) 비상욕곡(悲傷欲哭) 상여신령소작(象如神靈所作) 수흠신(數欠伸) 유자곡자소자(有自哭自笑者) 홍조소존성(紅棗燒存性) 미음조복(米飮調服)
장조증은 여자가 마음이 슬퍼 울고 싶은데 신령이 시키는 것처럼 기지개를 자주 켜고 하품을 하면서 혼자 웃다가 울다가 하는 것을 말한다. 이 때는 붉은 대추를 재가 되지 않을 정도로 태운 다음 미음을 쑤어 먹는다.

혈고증(血枯症) 내경왈(內經曰) 병명혈고(病名血枯) 차득년소시(此得年少時) 유대탈혈(有大脫血) 약취인입방(若醉人入房) 기갈간상고(氣竭肝傷故) 월사쇠초불래야(月事衰炒不來也) 의팔물탕(宜八物湯)
내경왈. 혈액이 마르는 병을 혈고증이라 하는데 소년기에 생긴다.

피를 많이 흘리거나 술에 취해서 성행위를 하면 기가 다하여 간장이 상하기 때문에 피가 말라 생리가 나오지 않는 것이다. 이 때는 팔물탕이 마땅하다.

교감출혈증(交感出血症) 부인유일교합(婦人有一交合) 유혈부지(流血不止) 개경수미정(皆經水未靜) 양정거충(陽精遽沖) 성집패혈(成集敗血)

교감출혈증은 성행위를 하면 피가 흘러 그치지 않는 병이다. 모두 생리가 깨끗하지 않은데다 갑자기 양의 충격을 받아 패혈이 모이기 때문이다.

과부사니지병(寡婦師尼之病) 이호처첩차이종(異乎妻妾且二種) 과거독음무양(寡居獨陰无陽) 욕심맹이다불수(慾心萌而多不遂) 시이음양교쟁(是以陰陽交爭) 사한사열(乍寒乍熱) 전류온학(全類溫瘧) 구칙위로(久則爲勞)

과부와 여승의 병에는 2가지가 있다. 과부처럼 혼자 살면 욕정이 생겨도 풀지 못해서 음양이 다투면서 한열이 왕래하므로 학질이나 온병과 비슷한 것에 걸리는데 오래되면 허로증이 된다.

부인잡병(婦人雜病) 칠징팔하(七癥八瘕) 구종심통(九種心痛) 십이대하(十二帶下) 공삼십육병(共三十六病) 수유명수(雖有名數) 막상증상(莫詳證狀) 추원기리(推源其理) 무비혈병(无非血病)

부인과질환에는 36가지가 있는데 적증 7가지, 하증 8가지, 심통증

9가지, 대하증 12가지로 나눌 수 있다. 증세를 자세히 알기는 어려우나 모두 혈액으로 인한 병이다.

5. 단방(單方)

① 복룡간(伏龍肝) : 주부인(主婦人) 붕중대하(崩中帶下) 위지혈지성약(爲止血之聖藥) 잠사아교각일냥(蠶砂阿膠各一兩) 복룡반냥(伏龍半兩) 공위말(共爲末) 온주조하(溫酒調下) 이전복(二錢服) 치혈노우묘(治血露尤妙)

여자가 하혈을 하거나 대하가 있으면 잠사와 아교 40g씩과 아궁이 바닥의 흙 20g을 빻은 다음 8g씩 따뜻한 술과 함께 먹으면 신기하게 낫는다.

② 익모초(益母草) : 치적백대하(治赤白帶下) 화개시채도위말(花開時採擣爲末) 주조이전(酒調二錢) 공심복(空心腹)

적대하나 백대하에는 꽃이 필 때 채취한 익모초를 빻아 술과 함께 8g씩 공심복에 먹는다.

③ 현호색(玄胡索) : 주월경부조(主月經不調) 붕중임노(崩中淋露) 전복말복환복병가(煎服末服丸服幷佳)

월경불순·하혈·임질에는 현호색을 달이거나 환약을 만들거나 가루를 내어 먹으면 좋다.

④ 오령지(五靈脂) : 치혈붕부지(治血崩不止) 급적백대하(及赤白帶下) 반생반초(半生半炒) 위말주조일전(爲末酒調一錢)

하혈이 그치지 않거나 적대하나 백대하가 있으면 오령지를 살짝 볶아 가루를 낸 다음 술과 함께 4g씩 먹는다.

⑤ 촉계화(蜀癸花) : 적치적대(赤治赤帶) 백치백대(白治白帶) 위말온주하이전(爲末溫酒下二錢)

적대하에는 붉은 접시꽃을, 백대하에는 흰 접시꽃을 가루를 내어 따뜻한 술과 함께 8g씩 먹는다.

⑥ 녹용(鹿茸) : 치붕루적백대하(治崩漏赤白帶下) 구위말(灸爲末) 주복일전(酒服一錢) 흑환복지(或丸服之)

하혈 · 적대하 · 백대하에는 녹용을 구워 가루를 낸 다음 술과 함께 4g씩 먹거나 환약을 지어 먹는다.

6. 부인과질환을 다스리는 식품과 약재

① 기혈이 부족하면 당귀, 사람의 태반, 숙지황, 천궁.

② 생리통에는 강황, 구절초, 단삼, 당귀, 말린 날다람쥐 똥, 목단, 몰약, 부들꽃가루, 부처손, 복숭아나무, 사프란, 소목(蘇木), 쇠무릎, 시호, 애기똥풀, 원추리, 익모초, 작약, 향부자*, 현호색, 홍화, 흰봉선화.

③ 생리주기가 불규칙하면 구릿대 뿌리, 구절초, 꼭두서니 뿌리, 남가새 열매, 능소화, 단삼, 당귀, 돼지고기, 띠 뿌리, 만병초, 말린 쉽싸리 잎과 줄기, 목단, 목이버섯, 미나리, 민들레, 백작약, 부들꽃가루, 부처손, 복숭아나무, 뽕나무겨우살이, 사프란, 산오이풀, 살구 씨, 삼지구엽초, 상황버섯, 숙지황, 시호, 약쑥, 애기똥풀, 원추리, 우엉, 익모초, 익모초 씨, 자라 등껍질, 적작약, 조롱이, 지치, 참빗살나무, 천궁, 파극, 패랭이꽃, 한련초, 할미꽃*, 함초(鹹草), 향부자*, 현호색, 호장근, 홍화, 흰봉선화.

④ 어혈로 인하여 생리가 나오지 않으면 강황, 거머리, 건칠, 꼭두서니 뿌리, 능소화, 단삼, 당귀, 대황(大黃), 말린 날다람쥐 똥, 말린 쉽싸리 잎과 줄기, 목단, 몰약, 복숭아나무, 봉출, 부들꽃가루, 삼능(三稜), 소목(蘇木), 쇠무릎, 쇠파리, 시호, 알로에 진액, 왕불류행(王不留行), 울금, 유향, 으름덩굴, 익모초, 자라 등껍질, 적작약, 참빗살나무, 천궁, 천산갑(千山甲), 패랭이꽃, 향부자*, 현호색, 호장근, 홍화.

⑤ 생리의 양이 너무 많으면 말린 날다람쥐 똥, 미나리, 뽕나무겨우살이, 산수유, 아교주, 여꽃대, 연 뿌리.

⑥ 냉증에는 구릿대 뿌리, 구절초, 고등어, 낙지, 당귀, 마늘, 미나리, 목향, 무, 무화과, 민들레, 복분자, 산수유, 삼지구엽초, 새우, 생강, 생강나무, 수뤼나물, 약쑥, 양파, 오가피, 위령선, 지황, 표고버섯, 홍화, 황칠.

⑦ 대하에는 가리륵 열매, 가죽나무 껍질, 가시연밥, 개암취 뿌리, 계내금, 구기자, 구릿대 뿌리, 구절초, 금앵자, 까마중, 녹각, 녹각교, 녹각상, 녹용, 능소화, 단너삼, 달개비, 당귀, 더덕, 마, 맨드라미, 맨드라미 씨, 메꽃, 메밀, 모려분, 무궁화, 미나리, 박주가리 씨, 백작약, 부들꽃가루, 부추 씨, 부처손, 붓꽃 씨, 빼꾹채, 뽕나무겨우살이, 사상자(巳床子), 산수유, 삼백초, 상황버섯, 새우류, 속단, 쇠비름, 수뤼나물, 승마, 싸리나무, 약모밀, 약쑥, 야관문(夜關門), 엉겅퀴, 연꽃 씨, 오골계, 오디, 오리나무더부살이, 용골, 원추리, 율무, 은행, 익모초, 조롱이, 참나물, 청미래덩굴, 초룡담(草龍膽), 한련초, 할미꽃*, 향부자*, 황벽나무, 회화나무, 회화나

무꽃, 흰봉선화.

⑧ 백대하에는 가시연밥, 고비, 구릿대 뿌리, 금앵자, 나도물통이 뿌리, 마, 모려분, 백일홍, 부추 씨, 부처손, 부용화, 사상자(巳床子), 산오이풀, 석류 껍질, 연꽃 씨, 오골계, 오리나무더부살이, 율무, 은행, 은행나무 잎·뿌리의 껍질, 작약, 접시꽃 뿌리, 조롱이, 청미래덩굴, 초피나무 열매의 껍질, 흰작두콩.

⑨ 적대하에는 구릿대 뿌리, 백일홍, 산오이풀, 상표초, 오골계, 접시꽃 뿌리, 조롱이, 청미래덩굴, 흰작두콩.

⑩ 황대하에는 가시연밥, 은행, 은행나무 잎.

⑪ 습열로 인한 대하에는 은행, 은행나무 잎.

⑫ 한습으로 인한 대하에는 약쑥.

⑬ 붕루에는 가리륵 열매, 가죽나무 뿌리, 거북이 등껍질, 계내금, 고슴도치, 구릿대 뿌리, 금앵자, 꼭두서니 뿌리, 녹각상, 녹용, 능소화, 단삼, 달개비, 당귀, 두충, 띠 뿌리, 마디풀, 말린 날다람쥐 똥, 맨드라미, 매실, 모려분, 미나리, 백일홍, 백작약, 부들꽃가루, 부용화, 부처손, 붓꽃 씨, 비단풀, 뽕나무겨우살이, 산수유, 산오이풀, 살구 씨, 삼칠초, 상황버섯, 생지황, 석류 껍질, 소루쟁이, 속단, 쇠비름, 수세미, 숙지황, 승마, 엉겅퀴, 왕고들빼기, 자라 등껍질, 작약, 짚신나물, 아교, 약쑥, 연꽃 씨, 연 뿌리, 오리나무더부살이, 오배자, 오적골, 용골, 원추리, 익모초, 익모초 씨, 인삼, 접시꽃 뿌리, 조롱이, 종려나무 껍질, 측백나무, 표고버섯, 한련초, 황기, 향부자*, 홍합, 화예석, 황금(黃芩), 형개, 회화나무, 회화나무꽃.

⑭ 자궁의 발육이 늦으면 당귀, 삼지구엽초.

⑮ 자궁에 종기가 생겨 통증이 있으면 구릿대 뿌리, 깽깽이풀, 목이버섯, 백선 뿌리의 껍질, 적작약, 접시꽃 뿌리, 초룡담(草龍膽), 함초(鹹草), 회화나무.

⑯ 자궁에 염증이 있거나 가렵거나 헐면 깽깽이풀, 단너삼, 마디풀, 목이버섯, 백선 뿌리의 껍질, 뽕나무겨우살이, 사상자(巳床子), 싸리나무 씨, 약쑥, 연꽃 씨, 오가피, 왕고들빼기, 짚신나물, 초룡담(草龍膽), 한련초, 할미꽃*.

⑰ 자궁경부염에는 개암취 뿌리, 단너삼, 도꼬마리 씨.

⑱ 자궁이 빠지면 금앵자, 더덕, 흰봉선화, 사상자(巳床子), 사프란, 산수유, 쇠비름, 쇄양, 승마, 시호, 오배자, 지각(枳殼), 탱자, 부들꽃가루, 홍화, 황기.

⑲ 자궁을 흥분시키려면 당귀, 백목련, 승마.

⑳ 포도상균에는 꼭두서니 뿌리, 꿀풀, 매실, 목단, 뽕나무 잎, 산오이풀, 야관문(夜關門), 약모밀, 약쑥, 인진쑥, 인동, 적작약, 제비꽃, 진범(秦凡), 쪽, 차조기 씨, 하늘타리, 해바라기 잎, 호장근, 황금(黃芩).

㉑ 갱년기 증상에는 강활, 개미취, 곡류, 대추, 더덕, 미나리, 사프란, 삼지구엽초, 오징어, 치자, 콩, 팥, 황금(黃芩), 홍화.

7. 부인과질환을 다스리는 민간요법

① 각종 부인과질환에는 목이버섯 60g을 약간 볶아 달여 먹는다.

② 생리통에는 **1** 약쑥 20g, 아교주 12g, 숙지황 8g, 당귀 · 천궁 · 백

작약 4g씩, 현호색 2g, 홍화 1.5g을 넣고 달여 먹는다. **2** 현호색 2g을 잘 으깬 다음 뜨거운 물을 붓고 5분 정도 우려 마신다. **3** 살구씨를 깨끗이 씻어 물기를 빼고 설탕을 같은 양으로 넣는다. 소주를 살구 씨의 3배로 넣고 밀봉해서 서늘한 곳에 3개월 정도 두었다가 1번에 20㎖씩 하루에 2번 공심복에 먹는다. **4** 애기똥풀 뿌리 4g에 첨주(甛酒)를 넣고 끓여 따뜻하게 해서 먹는다. 첨주(甛酒)는 포도주처럼 단맛이 나는 술이다. **5** 백작약 80g, 말린 생강 32g을 곱게 빻아 8봉으로 나누었다가 생리 때 1봉씩 황주(黃酒)에 타서 3주 동안 계속 먹는다. 황주(黃酒)는 찰조나 찰수수로 만든 술이다. **6** 10~11월에 잘 익은 노박덩굴 열매를 따서 그늘에서 말린 다음 살짝 볶아 곱게 빻는다. 1번에 0.4~0.5g씩 하루에 3번 식사 30분 전에 따뜻한 물에 타서 먹는다. 생리가 끝난 날부터 다음 생리 때까지 먹는다. **7** 목이버섯 60g을 약간 볶은 다음 달여 먹는다.

③ 생리통이 심하면 호장근 6g에 물 300㎖를 넣고 물이 반으로 줄 때까지 달여 하루에 여러 번 나누어 마신다.

④ 위급할 정도로 통증이 심하면 현호색과 감초를 1 : 2 비율로 넣고 빻아 1번에 3g씩 하루에 2~3번 따뜻한 물과 함께 먹는다.

⑤ 혈허로 인한 생리통에는 당귀 · 천궁 · 작약 · 숙지황 · 단삼 · 약쑥을 같은 양으로 넣고 달여 먹는다.

⑥ 어혈로 인한 생리통에는 **1** 당귀 · 천궁 · 작약 · 숙지황 · 민들레 4g씩과 거머리 2g을 넣고 달여 먹는다. **2** 지네 1,000마리를 머리와 꼬리와 발을 떼고 볶아 분말한 다음 홍화 80g, 볶은 거머리 60g, 민들레와 단삼 80g씩을 넣고 달여 꾸준히 먹는다. **3** 삼

리 60g, 민들레와 단삼 80g씩을 넣고 달여 꾸준히 먹는다. **3** 삼능(三稜)・당귀・생지황 12g씩, 홍화 6g에 물 500~700㎖를 넣고 물이 반으로 줄 때까지 달여 하루에 여러 번 나누어 마신다.

⑦ 혈가로 인한 생리통에는 삼능(三稜)・봉출 80g씩, 완화* 20g, 속을 깨끗이 제거하여 잘게 썬 청피(青皮) 60g에 식초 1.8 l 를 넣고 달여 건조시킨 다음 분말하여 0.3g짜리 환약을 만든다. 농도가 낮은 식초를 탄 물과 함께 1번에 50개씩 식전에 먹는다. 혈가란 어혈이 쌓여 생리가 나오지 않고, 배꼽 아래가 돌처럼 단단하게 굳으면서 통증이 있고, 음부에 냉기가 있고, 등뼈에 통증이 있어 구부리거나 펴지지 않는 병을 말한다.

⑧ 습으로 인한 생리통에는 삽주 뿌리 15g, 거머리 3g, 부자* 2g을 넣고 달여 먹는다.

⑨ 생리불순에는 **1** 우엉을 껍질째 깨끗히 씻어 30분 정도 찐 다음 소주를 우엉의 1.5배로 넣고 2개월 정도 숙성시켜 1번에 20~30㎖씩 하루에 2~3번 먹는다. **2** 미나리 50g을 뿌리째 그늘에서 말린 다음 물 800㎖를 넣고 물이 반으로 줄 때까지 달여 하루에 2~3번 나누어 마신다. **3** 약쑥 30g에 물 2 l 를 넣고 물이 반으로 줄 때까지 달인 다음 탕액에 달걀 흰자 1개를 넣고 잘 섞어 하루에 3번 식전에 마신다. 약쑥은 4월 초~6월 초에 뜯어 양지에서 말리는데 5월 단오에 채취한 것이 가장 좋다. **4** 홍화와 당귀 6~8g씩에 물 1 l 를 넣고 물이 반으로 줄 때까지 달여 탕액만 거른 다음 잉어 1마리를 살만 발라 넣고 끓여 2일 동안 적당하게 나누어 공심복에 먹는다. **5** 살구 씨를 깨끗

이 씻어 물기를 빼고 설탕을 같은 양으로 넣는다. 소주를 살구 씨의 3배로 넣고 밀봉해서 서늘한 곳에 3개월 정도 두었다가 1번에 20㎖씩 하루에 2번 공심복에 먹는다. **6** 목이버섯 60g을 약간 볶은 다음 달여 먹는다.

⑩ 습관성 생리불순에는 약쑥 잎과 당귀를 적당히 섞어 빻은 다음 꿀을 넣고 녹두알만하게 환약을 만들어 아침마다 공심복에 50개씩 소금을 약간 탄 물과 함께 먹는다. 환약을 만들기 힘들면 약쑥 잎을 달이거나 생즙을 내어 먹어도 된다.

⑪ 생리가 순조롭지 않으면 급성자 12g을 갈아 2g짜리 환약을 만든 다음 당귀 6g에 물 300㎖를 넣고 물이 100㎖로 줄 때까지 달인 물과 함께 1번에 1개씩 하루에 3번 먹는다.

⑫ 생리가 나오지 않으면 노박덩굴 5g과 당귀 40g에 물을 넣고 달여 하루에 2번씩 먹는다.

⑬ 신경성으로 생리가 나오지 않으면 **1** 말린 미나리 줄기를 가루를 낸 다음 차조기 잎 12~20g에 물 300㎖를 넣고 물이 반으로 줄 때까지 달인 물과 함께 1번에 6g씩 하루에 3번 먹는다. **2** 익모초·멧대추 씨·대나무 잎 300g씩, 단삼 200g, 생강 100g을 넣고 달여 수시로 먹는다.

⑭ 생리의 양이 너무 많거나 붕루에는 **1** 수세미 300g과 백설탕 40g을 넣고 달여 먹는다. **2** 사람의 머리카락을 태워 1번에 12~20g씩 먹는다.

⑮ 생리불순으로 이마나 턱에 여드름이 생기면 약모밀 15g, 청미래덩굴 5g, 초룡담(草龍膽) 2g에 물 800㎖를 넣고 물이 반으로 줄

때까지 달여 먹는다.

⑯ 생리 중에 온몸이 쑤시고 통증이 있으면 익모초 600g, 당귀 150g, 인삼과 숙지황 80g씩을 넣고 달여 조청을 만든다. 1번에 4~6g씩 하루에 2~3번 공심복에 따뜻한 물과 함께 먹는다. 특히 체력이 매우 허약해서 생리통이 있을 때 좋다.

⑰ 냉증에는 10~11월에 잘 익은 노박덩굴 열매를 따서 그늘에서 말려 살짝 볶은 다음 곱게 빻아 0.4~0.5g씩 하루에 3번 식사 30분 전에 따뜻한 물에 타서 먹는다. 생리가 끝난 날부터 다음 생리 때까지 먹는다.

⑱ 아랫배가 냉하여 허리가 아프면 약쑥을 엿처럼 고아 당귀 가루와 섞은 다음 콩알만하게 환약을 만들어 1번에 10~20개씩 하루에 3번 따뜻한 물과 함께 먹는다.

⑲ 대하에는 1 칡 뿌리와 산수유를 4g씩 넣고 달인 물에 9번 찐 영사 2g을 타서 마신다. 2 3년 묵은 호박을 삶아 먹는다. 3 참나리 40g, 귤 껍질 12g, 호두육 1개를 넣고 달여 공심복에 먹는다. 5 말린 더덕을 빻아 1번에 8g씩 미음 한 그릇과 함께 먹는다. 6 미나리 생즙을 1번에 50~100㎖씩 하루에 3번 공심복에 마신다.

⑳ 백대하에는 1 취침 3~4시간 전에 은행 5~6개를 구워 먹는다. 2 돼지 위장에 은행나무 껍질·신선한 조롱이·인동 80g씩과 찹쌀 300g을 넣고 중탕한 다음 탕액을 걸러 설탕을 넣고 맛을 내어 여러 번에 나누어 조금씩 먹는다. 3 부처손 20g에 물 500㎖를 넣고 녹차처럼 끓여 하루에 수시로 마신다. 4 오리나무더

부살이 · 새삼 씨 · 오미자 · 원지 · 속단 · 두충을 같은 양으로 빻은 다음 꿀을 끓여 넣고 0.3g짜리 환약을 만들어 1번에 50개씩 하루에 2번 공심복에 먹는다. **5** 문어알을 달여 먹는다. **6** 뼈를 제거한 오징어를 1마리씩 끓여 먹는다. **7** 도라지를 달인 다음 꿀을 타서 먹는다. **8** 개의 뼈를 불에 태워 빻은 다음 백비탕(白沸湯)에 타서 먹는다. **9** 한련초를 달여 먹는데 되도록 많이 먹으면 좋다. **10** 접시꽃이나 접시꽃나무를 달여 먹는데 백대하에는 흰 접시꽃을, 적대하에는 붉은 접시꽃을 쓴다.

㉑ 적대하에는 **1** 문어알을 달여 먹는다. **2** 뼈를 제거한 오징어를 1마리씩 끓여 먹는다. **3** 도라지를 달인 다음 꿀을 타서 먹는다. **4** 개의 뼈를 불에 태운 다음 빻아 백비탕(白沸湯)에 타서 먹는다. **5** 한련초를 달여 먹는데 되도록 많이 먹으면 좋다. **6** 접시꽃이나 접시꽃나무를 달여 먹는데 백대하에는 흰 접시꽃을, 적대하에는 붉은 접시꽃을 쓴다. **7** 질경이 20g과 얼음설탕 40g을 넣고 달여 탕액을 마신다.

㉒ 대하가 오래 낫지 않으면 백작약 120g과 말린 생강 20g을 잘게 썰어 누렇게 될 때까지 볶은 다음 빻아 1번에 4~8g씩 하루에 2번 따뜻한 물과 함께 공심복에 먹는다.

㉓ 혈림에는 질경이 20g과 얼음설탕 40g을 넣고 달여 마신다.

㉔ 자궁출혈에는 **1** 생비단풀을 푹 찐 다음 참기름이나 생강이나 소금 1순갈을 넣어 먹는다. **2** 그늘에서 말린 비단풀 5~10g에 생강을 넣고 달여 먹는다. **3** 부처손 20g에 물 500㎖를 넣고 녹차처럼 끓여 하루에 수시로 마신다. **4** 살구 씨 껍질을 약간 볶

은 다음 가루를 내어 1번에 6g씩 따뜻한 물과 함께 공심복에 먹는다. **5** 승마·시호 2g씩, 천궁·구릿대 뿌리 4g씩, 형개수·당귀 8~24g씩에 물 500~700㎖를 넣고 물이 반으로 줄 때까지 달여 하루에 3번 식사 후 조금 있다가 마신다.

㉕ 자궁이 냉하면 **1** 오수유와 초피나무 열매 껍질을 1kg씩 빻아 꿀을 넣고 개어 탄알만하게 환약을 만든 다음 하루에 2번씩 솜에 싸서 자궁에 넣어둔다. **2** 약쑥 12g, 사상자 6g에 생강이나 마늘이나 양파를 넣고 달여 꾸준히 먹는다.

㉖ 자궁염에는 **1** 흰꽃 600g을 볶은 다음 적설탕을 넣고 달여 마신다. **2** 용담사간탕(龍膽射干湯 : 처방은 방약합편에 있음)을 먹는다.

㉗ 자궁이 가려우면 **1** 돼지의 간을 불에 잠깐 쪼인 다음 자궁에 넣으면 벌레가 나온다. **2** 소금을 바른다.

㉘ 자궁에 종기가 생기면 황벽나무·파 뿌리·감초·구기자나무 껍질을 넣고 끓인 물로 씻는다.

㉙ 자궁이 밖으로 나오면 **1** 자라의 머리를 불에 태운 다음 따뜻한 물이나 술에 타서 먹는다. **2** 낙지를 많이 먹는다.

㉚ 자궁과 항문 중간이 가려우면 개구리밥을 끓인 뜨거운 물로 씻는다.

31. 자궁과 항문 중간이 헐면 사상자(巳床子)를 끓인 물로 씻고, 쇠비름 160g, 쪽 40g을 넣고 끓여 붙이는데 마르면 새로 한다. 20일 정도 하면 낫는다.

32. 자궁하수에는 백회(百會)에 침을 몇 시간 꽂아둔다.

33. 오줌소태에는 참기름을 많이 먹는다.

34. 하혈에는 생미나리 줄기의 즙을 1번에 50~100㎖씩 하루에 3번 식전에 마신다.

35. 히스테리에는 목단 껍질 10g, 연기가 나지 않을 때까지 태운 건칠 10g에 물 500㎖를 넣고 물이 300㎖로 줄 때까지 달여 1~2일 동안에 조금씩 나누어 마신다.

36. 심복통이나 가슴앓이에는 궁귀탕(芎歸湯 : 처방은 방약합편에 있음)에 적복령과 후박나무 껍질을 넣고 달여 먹는다.

37. 우울증에는 자귀나무 껍질 20g에 물을 넣고 달여 먹는다. 대뇌피질을 흥분시켜 우울증을 해소시켜 주는데 장기간 꾸준히 복용해야 효과가 있다.

38. 우울증·불면증·흥분·불안 등이 있으면서 윗배가 잘 아프고 가슴이 답답하면 자귀나무꽃·백작약·측백나무 씨 6g씩에 물 500㎖를 넣고 물이 반으로 줄 때까지 달여 하루에 여러 번에 나누어 따뜻하게 해서 마신다.

39. 장조증으로 자주 슬퍼하거나 울거나 하품을 하면 대추 10개, 감초 120g, 밀 1.8kg에 물 1.8 l 를 넣고 물이 반으로 줄 때까지 달여 3번에 나누어 마신다. 이것을 감맥대조탕(甘麥大棗湯)이라고 한다. 장조증이란 갱년기 장애나 히스테리에 해당하는 병으로 공연히 울다 웃다하여 마치 미친 것 같은 증세를 말한다.

40. 모든 갱년기 증상에는 황금(黃芩)·감국 9g씩, 꿀풀 15g에 물 500㎖를 넣고 물이 반으로 줄 때까지 달여 하루에 여러 번 나누어 마신다.

41. 갱년기인데 소변을 보아도 시원하지 않으면 개미취를 빻아 밀폐용기에 담아두고 1번에 4g씩 하루에 3번 따뜻한 물과 함께 먹는다.

42. 50세가 넘은 여자가 아랫배가 냉하면서 붕루가 있으면 구릿대 뿌리를 빻아 1번에 20g씩 2~3일 동안 먹는다.

18장. 임신 · 출산

1. 임신주기와 아들 딸을 아는 방법

① 임신할 사람의 나이를 3으로 나누어 1이 남으면 1 · 4 · 7 · 10월에 임신하고, 2가 남으면 2 · 5 · 8 · 11월에 임신하고, 3이 남으면 3 · 6 · 9 · 12월에 임신한다.

② 홀수 나이에 임신하여 이듬해 5월 망종 전에 낳거나 짝수 나이에 임신하여 이듬해 3월 청명 후에 낳으면 아들이고, 그렇지 않으면 딸이다.

2. 임신과 출산에 대한 의서의 내용

범구사지도(凡求嗣之道) 부인요조경(婦人要調經) 남자요신족(男子要神足) 우과욕청심(又過慾淸心) 위상책(爲上策) 과욕칙불망교합(過慾則不妄交合) 적기저정(積氣儲精) 시시이동고(時時而動故) 능유자(能有子) 시이과욕억칙신완(是以過慾抑則神完) 불유다자(不惟多子) 역다수(亦多壽)

대를 이을 자손을 보려면 여자는 생리가 고르고, 남자는 정신이 족하며 과한 욕심을 부리지 않고 마음이 맑아야 한다. 함부로 성행위를 하지 않으면서 기를 쌓고 정을 모아 때를 기다리면 자식을 둘 수 있다. 욕심을 버리면 자식을 많이 두고 수명도 길어진다.

구사지맥(求嗣之脈) 전귀어척(專貴於尺) 우척편왕(右尺偏旺) 화동호색(火動好色) 좌척편왕(左尺偏旺) 음허비복(陰虛非福) 유침활균(惟沈滑勻) 이위생식(易爲生息) 미온정청(微溫精淸) 겸지냉극(兼遲冷極)

구사의 맥은 척맥에 달려 있다. 우척맥이 왕성하면 화가 동하여 성행위를 좋아하고, 좌척맥이 왕성하면 음이 허해져 복되지 못하다. 맥이 차분하면서 활발하고 고르면 자식을 둘 수 있다.

태잉(胎孕) 범욕구사(凡欲求嗣) 필선시기부인지경맥(必先視其婦人之經脈) 조부(調否) 기혹미조(其或未調) 필이약이조지(必以藥而調之) 월경행후일삼오일(月經行後一三五日) 교회성남(交會成男) 이사육일(二四六日) 교회성녀(交會成女)

임신하려면 먼저 여자의 생리가 고른가를 보아야 한다. 만일 고르지 않으면 약으로 조절한 뒤에 교합한다. 홀수 일에 교합하면 아들이고, 짝수 일에 교합하면 딸이다.

시월양태(十月養胎) 부인회잉(婦人懷孕) 일월지시족궐음맥(一月之時足厥陰脈) 이월족소양맥(二月足少陽脈) 삼월수소음주맥(三月

手少陰主脉) 사월수소양맥(四月手少陽脉) 오월족태음맥(五月足太陰脉) 유월족양명맥(六月足陽明脉) 칠월수태음맥(七月手太陰脉) 팔월수양명맥(八月手陽明脉) 구월족소음맥(九月 足少陰脉) 시월족태양맥(十月足太陽脉) 주양(主養)

여자가 임신을 하면 1월에는 족궐음맥이 보양하고, 2월에는 족소양맥이 보양하고, 3월에는 수소음맥이 보양하고, 4월에는 수소양맥이 보양하고, 5월에는 족태음맥이 보양하고, 6월에는 족양명맥이 보양하고, 7월에는 수태음맥이 보양하고, 8월에는 수양명맥이 보양하고, 9월에는 족소음맥이 보양하고, 10월에는 족태양맥이 보양한다.

이삼월경불행(二三月經不行) 의시양신(疑是兩身) 각의혈체심번(却疑血滯心煩) 한열황홀(寒熱恍惚) 신방험태산(神方驗胎散)

2~3개월 동안 생리가 나오지 않으면 임신한 것이다. 혈이 뭉치면 마음이 우울하거나 한기와 열기가 있거나 황홀한 증상이 생기기도 한다. 신방험태산은 임신의 여부를 알아볼 수 있는 약이다.

좌유방유핵남(左乳房有核男) 우유방유핵여(右乳房有核女) 맥법(脉法) 부인임신사월(婦人姙娠四月) 욕지남녀법(欲知男女法) 좌실위남(左實爲男) 우실위녀(右實爲女) 구실위생이자(俱實爲生二子) 위구활이실야(謂俱滑而實也) 척맥(尺脉) 좌편대위남(左偏大爲男) 우편대위녀(右偏大爲女) 좌우구대(左右俱大) 산이자(産二者)

왼쪽 유방에 핵이 생기면 아들이고, 오른쪽 유방에 핵이 생기면 딸이다. 임신 4개월에 왼쪽 맥이 실하면 아들이고, 오른쪽 맥이 실하면 딸이고, 좌우가 모두 실하면 쌍둥이인데, 모두 활맥이 실한 것을 말한다. 왼쪽 척맥이 크면 아들이고, 오른쪽 척맥이 크면 딸이고, 좌우 척맥이 모두 크면 쌍둥이다.

악조증(惡阻症) 위구토(謂嘔吐) 오심두현(惡心頭眩) 오식택식시야(惡食擇食是也) 부인불능식(婦人不能食) 무한열명임신(无寒熱名姙娠) 어법육십일(於法六十日) 당유차증(當有此症) 설유의치역자(設有醫治逆者) 각일월(却一月) 가토하자칙절수(加吐下者則絶水) 절기의치(絶其醫治) 후기자안(候其自安)

악조는 구토를 하거나 속이 매스껍거나 어지러워 음식을 가리는 것을 말한다. 음식을 먹지 못해도 한열이 없으면 임신인데 임신 60일쯤 되면 이 증상이 나타난다. 치료를 받아도 역하나 1개월 정도 지나면 토하면서 설사를 멈추고, 치료를 받지 않아도 시간이 지나면 저절로 편안해진다.

자간증(子癎症) 임신중풍(姙娠中風) 항배강직(項背强直) 근맥연급(筋脈攣急) 구금어삽(口噤語澁) 담성혼미(痰盛昏迷) 시작시정(時作時停) 혹발휵(或發搐) 인사불성(人事不省) 명왈자간(名曰子癎)

자간증은 임신 중에 경련이 일어나거나 인사불성이 되는 것을 말한다. 임신 중에 중풍에 걸려 목과 등이 굳고, 근육과 맥이 당겨 경련이 일어나고, 입을 열지 못하면서 말이 둔하고, 담이 많고, 정신을 차리지 못하여 수시로 발작했다 수시로 그친다. 임신을 하면 간질병 같은 증상이 나타나는 사람이 있는데 같은 것이다.

자번증(子煩症) 임신(姙娠) 심번조민(心煩燥悶) 위지자번(謂之子煩) 다어수태후(多於受胎後) 사오월간(四五月間) 상화용사(相火用事) 혹치천영(或値天令) 군화대행(君火大行) 서습지시(暑濕之時) 구능발번조(俱能發煩燥)

자번증은 임신 중에 마음이 번거롭거나 조급하거나 괴로운 것을 말한다. 대개 임신 4~5개월 사이에 나타나는데 덥고 습한 계절에 무리하다 화가 크게 움직여 생기는 경우도 있다.

자종증(子腫症) 잉부(孕婦) 인태중유수(因胎中有水) 다어오육개월(多於五六個月) 이치편신부종(以致偏信浮腫) 창만천급(脹滿喘急) 혹복대이상(或腹大異常) 고과심흉(高過心胸) 기역불안(氣逆不安) 약불치지(若不治之) 필손기태(必損其胎)

자종증은 임신부가 태중의 물 때문에 몸이 붓는 것을 말한다. 보통 임신 5~6개월 때 나타나 온몸이 붓고, 배가 차오르면서 숨이 찬다. 혹은 배가 가슴보다 더 높아지는데 기가 역해서 생기는 것이니 치료하지 않으면 반드시 태가 손상된다.

자임증(子淋症) 임부열적방광(姙婦熱積膀胱) 혹태기옹만(或胎氣壅滿) 소변임삽작통(小便淋澁作痛) 명왈자임(名曰子淋) 우위지자만(又謂之子滿)

자임증은 임신부가 방광에 열이 쌓이거나 태에 기가 많아 소변을 보기 어려우면서 통증이 따르는 것을 말하는데, 자만증이라고도 한다.

자수증(子嗽症) 임신(姙娠) 외감풍한(外感風寒) 구수부지(久嗽不止) 위지자수(謂之子嗽)
자수증은 임신부가 감기에 걸려 기침이 그치지 않는 것을 말한다.

자리증(子痢症) 임신(姙娠) 하리적백(下痢赤白) 복통이급(腹痛裏急) 후중(後重) 명왈자리(名曰子痢)
자리증은 임신부가 이질이나 설사로 인하여 뱃속이 당기면서 통증이 따르고, 대변을 보아도 또 보고 싶은 증상을 말한다.

자학증(子瘧症) 임부자학(姙婦子瘧) 한열왕래(寒熱往來) 위지자학(謂之子瘧)
자학증은 임신부가 학질에 걸려 한열이 왕래하는 것을 말한다.

자현증(子懸症) 임부(姙婦) 태기불화(胎氣不和) 역상심흉(逆上心胸) 창만동통(脹滿疼痛) 위지자현(謂之子懸)
자현증은 임신부가 태기가 편하지 않아 위로 올라와 가슴이 창만하면서 통증이 따르는 것을 말한다.

태루태동(胎漏胎動) 태루(胎漏) 위유태이(謂有胎而) 혈누하야(血漏下也) 범방하혈자(犯房下血者) 진누태야구지(眞漏胎也救之) 태루태동(胎漏胎動) 개하혈이(皆下血而) 태동유복동(胎動有腹疼) 태

루무복동(胎漏无腹疼) 차위이이(此爲異耳) 태루의청열(胎漏宜清熱) 태동의행기(胎動宜行氣)

태의 혈이 아래로 새는 것은 태루라 하고, 임신 중에 성행위를 한 후 하혈하는 것을 진누태라 한다. 태루와 태동은 모두 하혈을 하는데 태동은 복통이 있고, 태루는 복통이 없다. 태루는 열을 풀어주고, 태동은 기를 흐르게 하는 것이 마땅하다.

반산타태(半産墮胎) 내혈기허손(乃血氣虛損) 불능영양이자타(不能榮養而自墮) 유지고칙과락(猶枝枯則果落) 등위칙화타(藤萎則花墮) 유인노노상정(有因勞怒傷情) 내화변동(內火變動) 역능타태(亦能墮胎)

반산타태는 유산을 말하는데 혈기가 허손하여 태를 기르지 못하여 저절로 떨어지는 것이다. 마치 가지가 마르면 과일이 떨어지는 것과 같다. 과로나 분노로 인하여 정이 상해서 내화가 움직여도 유산된다.

찰색험태생사(察色驗胎生死) 태동불안심자(胎動不安甚者) 당이모형색(當以母形色) 찰지모면적(察之母面赤) 설청자(舌青者) 모활자사(母活子死) 청면적설(青面赤舌) 구중말자(口中沫者) 모사자활(母死子活) 순설구청(脣舌俱青) 양변말출자(兩邊沫出者) 모자구사(母子俱死)

태가 움직여 매우 불안할 때는 임신부의 찰색으로 태의 생사를 알 수 있다. 임신부가 얼굴이 붉고 혀가 푸르면 어미는 살고 태아는 죽는다. 얼굴이 푸르고 혀가 붉으면서 입에 거품침이 생기면 어미는 죽고 태아는 산다. 입술과 혀가 모두 푸르고 입 양쪽에서 침이 흐르면 어미와 태아가 모두 죽는다.

잉부복통(孕婦腹痛) 위태동(爲胎動) 욕지생사(欲 知生死) 이수모지(以手摸之) 영재하(令在何) 면냉자위사(面冷者爲死) 온자위생(溫者爲生) 태사복중칙산모(胎死腹中則產母) 면청지갑청(面靑指甲靑) 순설청(脣舌靑) 구취양검미홍칙모활자사(口臭兩臉微紅則母活子死)

임신부의 배에 통증이 있어 태가 움직였을 때 태아의 생사를 알려면 배를 만져본다. 배가 냉하면 태아가 죽은 것이고, 따뜻하면 무사한 것이다. 태가 복중에서 죽으면 산모의 얼굴과 손톱과 입술과 혀가 모두 푸르다. 만일 임신부의 입에서 냄새가 나면서 양쪽 빰이 약간 붉으면 어미는 살고 태아는 죽는다.

잉부상한(孕婦傷寒) 산전안태(產前安胎) 산후보혈위주(產後補血爲主) 치법무범위기(治法无犯胃氣) 급상이초(及上二焦) 위삼금(爲三禁) 위불가한(謂不可汗) 불가하(不可下) 불가이소변야(不可利小便也) 단당화해(但當和解)

임신부가 감기에 걸리면 산전에는 태를 편안하게 하고, 산후에는 혈을 보해야 한다. 위장의 기와 상초와 중초를 범하지 않아야 하고, 땀을 내거나 설사를 하면 안 되고, 소변을 많이 보아도 안 된다. 오직 화해시켜야 한다.

잉부상한(孕婦傷寒) 호용궁소산시호지작탕(互用芎蘇散柴胡枳殼湯) 우상한발열의호태(又傷寒發熱宜護胎) 정저니급청대복룡간(井底泥及青黛伏龍肝) 정수조도제복상(井水調塗臍腹上) 건칙재습토(乾則再濕塗)

임신부의 상한에는 궁소산과 시호와 지각탕이 좋다. 상한에 열이 있으면 태를 보호해야 하니 우물 바닥의 흙과 쪽과 아궁이 바닥의 흙을 정화수로 잘 개어 배꼽에 바른다. 마르면 다시 습하게 하여 바른다.

내경왈(內經曰) 인유중신(人有重身) 구월이음(九月而陰) 차위하병(此爲何病) 기백왈(岐伯曰) 포지낙맥절야(胞之絡脈 絶也) 포락자(胞絡者) 계어신(繫於腎) 소음지맥(少陰之脉) 관신계설본고(貫腎繫舌本故) 불능언(不能言) 무치야(无治也) 당십월후(當十月後) 주왈분비칙자능언(註曰分娩則自能言) 물약가야(勿藥可也)

내경왈. 임신 9개월째에 벙어리가 되는 것은 무슨 일인가. 기백왈. 포의 낙맥이 끊어졌기 때문이다. 포의 낙은 위경의 맥에 달려 있는데 신장은 혀에 연계되어 있기 때문에 말을 하지 못하나 10개월째가 되면 저절로 풀린다. 주왈. 아이를 낳고 나면 저절로 말을 할 수 있으니 약을 쓰지 않는 것이 좋다.

아재복중곡자(兒在腹中哭者) 모재대상흘(母臍帶上疙) 내아구중함자(乃兒口中含者) 인임모등고취물(因姙母登高取物) 탈출구아(脫出兒口) 이차작성야(以此作聲也) 영임모곡요향지습물(令姙母曲腰向

地拾物) 사아복함입구중즉기성즉(使兒腹含入口中則其聲卽止) 일방황연농전즙(一方黃連濃煎汁) 영임모합복즉역지(令姙母呷服則亦止)

뱃속에서 아이가 우는 소리를 내는 것은 탯줄에 종기가 생겼거나 임신부가 높은 곳의 물건을 잡다가 태아의 입에서 탯줄이 벗어났기 때문이다. 임신부가 땅바닥을 향하여 허리를 굽히면 탯줄이 다시 아이 입으로 들어가 저절로 울음을 그친다. 또 깽깽이풀을 진하게 달여 먹어도 좋다.

잉부복중작종명(孕婦腹中作鐘鳴) 취다년공방서혈토(取多年空房鼠穴土) 위말주복(爲末酒服) 혹건금지즉지(或乾噙之卽止)

임신부의 뱃속에서 종소리가 나면 오랫동안 비워둔 방의 쥐구멍 흙을 빻아 술과 함께 먹거나 마른 흙을 그냥 씹어 먹으면 즉시 그친다.

잉중실혈(孕中失血) 태수불타(胎雖不墮) 기기역휴다치(其氣亦虧多致) 유월불산유십이삼월(逾月不産有十二三月) 혹십칠팔월(或十七八月) 혹이십사오개월(或二十四五個月) 생자(生者) 왕왕유지(往往有之) 구시혈기부족(俱是血氣不足) 배태난장고이(胚胎難長故爾) 범십월지후미산자(凡十月之後未産者) 당복대보기혈지약(當服大補氣血之藥) 이배양지(以培養之) 차분만지무우야(遮分娩之无虞也)

임신 중에 실혈을 하면 태가 떨어지지 않았어도 기가 부족해서 달이 넘어도 출산하지 못하고, 12~13개월이나 17~18개월이나 24~25개월만에 낳는 경우도 있다. 모두 기혈이 부족해서 태가 자라지 못했기 때문이다. 10개월이 지나도 낳지 못하면 기혈을 많이 보하는 약으로 배양한다.

산맥(産脉) 일호육지(一呼六至) 혹일호일지(或一呼一至) 난경왈(難經曰) 침세활약무즉생(沈細滑若无卽生) 부대난산(浮大難産) 면협순설(面頰脣舌) 기흑여청면적(忌黑與靑面赤) 모활자경(母滑子傾) 한열우빈(寒熱又頻) 차지흉후(此是凶候)

출산할 때는 숨을 1번 쉴 때 맥이 6번이나 1번 뛴다. 난경왈. 침맥・세맥・활맥이 뛰거나 맥이 없으면 바로 낳고, 부맥과 대맥이 뛰면 난산이 된다. 얼굴과 뺨과 입술과 혀가 검거나 푸르게 변하면 안 된다. 얼굴이 붉으면 어미는 살 수 있으나 아이는 위태롭고, 한열이 자주 생기면 흉한 징조이다.

횡산(橫産) 위아선로수(謂兒先露手) 혹비자(或臂者) 치법(治法) 당영산모(當令産母) 앙면안와(仰面安臥) 수생지인(收生之人) 서서선추아하절(徐徐先推兒下截) 영직상(令直上) 충통수(沖通手) 이중지(以中指) 마기견(摩其肩) 추상이정지(推上而正之) 점인수반기이(漸引手攀其耳)

횡산은 태아가 손이나 팔이 먼저 나오는 것을 말한다. 산모를 편안하게 눕힌 다음 아이를 밑에서 위로 천천히 밀어 올리고, 중지로 아이의 어깨를 바로잡은 다음 귀를 잡고 천천히 당긴다.

역산선로족(逆産先露足) 횡산선로수(橫産先露手) 좌산선로둔(坐

産先露臀) 개용역태조지과야(皆用力太早之過也) 약수족선로자(若手足先露者) 용세침자아수족심(用細針刺兒手足心) 입일이분(入一二分) 삼사차자지(三四次刺之) 이염도기상(以鹽塗其上) 경경송입(輕輕送入) 아득경전일축(兒得驚轉一縮) 즉순생하(卽順生下)

역산은 태아가 발이 먼저 나오는 것이고, 횡산은 손이 먼저 나오는 것이고, 좌산은 엉덩이가 먼저 나오는 것인데, 모두 힘을 일찍 쓴 것이 원인이다. 만약 손이나 발이 먼저 나오면 가는 침으로 손바닥이나 발바닥을 1~2푼 정도 들어가게 3~4번 찌른 다음 그 위에 소금을 바르고 태아를 가볍게 서서히 들여넣는다. 태아가 아픔을 느끼고 놀래서 몸을 1번 굴리면서 오그리면 바르게 나온다.

교골불개난산(交骨不開亂山) 음기허야(陰氣虛也) 하사태(下死胎) 수참고상험태(須參考上驗胎) 생사조치지(生死條治之) 태사칙모설(胎死則母舌) 필청흑(必靑黑) 외증지갑청흑(外症指甲靑黑) 필복민(必腹悶) 구중극취(口中極臭)

교골이 열리지 않으면 난산이 되는데 음기가 허하기 때문이다. 태아가 숨져서 나오면 앞에서 설명한 임신부의 안색을 살펴 생사를 아는 방법을 참고해서 다스린다. 태아가 숨졌으면 산모의 혀와 손톱이 검푸르게 변하고, 배가 창만하면서 입에서 심한 냄새가 난다.

아침통(兒枕痛) 태측유성괴(胎側有成形塊) 위아침(爲兒枕) 자욕생시(子欲生時) 침파혈하(枕破血下) 약패열불하칙성괴(若敗血不下則成塊) 작통불가인(作痛不可忍) 내혈하야(乃血瘕也)

아침통은 태 옆에 뭉쳐 있는 것을 태아가 베고 있다가 나올 때 그것이 부서져 혈이 내려오는 병이다. 만약 패혈이 내려오지 않아 덩어리가 되면 참기 어려운 통증이 따르는데 이것을 혈하라고 한다.

범산후(凡産後) 포의불하(胞衣不下) 초구칙혈(稍久則血) 유입포중(流入胞中) 포위혈소창(胞爲血所脹) 상충심흉(上衝心胸) 천급동통(喘急疼痛) 필치위독(必致危篤) 의급단제대(宜急斷臍帶) 이소물계대(以小物繫帶) 뇌고연후절단(牢固然後切斷) 사오혈불(使惡血不) 조입포중칙(潮入胞中則) 포의자당(胞衣自當) 위축이하(萎縮而下) 절불가영좌파(切不可令坐婆) 망용수법탐취(妄用手法探取) 혹인차이조(或因此而殂) 혹손파뇨포(或損破尿胞) 위종신지해(爲終身之害) 가불근여(可不謹歟)

산후에 오래도록 태가 나오지 않으면 혈이 태 안으로 들어간다. 그러면 포가 혈로 가득차 심장과 가슴을 쳐 숨이 차면서 통증이 따라 위험해진다. 이 때는 급히 탯줄을 끊어야 한다. 작은 끈으로 탯줄을 견고하게 묶은 다음 끊어 나쁜 피가 포 안으로 들어가지 못하게 하면 태가 저절로 작아져 나온다. 태가 나오지 않는데 함부로 자르면 죽을 수도 있고, 방광이 손상되어 평생 고생하니 조심해야 한다.

산후혈운(産後血暈) 유기혈폭허(由氣血暴虛) 혈수기상(血隨氣上) 미란심신고(迷亂心神故) 안전생화(眼前生花) 심자민절구금(甚者悶絶口噤) 신혼기냉(神昏氣冷)

산후에 혈운증이 생기는 것은 기혈이 갑자기 허해졌기 때문이다. 혈이 기를 따라 위로 올라가 심신을 어지럽히면 헛것이 꽃처럼 보인다. 심하면 정신을 잃거나 입을 악물거나 정신이 없거나 기가 냉해진다.

육혈(衄血) 산후구비흑색기(産後口鼻黑色起) 급비뉵자(及鼻衄者) 명왈위절패패(名曰胃絶肺敗) 차증불가치(此症不可治) 양법(禳法) 급취비선일조(急取緋線一條) 병산모정심발양조(幷産母頂心髮兩條) 긴계산모(緊繫産母) 수중지즉지(手中指卽地)

육혈은 산후에 입과 코가 검어지면서 코피가 나는 병이다. 위절 또는 패폐증이라고도 하는데 치료하기 어렵다. 이 때는 급히 붉은 실 한 올과 산모의 백회에 있는 머리카락 두 올을 취하여 산모의 중지에 둘둘감아 묶어두면 그친다.

산후천극(産後喘極) 위다사(危多死) 산후후중기(産後喉中氣) 급천촉자(急喘促者) 인소하혈다(因所下血多) 영혈폭갈(榮血暴竭) 위기무주독취(衛氣无主獨聚) 폐중고영천(肺中故令喘) 차명고양절음(此名孤陽絶陰) 위난치(爲難治)

산후에 숨이 차거나 기침이 심해져 죽는 경우가 많다. 산후에 기가 급하고 숨이 차는 것은 하혈을 많이 해서 영혈이 급히 떨어지고, 위기가 주관이 없어 패혈이 폐에 모여 천촉하기 때문이다. 이것을 고양절음이라고 하는데 치료하기 어렵다.

산후불어(産後不語) 유패혈우심(由敗血于心) 심기폐색고(心氣閉塞故) 설강불어(舌强不語) 산후견귀(産後見鬼) 언어전도(言語顚倒) 차유패혈우심야(此由敗血于心也)

산후에 패혈이 심장으로 들어가면 심장의 기가 막혀 혀가 굳고 말을 못하게 된다. 산후에 헛것을 보거나 횡설수설하는 것은 망가진 혈액이 심장으로 들어갔기 때문이다.

산후발열(産後發熱) 산후혈허(産後血虛) 열입혈실(熱入血室) 이치발열번조(以致發熱煩燥) 주경야중(晝輕夜重) 혹섬어여견귀(或譫語如見鬼) 혹왕래한열(或往來寒熱)

산후에 열이 나거나 혈이 허한 것은 혈실에 열이 들어갔기 때문이다. 열이 나고 답답하면서 괴로운데, 낮에는 가볍고 밤에는 심하다. 혹은 말을 더듬거나 귀신 같은 것을 보거나 한열이 번갈아 생기기도 한다.

산후풍질(産後風疾) 범산후발열(凡産後發熱) 약설건순급(若舌乾脣急) 수지미동(手指微動) 갱급작풍질(更急作風疾) 산후통(産後痛) 범산후발열(凡産後發熱) 신동두통(身疼頭痛) 불가변작(不可便作) 감모치지증(感冒治之) 차다시혈허(此等多是血虛) 혹패혈작경(或敗血作硬)

산후풍질은 산후에는 대개 열이 나는데 혀가 말리면서 입술이 당기고, 손가락을 약간씩 움직이다 다시 급속하게 움직이는 것을 말한다. 산후통은 산후에 열이 나면서 몸과 머리가 아픈 것을 말하는데, 감기로 알고 함부로 시술하면 안 된다. 이러한 증세는 혈허증이 거나 죽은 피가 경색된 것이다.

산후구역(産後嘔逆) 산후복창(産後腹脹) 만민구토부정(滿悶嘔吐不定) 차유패혈(此由敗血) 입비위고(入脾胃故) 불능음식(不能飮食) 산후임력(産後淋瀝) 유뇨(遺尿) 부인산리불순(婦人産理不順) 치상유뇨(致傷遺尿) 산후설리(産後泄痢)

산후구역은 산후에 배가 부으면서 거북하고, 아무 때나 구토하는 것을 말한다. 비장과 위장에 어혈이 들어갔기 때문인데 음식을 먹지 못한다. 산후임력은 출산할 때 소변을 참지 못하고 흘리는 것을 말하고, 산후설리는 산후에 설사하는 것을 말한다.

산후유삼종질(産後有三種疾) 울모칙다한(鬱冒則多汗) 다한칙대변난(多汗則大便難) 개신산(盖新産) 혈허다한출(血虛多汗出) 치위조망진액고(治胃燥亡津液故) 대변비결(大便秘結)

산후에는 3가지 질병이 따르는데 울모하면 땀이 많이 나고, 땀이 많으면 변비가 된다. 대개 처음 출산하면 혈이 허해져 땀이 많이 나는데, 위장이 마르고 진액이 망가졌기 때문이다. 이 때는 대변을 통하게 해야 한다.

산후부종(産後浮腫) 차유패혈순경(此由敗血循經) 유입사지고야(流入四肢故也) 혈행종소즉유(血行腫消卽愈) 혹패혈정축(或敗血停蓄) 혈화위수이부종(血化爲水而浮腫) 의대조경산(宜大調經散) 소

조경산(小調經散) 산후부종(産後浮腫) 필대보기혈위주(必大補氣血爲主) 전복기준리지제(煎服忌峻利之劑)

산후에 몸이 붓는 것은 패혈이 경을 따라 사지로 들어갔기 때문인데, 혈액을 순환시키면 곧 낫는다. 혹은 패혈이 머물러 있으면서 혈과 화해서 물이 되면 몸이 붓기도 한다. 이 때는 대조경산이나 소조경산을 쓴다. 산후의 부종에는 반드시 기혈을 많이 보하는 것을 위주로 해야 한다. 이뇨작용을 촉진시키는 약은 금한다.

산후맥법(産後脉法) 홍실부조자사(洪實不調者死) 침미부골불절자생(沈微附骨不絶者生) 진부인신산맥(診婦人新産脉) 침소자생(沈小者生) 실대견강급자사(實大堅强急者死) 산후치법(産後治法) 산후당대보기혈위주(産後當大補氣血爲主) 수유잡증이차치(雖有雜症以此治) 산후절부발표(産後切不發表)

산후에 홍맥과 실맥이 고르지 않으면 죽고, 침맥과 미맥이 뼈에 붙어 끊어지지 않으면 산다. 맥결에 출산할 때 맥이 가라앉고 작으면 살고, 실하고 크면서 견고하면 죽는다고 하였다. 산후에는 기혈을 많이 보하는 것을 위주로 해야 한다. 잡증이 있어도 마찬가지이며 절대로 밖으로 풀면 안 된다.

산후허로(産後虛勞) 산후노상과도(産後勞傷過度) 명왈욕노(名曰蓐勞) 기증하리(其症虛羸) 사기사와(乍起乍臥) 음식불소(飮食不消) 시유해수(時有咳嗽) 두목혼동(頭目昏疼) 발갈도한(發渴盜汗) 한열여학(寒熱如瘧)

산후에 과로하다 심하게 상하면 폐결핵이 된다. 허하면서 야위어 잠깐 일어났다가 잠깐 눕거나 음식을 소화시키지 못하거나 때때로 기침을 하거나 머리와 눈이 어두우면서 아프거나 갈증이 생기거나 도한이 나거나 한열이 왕래하는 것이 학질과 같다.

산후유즙(産後乳汁) 불행유이(不行有二) 유기혈성이옹폐불행자(有氣血盛而壅閉不行者) 유기혈약이고학불행자(有氣血弱而枯涸不行者) 산후탈음(産後脫陰) 개노력태과소치(盖努力太過所致) 약탈항(若脫肛) 상핍박종동(狀逼迫腫疼) 청수속속(淸水續續)

산후에 젖이 나오지 않는 것은 기혈이 과하여 운행하지 못하거나 기혈이 약하면서 수기가 말랐기 때문이다. 산후에 자궁이 밀려나오는 것은 힘을 너무 많이 썼기 때문이다. 만약 항문이 나오면 통증이 따르면서 맑은 물이 계속 나온다.

산후유즙불행(産後乳汁不行) 유이종(有二種) 유기혈(油氣血) 성이옹폐불행자(盛而壅閉不行者) 유혈기(油血氣) 약이고학불행자(弱而枯涸不行者) 허당보지(虛當補之) 실당소지(實當疎之)

산후에 젖이 나오지 않는 원인은 2가지이다. 기혈이 넘쳐 순환되지 않거나 기혈이 약하면서 수분이 말랐기 때문이다. 허한 것은 보하고 실한 것은 소통시켜야 한다.

무아당소유(无兒當消乳) 무자음유(無子飮乳) 유방창통(乳房脹痛) 요소유(要消乳) 맥아오전초말(麥芽五錢炒末) 분사첩매용백탕조하

(分四貼每用白湯調下)

젖을 먹일 아이가 없으면 젖을 말려야 한다. 젖을 먹일 아이가 없는데 젖이 나오면 유방이 붓고 통증이 따르기 때문이다. 엿기름 20g을 볶은 후 빻아 4봉으로 나누어 1번에 1봉씩 끓인 물과 함께 먹는다.

역유소육지자(亦有所乳之子) 격유담체(膈有痰滯) 구기번열(口氣煩熱) 함유이수(含乳而睡) 열기소취(熱氣所吹) 수성결핵(遂成結核) 조지취유(調之吹乳) 어초기시(於初起時) 변회인통(便須忍痛) 유영초연연(揉令稍軟吮) 영즙(令汁) 투자가산(透自可散) 실차불치(失此不治) 필성옹절(必成癰癤)

젖을 먹는 아이가 흉격에 담이 있으면 입속에 열이 있다는 뜻이다. 이런 아이가 젖꼭지를 물고 자면 뜨거운 기운을 불어내 유방에 결핵이 생기는데 취유라고 한다. 처음 발병했을 때 통증을 참으면서 부지런히 주물러 부드럽게 하고, 젖을 빨려서 젖이 통하게 하면 저절로 풀어진다. 그러나 때를 놓쳐 다스리지 못하면 반드시 종기나 부스럼이 된다.

유옹증(乳癰症) 다인후미습열지담(多因厚味濕熱之痰) 정축격간(停蓄膈間) 여체유상전이성(與滯乳相傳而成) 역유아구기(亦有兒口氣) 취허이성(吹噓而成) 우유노기격체이생(又有怒氣激滯而生) 하석고(煆石膏) 소화피(燒樺皮) 과루자(瓜蔞子) 감초절(甘草節) 청피(靑皮) 개신효약야(皆神效藥也)

유옹증은 대개 자극성이 강한 음식으로 인하여 습열의 담이 가슴에 머무르면서 남아 있는 유즙과 서로 공박하여 생긴다. 또 유아의 입에서 뜨거운 기운이 나와 생기기도 하고, 노기가 격하면 체해서 생기기도 한다. 볶은 석고 · 불에 태운 벚나무 껍질 · 하눌타리 씨 · 청피(靑皮) · 감초 등이 효험이 있다.

부인산육간난(婦人産育間難) 혹일세일산(或一歲一産) 가이차소간지(可以此少間之) 사물탕(四物湯) 가운대자일촬(加雲臺子一撮) 치수전(治水煎) 경행후공심복지(經行後空心服之)
여자가 아이를 낳아 기르는 것은 어렵고 힘든 일이다. 그런데 1년에 1번씩 낳게 되면 사물탕에 운대자 1줌을 넣고 달여 생리가 끝난 다음 복용하면 조절할 수 있다.

용백면일승(用白麵一升) 호주오승(好酒五升) 타작호(打作糊) 전지이승반(煎至二升半) 이견려거사(以絹濾去渣) 작삼복(作三服) 후월경장래일(候月經將來日) 만하흘일복(晩下吃一服) 차일오경흘일복(次日五更吃一服) 천명흘일복(天明吃一服) 월경즉행(月經卽行) 종신절자(終身絶子) 우방(又方) 고잠지방원일척(故蠶紙方圓一尺) 소존성위말(燒存性爲末) 주음조복(酒飮調服) 종신불복회잉(終身不復懷孕)
흰 누룩 1kg에 좋은 술 10 *l* 를 넣고 반으로 줄 때까지 끓인 다음 명주로 걸러 탕액만 3번에 나누어 먹는다. 1번은 생리가 나오는 날 밤에 먹고, 1번은 생리가 나오는 다음날 밤에 먹고, 1번은 생리가 나오는 다음날 새벽에 먹는다. 이렇게 하면 생리가 나와도 평생 임신하지 않을 수 있다. 또는 고잠지를 둘레의 한 자가 재가 되지 않도록 태운 다음 빻아 술에 타서 먹는다.

3. 단방(單方)

① 복룡간(伏龍肝) : 치횡역산급자사복불출(治橫逆産及子死腹不出) 이복용간말일전(以伏龍肝末一錢) 주조복(酒調服)

횡산·역산·사산 등으로 태아가 나오지 않으면 아궁이 바닥의 재 4g을 술과 함께 먹는다.

② 백작약(白芍藥) : 주부인제빌병(主婦人諸疾病) 산전산후제병급혈허복통(産前産後諸病及血虛腹痛) 주수전복(酒水煎服)

부인과질환과 산전산후질환과 혈허복통증에는 백작약에 술이나 물을 넣고 달여 먹는다.

③ 익모초(益母草) : 주산전산후백병(主産前産後百病) 능행혈양혈(能行血養血) 채취경도취이오성고(採取莖搗取而熬成膏) 화주복지(和酒服之) 최치난산급(最治難産及) 포의불하(胞衣不下)

익모초는 산전산후의 모든 병을 다스리고, 혈액을 만들면서 운행시킨다. 익모초 줄기를 찧어 달인 다음 고약을 만들어 술과 함께 먹는다. 난산이거나 태가 나오지 않을 때 쓰는 최고의 약이다.

④ 포황(蒲黃) : 치산후(治産後) 출혈태다발갈(出血太多發渴) 진포황이전조하(眞蒲黃二錢調下) 여갈심정수조하(如渴甚井水調下)

산후에 출혈을 많이 해서 갈증이 나면 부들꽃가루 8g을 백비탕에 넣어 먹고, 갈증이 심하면 맑은 물과 함께 먹는다.

4. 임신과 출산을 다스리는 식품과 약재

① 습관성 유산에는 두충, 새삼 씨.

② 태가 불안하고 유산될 것 같으면 곽향, 두충, 모시풀 뿌리, 사인, 삽주 뿌리, 새삼 씨, 속단, 약쑥, 죽여, 조롱이, 차조기 잎 줄기, 찹쌀, 황금(黃芩).

③ 자궁이 냉해서 임신이 안 되면 구절초, 녹각교, 녹용, 사람의 태반, 사상자(巳床子), 속단, 수뤼나물, 양기석, 약쑥, 오리나무더부살이, 파극.

④ 남자의 양기가 부족해서 임신이 안 되면 녹용, 쇄양, 육계, 인삼.

⑤ 입덧에는 메꽃, 사인, 아궁이 바닥의 흙, 죽여, 차조기 잎.

⑥ 임신 중에 하혈을 하면 두충, 모시풀 뿌리, 뽕나무겨우살이, 새삼 씨, 속단, 아교주, 약쑥, 오배자.

⑦ 임신 중에 간질증세가 나타나면 영양의 뿔, 조구등.

⑧ 임신 중에 기침을 하면 개미취.

⑨ 태아가 뱃속에서 죽으면 사향, 화예석.

⑩ 난산이면 거북이 등껍질, 당귀, 쇠무릎, 천궁.

⑪ 산후에 태가 나오지 않으면 사향, 쇠무릎, 익모초, 화예석.

⑫ 산후에 하혈이 그치지 않으면 가죽나무 뿌리, 꼭두서니 뿌리, 말오줌나무, 생지황, 쇠비름, 아교주, 연꽃 씨, 천궁.

⑬ 산후에 어혈 찌거기가 남아 오로가 계속되면서 아랫배에 통증이 있으면 개암취 뿌리, 단삼, 말오줌나무, 봉출, 부들꽃가루, 뽕

나무겨우살이, 산사나무, 삼칠초 뿌리, 쇠무릎, 익모초.

⑭ 산후에 항문이 빠지면 까마중.

⑮ 산후에 자궁이 빠지면 사상자(巳床子).

⑯ 산후에 기혈이 부족하면 검정콩, 오골계, 해삼.

⑰ 산후에 허약해서 땀이 나면 마황 뿌리.

⑱ 산후에 어혈로 인하여 어지러우면 단삼, 말오줌나무, 반하*, 삼능(三稜), 삼칠초 뿌리, 속단, 안식향, 형개, 화예석.

⑲ 산후에 어혈로 인하여 복통이 있으면 강황, 개암취 뿌리, 관중, 구절초, 대황(大黃), 말린 날다람쥐 똥, 말린 섭싸리 잎과 줄기, 몰약, 복숭아나무, 부들꽃가루, 뽕나무겨우살이, 사프란, 산사나무, 삼능(三稜), 소목(蘇木), 쇠무릎, 신곡(神曲), 엄나무 껍질, 여지핵(彥枝核), 유채 씨, 유향, 익모초, 적작약, 참빗살나무, 천궁, 현호색, 호박(琥珀), 홍화, 흰봉선화.

⑳ 산후에 피가 허해서 열이 나면 백미.

㉑ 산후 조혈에는 메기.

㉒ 산후에 뼛속이 찌는 것처럼 열이 나면 호황련.

㉓ 산후에 자궁을 수축시키려면 당귀, 부들꽃가루, 산사나무, 쇠무릎, 익모초, 천궁, 탱자.

㉔ 산후에 몸이 부으면 골풀, 쇠무릎, 용안육.

㉕ 산후에 두통이 생기면 자두.

㉖ 산후에 요통이 생기면 개암취 뿌리.

㉗ 산후에 소변을 보기 어려우면 승마.

㉘ 산후에 변비가 생기면 소루쟁이.

㉙ 산후에 풍증이 생기면 독활, 말오줌나무, 백선 뿌리의 껍질, 생강나무, 약쑥, 잣나무, 형개.

㉚ 산후에 후유증을 겪으면 꼭두서니 뿌리, 당귀, 대구, 두충, 뽕나무겨우살이, 홍화.

31. 산후에 젖이 부족하면 귤나무 잎, 남가새 열매, 땅콩, 민들레, 박주가리 씨, 빼꾹채, 뽕나무겨우살이, 사람의 태반, 수세미, 아욱씨, 왕불류행(王不留行), 으름덩굴, 천산갑(千山甲), 파 뿌리, 은행나무 가지.

5. 임신과 출산을 다스리는 민간요법

① 임신 여부를 확인하려면 약쑥 잎에 초를 넣고 달여 탕액만 100㎖를 마신 뒤 배에 통증이 있으면 임신이다.

② 임신이 안 되면 **1** 익모초 600g, 당귀 · 적작약 · 목향 300g씩을 넣고 달여 먹거나 빻아 오동나무 열매만하게 환약을 지어 하루에 100개씩 3번에 나누어 먹는다. **2** 평위산(平胃散 : 처방은 방약합편에 있음)에 꿀을 발라 구운 더덕 12g, 삽주 뿌리 8g, 귤껍질 6g, 강제한 후박나무 껍질 4g, 구운 감초 2g을 넣어 20여 번 복용한다. **3** 9~10월에 채취한 담쟁이덩굴 열매 1말을 그늘에서 말려 빻은 다음 풀을 넣고 환약을 만든다. 식전에 미음과 함께 먹는데 첫날은 4개, 2일째는 8개 식으로 매일 4개씩 추가하여 10일까지 40개를 먹는다. 약을 먹는 동안에는 부부생활을 금한다. **4** 오리나무더부살이 · 새삼 씨 · 오미자 · 원지 · 속단 · 두충을 같은 양으로 빻아 달인 다음 꿀을 넣고 0.3g짜리 환약을

만들어 1번에 50개씩 하루에 2번 공심복에 먹는다.

③ 냉증으로 인하여 임신이 안 되면 말린 흰봉선화 줄기나 잎이나 뿌리 40g을 달여 1번에 맥주잔으로 1잔씩 하루에 3번 먹는다. 대개 10~15일 정도 지나면 딱딱한 덩어리나 냉증이 풀린다.

④ 임신 중에 태를 보하려면 잣죽을 계속 먹는데 피가 비쳐도 무방하다.

⑤ 임신 중에 하혈을 하면 **1** 약쑥 잎 150g, 검게 볶은 말린 생강 35g에 식초 10㎖와 물 900㎖를 넣고 반으로 줄 때까지 달여 마신다. **2** 햇볕에서 말린 약쑥 잎을 가루를 내어 1번에 20g씩 미음이나 죽에 섞어 먹는다. **3** 약쑥 40g, 파 흰부분 2개에 물 600㎖를 넣고 물이 반으로 줄 때까지 달여 하루에 2번 나누어 마신다.

⑥ 임신 중에 코피가 나오면 목단 껍질·황금(黃芩)·부들꽃가루·백작약·측백나무 잎을 같은 양으로 빻은 다음 쌀풀을 넣고 0.3g짜리 환약을 만들어 1번에 50개씩 하루에 2번 공심복에 따뜻한 물과 함께 먹는다.

⑦ 임신 중에 온몸이 붓고 대소변이 순조롭지 않으면 택사·볶은 뽕나무 껍질·계수나무 열매·적복령 2g씩에 생강 끓인 물 500㎖를 넣고 300㎖로 줄 때까지 달여 하루에 여러 번 나누어 마신다.

⑧ 임신 중에 소변을 자주 보면 백작약·삽주 뿌리 6g씩, 당귀·백복령 4g씩, 택사·만년콩 뿌리·계수나무 열매·볶은 말린 생강·감초 3g씩을 넣고 달여 먹는다.

⑨ 임신 중에 복통이 생기면 천궁·아교·감초 8g씩, 약쑥·당귀 12g씩, 작약 6g에 물과 청주 600㎖씩을 넣고 반으로 줄 때까지 달여 1번에 100㎖씩 하루에 3번 마신다.

⑩ 임신 중에 요통이 생기면 작두콩을 먹는다.

⑪ 임신 중인데 허약하면 매일 대추 3㎏씩을 종이에 싸서 구워 먹는다.

⑫ 임신 중에 감기에 걸리면 궁소산(芎蘇散 : 처방은 방약합편에 있음)을 달여 먹는다.

⑬ 임신 중에 헛배가 부르면 볶은 지각(枳殼) 90g과 황금(黃芩) 30g을 가루를 내어 1번에 8~12g씩 물을 넣고 달여 식전 공심복에 마신다.

⑭ 임신 중에 기침으로 인하여 태아가 불안하면 개미취·천문동 8g씩, 도라지 6g, 감초·살구 씨·뽕나무 껍질 4g씩, 달걀만한 죽여 1덩어리를 넣고 끓여 탕액만 거른 다음 꿀 반 순갈을 타서 다시 끓여 수시로 마신다.

⑮ 임신 중에 태가 움직이면 **1** 감국을 달여 먹는다. **2** 전복 3개를 달여 먹는다. **3** 포도나무 뿌리를 달여 먹는다. **4** 밀가루로 묽게 죽을 쑤어 간을 하지 않고 먹는다.

⑯ 임신 중에 태가 아랫배 쪽으로 움직이면 **1** 장기의 상(象)과 졸(卒)을 달여 먹는다. **2** 떨어진 회화나무 잎 300g씩을 2~3번 달여 먹는다.

⑰ 임신 중에 태가 내려앉으면 **1** 3~4번 베 조각을 소변에 담갔다가 배에 붙인다. **2** 여름에는 물 속의 이끼를 건져 붙인다.

⑱ 태아가 뱃속에서 우는 소리를 내면 오랫동안 비워둔 방 아래에 있는 쥐구멍의 흙을 입에 물고 있는다.

⑲ 태아가 뱃속에서 죽으면 천궁과 차조기 잎 같은 양에 술과 물을 1 : 1로 넣은 다음 달여 먹는다.

⑳ 임산부가 해산하지 못하고 죽으면 피마자 기름을 왼쪽 발등과 발바닥 중앙에 바른 다음 쥐구멍의 흙을 자루에 담아 배에 올려놓는다.

㉑ 출산을 촉진하려면 급성자 가루 1~1.5g을 물과 함께 먹으면서 피마자를 발바닥 중앙에 붙인다.

㉒ 난산이면 **1** 임산부 모르게 동쪽으로 향한 은행나무 가지를 임산부 자리 밑에 넣어둔다. **2** 간장·초·꿀·참기름을 소주잔으로 1잔씩에 달걀 1개를 섞어 뜨겁게 데워 먹는다. **3** 어린아이 소변 300㎖에 생강즙을 탄 다음 뜨겁게 데워 먹고, 양손에 피마자 1개씩을 쥐고 있는다. **4** 참기름 400㎖에 사람의 흐트러진 머리카락을 태운 재 조금과 달걀 2개를 넣은 다음 뜨겁게 데워 먹는다. **5** 새우젓 3마리를 머리와 꼬리와 발을 떼고 먹는다. 효과가 없으면 5~6마리를 더 먹는데 과용하면 창자까지 나올 수 있으니 조심해야 한다. **6** 흰봉선화 씨 몇 개를 달여 마시면 골반뼈가 부드러워져 쉽게 낳을 수 있다. **7** 보명탕을 먹는다.

㉓ 태아가 가로로 있어 낳기 어려우면 임산부의 정수리에 있는 머리를 조금 깎은 다음 피마자 30개를 찧어 붙이면 아이가 돌아 바르게 된다. 아이가 바르게 되면 즉시 정수리에 붙인 피마자를 떼어 두 발바닥 중앙에 나누어 붙인다.

㉔ 태아가 거꾸로 있어 낳기 어려우면 **1** 구리로 만든 돈을 불에 달구어 술에 담갔다가 술만 마신다. **2** 아궁이 바닥의 흙을 물에 담갔다가 가라앉힌 다음 맑은 물만 걸러 마신다.

㉕ 산후에 태반이 나오지 않으면 **1** 백반 2g을 따뜻한 물에 타서 먹는다. **2** 누렇게 볶아 빻은 급성자 2~4g을 황주(黃酒)와 함께 먹는다. 황주(黃酒)는 누룩이나 수수나 찰조로 담근 술을 말한다.

㉖ 출산하다 자궁에 상처가 생기면 홍합의 털을 태워 뿌리거나 참기름을 넣고 개어 붙인다.

㉗ 산후에 자궁의 상처가 종기가 되려고 하면 **1** 민들레 30g과 인동꽃 80g을 넣고 달여 먹은 다음 땀을 낸다. **2** 송사리를 찧어 붙인다.

㉘ 산후에 종창이 생기면 **1** 귀리에 꿀을 넣고 개어 붙인다. **2** 하눌타리 씨 3개, 청피(靑皮) 12g에 청주 300㎖를 넣고 달여 먹는다. **3** 대구 껍질을 물에 담가 불린 다음 붙인다. **4** 잉어 껍질을 침으로 축여 붙인다. **5** 개 쓸개를 붙인다.

㉙ 산후에 종기가 터졌는데 오래 아물지 않으면 민들레를 빻아 뿌려준다.

㉚ 산후에 자궁이 밖으로 나오면 **1** 볶은 황기 12g, 인삼·당귀·승마 8g씩, 감초 4g을 넣고 달여 매일 3번씩 먹는다. **2** 사상자(巳床子) 줄기를 끓인 다음 찌꺼기만 걸러 깔고 앉아 있는다.

31. 산후에 뱃속에 어혈이 생기면 **1** 가을보리를 끓인 다음 초 3순갈을 타서 차처럼 마신다. **2** 대황(大黃) 160g을 40g은 초로 볶

고, 40g은 술로 볶고, 40g은 소금으로 볶고, 40g은 어린아이 소변으로 볶는다. 7번씩 반복한 다음 함께 섞어 다시 7번을 찌고 7번을 말려 빻는다. 숙지황과 당귀 60g씩을 넣고 달인 다음 풀을 넣고 환약을 만들어 홍화·달인 물과 함께 먹는다.

32. 산후에 나쁜 피가 굳어 배꼽 밑에 통증이 있으면서 오한을 느끼면 현호색 · 계심(桂心) 15g씩과 당귀 30g을 빻은 다음 따뜻한 청주와 함께 공심복에 먹는다.

33. 산후에 복통이 있으면 묵은 산사나무와 계수나무 가지 20g씩을 가는 것으로 골라 달여 먹는다.

34. 산후에 허리와 배에 통증이 있으면 **1** 미역국에 초를 타서 삼칠일 안에 먹는데 장복한다. **2** 대추를 달여 먹는다.

35. 산후에 가슴에 통증이 있으면 술에 생달걀을 섞어 먹는다.

36. 산후에 몸이 허약해지면 대추 3kg를 진하게 달여 먹으면 인삼 이상의 효과가 있다.

37. 산후에 어지러우면 **1** 마른 연 잎 4g을 불에 태운 다음 가루를 내어 따뜻한 물에 타서 먹는다. **2** 당귀 40g, 천궁 20g, 검게 볶은 형개수 8g에 물 500~700㎖를 넣고 물이 반으로 줄 때까지 달여 하루에 여러 번 나누어 마신다.

38. 산후에 어지럼증으로 정신을 잃으면 반하*를 가루를 낸 다음 찬물을 넣고 콩알만하게 환약을 만들어 콧속에 넣는다.

39. 산후에 출혈을 하면 생미나리 줄기로 즙을 내어 1번에 50~100㎖씩 하루에 3번 식전에 마신다.

40. 산후에 코피가 나면 빻은 형개수 8g씩을 어린아이 소변에 타서

뜨겁게 해서 먹는다.

41. 산후에 출혈로 인하여 손발이 싸늘해지면 더덕 10g에 물 300㎖를 넣고 중간 불에 물이 반으로 줄 때까지 달여 하루에 여러 번 나누어 마신다.

42. 산후에 불순물이 계속 나오면 솥 밑에 오랫동안 붙어 있는 검정 40g에 정화수 1종지와 볶은 소금 1순갈을 넣어 먹는다.

43. 산후에 몸살을 앓으면 우엉 줄기와 잎 20g에 물 500㎖를 넣고 물이 반으로 줄 때까지 달여 물대신 수시로 마신다.

44. 산후에 열이 나면 1 도끼의 날을 불에 달구었다가 생지황즙·어린아이 소변·초 200㎖씩을 섞은 물에 담갔다가 그 물을 뜨겁게 해서 먹는다. 2 살아 있는 민물 게를 찧어 즙을 낸 다음 좋은 초 300㎖를 넣고 끓여 뜨겁게 해서 먹는다. 3 삶은 콩나물을 뜨겁게 해서 먹고 땀을 낸다.

45. 산후에 열이 나는데 물을 자꾸 찾으면 사향나무 껍질을 달여 먹고, 물을 싫어하면 마른 송이를 달여 먹는다.

46. 산후에 포문에 열이 들어가 매우 괴로우면 시호사물탕(柴胡四物湯 : 처방은 방약합편에 있음)을 쓴다.

47. 산후에 부종이 따르면 사향나무를 뿌리째 끓인 물에 여러 번 목욕을 한다.

48. 산후에 부종으로 죽을 위험에 처하면 벽오동나무 가지나 잎을 달여 먹는다.

49. 산후에 바람을 쐬어 몸이 붓고 음식을 먹지 못하면 연 뿌리 24g에 탁주 300㎖를 넣고 달여 먹는다.

50. 산후에 딸꾹질을 하면 당귀 · 현호색 · 혈갈 · 몰약 4g씩을 섞어 빻은 다음 4g씩 어린아이 소변에 타서 먹는다.

51. 산후에 계속 구토를 하면 승마 12g에 청주 2 *l* 를 넣고 청주가 반으로 줄 때까지 달여 2번에 나누어 마신다.

52. 산후에 팔다리 감각이 둔해지고, 말을 하지 못하고, 음식을 먹지 못하면 약쑥 잎과 뽕나무 잎을 뜨거운 방에 쌓아두고 앉아 땀을 낸다.

53. 산후에 손발을 쓰지 못하면 약쑥 잎과 뽕나무 잎을 뜨거운 방바닥에 놓고 깔고 앉아 땀을 낸다. 매일 1시간씩 1주일 정도 하면 매우 좋다.

54. 산후에 대변을 자주 보면 **1** 사군자탕(四君子湯 : 처방은 방약합편에 있음)에 삽주 뿌리 4g을 넣고 달여 먹는다. **2** 인삼 · 후박나무 껍질 6g씩, 산사나무 · 신곡(神曲) 4g씩, 지각(枳殼) · 사인 · 검게 볶은 말린 생강 · 백복령 3g씩, 감초 2g, 생강 3쪽을 넣고 달여 먹는다.

55. 산후에 소변을 보기 어려우면 **1** 귤 껍질을 가루를 내어 1번에 4~8g씩 따뜻한 청주와 함께 먹는다. **2** 감국을 달여 먹는다.

56. 산후에 설사를 하면 **1** 삼백탕(蔘白湯 : 처방은 방약합편에 있음)에 활석 12g을 타서 3첩을 먹는다. **2** 더덕을 달여 먹는다.

57. 산후에 이질에 걸리면 파 뿌리 100g을 달여 먹는다.

58. 산후에 합병으로 인하여 말을 하지 못하면 연 뿌리즙과 생강즙을 섞어 먹는다.

59. 산후에 발광하면 사물탕에 같은 양의 쪽과 물 500㎖를 넣고 물

이 반으로 줄 때까지 달여 1~3번에 나누어 먹는다.

60. 산후에 젖몸살을 앓으면 생마 100g을 찧어 붙인다.

61. 산후에 젖이 부족하면 ① 천산갑(千山甲) 20g을 불에 잠깐 쪼였다가 빻은 다음 쌀뜨물에 타서 먹는다. ② 상추 씨 300g, 볶은 찹쌀 200㎖, 감초 1g을 빻아 백비탕(白沸湯)에 타서 300㎖씩 먹는다. ③ 돼지 발에 땅콩을 넣고 푹 고아 탕액을 마신다. ④ 산후에 첫국이나 첫밥을 먹기 전에 연한 포도나무 가지를 달여 300㎖ 먹는다. ⑤ 조를 미역국과 함께 먹으면 젖분비는 물론 어린아이 성장에도 좋다. ⑥ 더덕 16g, 돼지 고기나 발 300g에 물 1 l 를 넣고 중간 불에 물이 반으로 줄 때까지 삶은 다음 탕액과 고기를 먹는다. ⑦ 은행나무 가지에 있는 유방과 비슷하게 생긴 혹을 달여 먹는다. ⑧ 속단 20g, 당귀·천궁 6g씩, 마황(麻黃)·강한 불에 구운 천산갑(千山甲) 8g씩, 하눌타리 12g에 물 400㎖를 넣고 80%로 줄 때까지 달여 식후에 먹는다. ⑨ 볶은 박주가리 씨나 뿌리 12~20g에 물 500㎖를 넣고 물이 반으로 줄 때까지 달여 차처럼 하루에 여러 번 나누어 마신다. ⑩ 뻐꾹채 5g, 검게 볶은 하눌타리 씨 10개, 매미의 허물 10개를 곱게 빻아 1번에 0.74g씩 따뜻한 청주와 함께 수시로 먹는다.

62. 산후에 유방에 종기가 생기기 시작하면 ① 종기가 되기 전에 부부가 동침하는데 여자가 오르가즘을 느껴 속이 풀려야 한다. ② 당귀·천궁·백작약·숙지황 4g씩에 엿기름 가루 20g을 타서 먹는다. ③ 무쇠를 불에 달구어 청주 300㎖에 담그기를 여러 번 반복한 다음 술맛이 사라지면 마시고 땀을 낸다. ④ 송이버

섯을 달여 먹는다. **5** 숫말의 똥 3~4덩어리를 달여 걸러 먹는다. **6** 청피(靑皮) 20g을 빻은 다음 쓸개를 넣고 개어 붙인다.

63. 산후에 젖꼭지에 통증이 있으면 **1** 구릿대 뿌리 20g을 빻아 쓸개로 만든 풀을 넣고 개어 붙인다. **2** 서리맞은 호박 잎을 빻은 다음 물을 넣고 개어 붙인다. **3** 삐꾹채 92.5g, 검게 볶은 하늘타리 씨 10개, 매미의 허물 10개를 곱게 빻아 1번에 0.74g씩을 따뜻한 청주와 함께 수시로 먹는다.

64. 산후에 유방암에 걸리면 **1** 손질하지 않은 송진을 붙인다. **2** 복어 1마리와 생마를 찧어 붙인다.

65. 산후에 부인과질환이 생기면 생강나무 50~70g에 물 2 *l* 를 넣고 물이 반으로 줄 때까지 달여 하루에 3~4번 나누어 마신다. 1주일쯤 복용하면 몸에 찬바람이 솔솔 들어오는 것 같거나 찬물에 손을 넣지 못하거나 두통이나 식은땀이 나는 증세는 90% 이상 낫는다. 생강나무는 산후에 생기는 모든 신경통이나 부종이나 혈액순환장애로 인한 병에 좋다.

66. 산후에 중풍에 걸리면 **1** 백선 뿌리의 껍질 120g에 물 3 *l* 를 넣고 물이 반으로 줄 때까지 달여 수시로 마신다. **2** 소나무 관솔과 잣나무 관솔 1.2kg씩에 술 20 *l* 를 넣어 21일 동안 담가두었다가 매일 400㎖씩 장복한다.

67. 산후에 골다공증·마비·근육통·두통·관절염·신경통이 따르면 **1** 더덕 30~40g에 물 2 *l* 를 넣고 반으로 줄 때까지 달여 하루에 5~10번 나누어 먹는다. **2** 큰 가물치 1마리에 말린 더덕 1.8kg을 넣고 달여 탕액만 마신다. **3** 늙은 호박의 속을 파내

고 더덕을 가득 채운 다음 푹 고아 먹는다.

68. 산후 모든 잡병에는 **1** 어린아이 소변·냉수·초·약주 200㎖씩을 넣고 달여 먹는다. **2** 맨드라미를 달여 먹는다. **3** 구릿대 뿌리 3개를 달여 먹는다. **4** 늙은 호박 1개를 꼭지를 도려내고 속을 긁어낸 다음 청정미 400g과 인동 100g을 넣는다. 꼭지를 닫고 새끼줄로 묶어 솥에 세워 넣고 잠길 정도로 물을 넣고 삶은 다음 호박 속에 고인 물을 먹고 땀을 낸다.

69. 피임을 하려면 붓꽃 씨 50g을 가루를 내어 캡슐 18개로 만든다. 1번에 3개씩 매일 2번 생리 시작하는 날부터 3일 동안 먹는다.

19장. 소아과질환

소아의 병은 전염병을 제외하고는 대개 체하거나 감기인 경우가 많다. 전염성 질병은 병원에 가는 것이 좋고, 감기와 체증은 한방으로 치료하는 것이 더 좋은데, 치료하려면 우선 병을 구분할 줄 알아야 한다. 아이의 손을 펴고 앞뒤로 감싸면서 대보아 손바닥에 열이 있으면 체한 것이고, 손등에 열이 있으면 감기이고, 손바닥과 손등 모두 열이 있으면 합병증인데, 한쪽이 더 심하면 그것을 원인으로 본다. 참고로 3세까지를 소아, 10세까지를 어린아이로 본다.

1. 소아질환의 원인

소아들에게 많이 걸리는 아토피성피부염의 고유의 병명은 태열이다. 발병원인은 선천적인 경우와 후천적인 경우가 있는데 선천적인 경우는 부모의 영향 때문이고, 후천적인 경우는 환경과 관련이 있다. 또 젖을 먹을 때 체한 것을 모르고 치료하지 않아 수십 년 후까지 발진 같은 피부염에 시달리는 경우도 많다. 선천적으로 태가 열을 받는 원인은 여러 가지가 있으나 원인을 찾아 치료하면 큰 효과를 볼 수 있다.

1) 선천적으로 태가 열을 받는 원인

① 임신부가 영양분이 부족하면 태가 열을 받아 아이가 아토피성 피부염에 걸릴 수 있다.

② 임신부가 피가 부족하면 태가 열을 받아 아이가 아토피성피부염에 걸릴 수 있다.

③ 임신부가 감기를 빨리 치료하지 않으면 태가 열을 받아 아이가 아토피성피부염에 걸릴 수 있다. 양약에는 감기 치료제가 없어 마약이나 진통제로 우선 통증을 멈추게 하는 경우가 많은데, 이는 크게 잘못된 일이다. 우리의 전통요법에는 임신부의 감기를 치료할 수 있는 약재들이 얼마든지 있다.

④ 임신부가 신경을 많이 쓰거나 속상한 일이 많으면 태가 열을 받아 아이가 아토피성피부염에 걸릴 수 있다.

⑤ 임신부가 성욕을 풀지 못하거나 너무 밝혀도 태가 열을 받아 아이가 아토피성피부염에 걸릴 수 있다.

2) 유아의 설사

유아의 주식은 젖인데 젖에는 많은 지방질이 포함되어 있다. 지방질은 냉하면 응고되고, 뜨거우면 녹는 성질이 있다. 유아가 젖을 먹은 후 배를 내놓고 있거나 젖을 먹은 후 바로 찬 것을 먹으면 배가 냉해지고, 배가 냉해지면 체해서 설사를 하는 것이다. 그런데 이것을 바로 치료하지 않으면 몇 년 후까지 고생하는 경우도 있다. 이때 소화제나 지사제를 쓰면 치료되지 않고, 속을 뜨겁게 하는 약을 쓰면 1~2첩으로도 효과를 볼 수 있다.

2. 소아에 대한 의서의 내용

소문영구양경(素門靈樞兩經) 본무소아병증(本无小兒病症) 이진월인편작(而秦越人扁鵲) 입어함양(入於咸陽) 행소아의의(行小兒醫矣) 기후전씨지묘방(其後錢氏之妙方) 다행이(多行耳)

소문과 영구경에도 소아의 병에 대한 기록은 없는데 진대에 월나라 사람인 편작이 소아치료법을 기록한 것이 있다. 그 후 전씨라는 사람이 묘방으로 많이 사용하였다.

입문왈(入門曰) 영의십장부(寧醫十丈夫) 막의일부인(莫醫一婦人) 영의십부인(寧醫十婦人) 막의일소아(莫醫一小兒) 개소아(盖小兒) 난문증(難問症) 난찰맥치지우난연(難察脉治之尤難然) 관형찰색(觀形察色) 청성절맥(聽聲切脉) 구기병원(究其病源) 상기음양(詳其陰陽) 반표리허실이능요지(班表裏虛實而能療之)

입문왈. 열 명의 남자는 치료해도 한 명의 여자는 다스리기 어렵고, 열 명의 여자는 치료해도 한 명의 소아는 다스리기 어렵다. 소아는 증상을 물어보기 어렵고, 맥으로도 살피기 어려워 치료하기가 매우 어렵다. 그래서 형체와 색을 살피며 소리를 듣는데 맥은 보지 않는다. 소아의 병은 근원을 탐구하면서 음양을 살피고, 표리와 허실을 구분해서 살펴야 한다.

소아삼세이하유병(小兒三歲以下有病) 회간남좌여우(須看男左女右) 수호구삼관(手虎口三關) 종제일지측(從第一指側) 간제일절축(看第一節丑) 위명풍관(爲名風關) 제이절인위(第二節寅位) 명기관(名氣關,) 제삼절묘위(第三節卯位) 각명관(名命關,) 반기문색(班其紋色) 자자위열(紫者爲熱) 홍자위한(紅者爲寒) 청자경풍(靑者驚風) 백자감병(白者疳病) 흑자중악(黑者中惡) 황자비지곤야(黃者脾之困也) 약곤어풍관(若困於風關) 위경(爲輕) 기관위중(氣關爲重) 명관칙난치의(命關則難治矣) 호구차수처(虎口叉手處) 시야범소아삼세이상(是也凡小兒三歲以上) 내용일지(乃用一指) 안촌관척(按寸關尺) 삼부(三部) 상이육칠지위솔(常以六七至爲率) 첨칙위열(添則爲熱) 감칙위한(減則爲寒) 부홍풍성(浮洪風盛) 삭칙다경(數則多驚) 침지위허(沈遲爲虛) 침실위적(沈實爲積)

3세 이하를 소아라 한다. 소아의 병을 볼 때는 남아는 왼손을 보고, 여아는 오른손을 보는데 식지 측면을 살핀다. 첫째 마디는 축의 위치로 풍관이라 하고, 둘째 마디는 인의 위치로 기관이라 하고, 셋째 마디는 묘의 위치로 명관이라 하는데 색으로 구분한다. 진한 붉은색이면 열증이고, 보통 붉은색이면 한증이고, 푸른색이면 경풍증이고, 흰색이면 감질이고, 검은색이면 중악이고, 황색이면 비장이 곤란한 것이다. 만약 풍관에 색을 띠면 가벼운 병이고, 기관에 색이 띠면 심한 병이고, 명관에 색이 띠면 치료하기 어려운 병이다. 호구는 손에서 분리되는 곳인데, 3세 이상은 손가락으로 촌맥 · 관 맥 ·

척맥을 눌러보아 6~7번 뛰면 정상이고, 더 많이 뛰면 열증이고, 덜 뛰면 한증이고, 부홍하면 풍이 심한 것이고, 삭맥이면 놀라는 일이 많고, 침맥과 지맥이면 허증이고, 침실맥이면 적증이다.

초생해독법(初生解毒法) 영아재태(嬰兒在胎) 구중유오물(口中有惡物) 아재생(兒纔生) 불후성출좌파(不候聲出坐婆) 급용연백(急用軟帛) 과수지(裹手指) 계황련(繫黃連) 감초농전즙(甘草濃煎汁) 식거구중오물(拭去口中惡物) 약연입복중(若嚥入腹中) 필생제질(必生諸疾) 갱이연밀소허(更以煉蜜少許) 조주사말(調朱砂末) 일자부입구중(一字扶入口中) 영연하칙(令嚥下則) 일생면창두지환(一生免瘡痘之患)

아이가 태에 있을 때 입에 오물이 들어가는데, 막 태어나면 울기를 기다리지 말고 급히 손가락에 부드러운 비단을 감아 깽깽이풀과 감초를 진하게 달인 즙을 찍어 입속의 오물을 깨끗이 닦아주어야 한다. 만약 오물을 삼켜 뱃속으로 들어가면 반드시 질병이 생긴다. 다시 꿀을 조금 끓여 경면과 주사 가루를 함께 입에 발라 빨아먹게 하면 평생 창두병에 걸리지 않는다.

초생세욕법(初生洗浴法) 삼조세아(三朝洗兒) 용호두골(用虎頭骨) 도지저담(桃枝猪膽) 금은기전탕(金銀器煎湯) 세지칙아소경(洗之則兒少驚) 심상조세(尋常燥洗) 용저담즙(用猪膽汁) 입탕중세지(入湯中洗之) 불생창개(不生瘡疥)

아이가 태어나면 사흘 아침을 씻겨야 하는데, 금이나 은그릇에 호랑이 머리뼈와 복숭아나무 가지와 돼지 쓸개를 넣고 달인 물을 쓰면 아이가 많이 놀라지 않는다. 보통 때도 탕에 돼지 쓸개즙을 넣어 씻기면 창개가 나지 않는다.

초생단제법(初生斷臍法) 선단아제대(先斷兒臍帶) 가지유이촌허(可只留二寸許) 이선계정연후세욕(以線繫定然後洗浴) 불연칙습기입복(不然則濕氣入腹) 필작제풍지질(必作臍風之質)
아이의 배꼽을 덮은 다음 2촌쯤 남겨두고 실로 견고하게 묶은 다음 목욕을 시켜야 한다. 그렇지 않으면 배에 습기가 들어가 반드시 제풍 증상이 나타난다.

초생기욕절(初生氣欲絶) 불능제(不能啼) 필시난산(必是難産) 혹모한소치(或冒寒所致) 급이면서(急以綿絮) 포치회중(包置懷中) 물단제대(勿斷臍帶) 차장포의(且將胞衣) 치로화소지(置爐火燒之) 잉작대지(仍作大紙) 연잠지(燃蘸池) 점화어제(點火於臍) 대하훈지(帶下熏之) 영화기입복(令火氣入腹) 갱이열(更以熱) 초탕탕(醋湯盪) 세제대(洗臍帶) 수영기회(須令氣回) 제곡여상(啼哭如常) 방가단제대(方可斷臍帶)
신생아가 기가 끊어질 것 같으면서 울지 않는 것은 난산이나 추위 때문에 그런 것이다. 탯줄을 끊지 말고 급히 솜으로 싸서 품에 안아야 한다. 또 태를 화로에 태운 다음 바로 종이를 굵게 비벼 기름에 적신 후 불을 붙여 배꼽 아래를 쪼여주면 화기가 뱃속으로 들어간다. 뜨거운 물로 탯줄을 살살 씻으면 기가 돌아와 편안해지니 그때 탯줄을 끊는다.

초생면청신냉(初生面青身冷) 구금이태한야(口噤乃胎寒也) 백강잠(白殭蠶) 육계(肉桂) 목향(木香) 진피(秦皮) 빈랑(檳榔) 감초(甘草) 각오분(各五分) 수전취즙(水煎取汁) 이면잠입아구중(以綿蘸入兒口中)

신생아가 얼굴이 푸르고 몸이 냉하면서 입을 열지 않으면 아이가 냉해서 그런 것이다. 말린 누에·육계·목향·물푸레나무 껍질·빈랑·감초 2g씩에 물을 넣고 달인 다음 즙에 솜을 담갔다가 입에 넣어준다.

초생유즉사자(初生有卽死者) 급간아구중(急看兒口中) 현옹전악상(懸癰前齶上) 유포여석류자(有泡如石榴子) 이지적파출혈(以指擿破出血) 이백식거(以帛拭去) 발회섬지(髮灰摻之) 약오혈입구중즉사(若惡血入口中卽死)

신생아가 죽을 것 같은 경우가 있다. 급히 아이의 입속을 보면 천정과 잇몸 위에 석류알 같은 물집이 있다. 손가락으로 터트려 피가 나면 솜으로 깨끗이 닦은 다음 머리카락을 태워 재를 붙여준다. 만약 피가 넘어가면 바로 죽는다.

초생홀환촬구(初生忽患撮口) 유불음유(乳不飮乳) 명왈마아(名曰馬牙) 불치칙백무일생(不治則百无一生) 갱간치은상(更看齒齦上) 유소포자(有小泡子) 여율미상(如栗米狀) 급이침도출혈(急以針挑出

血) 용묵마박하즙(用墨磨薄荷汁) 단모발소허(斷母髮少許) 과수지(裹手指) 잠묵편구내(蘸墨遍口內) 찰지물음유(擦之勿飮乳) 일시허즉차(一時虛卽差) 속호차포위치분(俗呼此泡爲齒糞) 이침소파점(以針搔破點) 생밀역효(生蜜亦效)

신생아가 입을 오므리고 젖을 빨지 못하는 경우가 있다. 마아라고 하는데 급히 치료하지 않으면 백에 하나도 살지 못한다. 아이의 잇몸에 좁쌀 같은 작은 물집들이 있는데 급히 침으로 따서 피를 내고, 어머니의 머리카락 조금을 손가락에 싸서 박하즙과 먹물을 찍어 입속 전체를 문지른 다음 한동안 젖을 물리지 않으면 곧 낫는다. 이것을 치분이라고 하는데 침이나 손톱으로 긁고 생꿀을 발라 주어도 효과가 있다.

초생곡도무공(初生穀道无孔) 부득대변(不得大便) 급용금옥잠침(急用金玉簪尖) 간기적처(看其的處) 자천작공(刺穿作孔) 이소합향환소허작정(以蘇合香丸少許作錠) 납공중(納孔中) 혹이유지연임주(或以油紙撚紝住) 불합재합(不合再合)

신생아가 항문이 없어 똥을 누지 못하는 경우가 있다. 급히 금비녀나 옥비녀 끝으로 항문자리에 구멍을 낸 다음 소합향원을 약간 넣어두거나 기름종이를 비벼 넣어두면 붙지 않는다.

초생불음불소변(初生不飮不小便) 대총백일촌(大蔥白一寸) 사파지(四破之) 이유즙(以乳汁) 전은석기(煎銀石器) 관입구중입효(灌入口中立效)

신생아가 젖을 먹지 않고 소변을 보지 못하는 경우가 있다. 은그릇이나 돌그릇에 젖과 큰 파 뿌리 한 치를 4쪽으로 나누어 넣은 다음 달여 조금씩 먹이면 효과가 있다.

초생구토불능음유(初生嘔吐不能飮乳) 내예오입구(乃穢惡入口) 용황연지각적복령(用黃連枳殼赤茯苓) 각등분위말(各等分爲末) 밀화환오자대(蜜和丸梧子大) 유즙조일환(乳汁調一丸) 관입구중(灌入口中) 우목과생강전탕(又木果生薑煎湯) 관구중역효(灌口中亦效)

신생아가 구토를 하면서 젖을 먹지 못하면 입에 더러운 것이 들어갔기 때문이다. 깽깽이풀 · 지각 · 적복령을 같은 양으로 빻은 후 꿀을 넣고 오동나무 열매만하게 환약을 만든 다음 다시 젖을 넣고 개어 1개씩 먹인다. 또 모과와 생강을 달여 즙을 먹여도 좋다.

초생대소변불통(初生大小便不通) 복창기욕절(腹脹氣欲絶) 급영부인이(急令婦人以) 온수수구료(溫水漱口了) 흡잡전후심(吸咂前後心) 병수족심공칠처(幷手足心共七處) 매일처(每日處) 범잡삼오차(凡咂三五次) 수구갱잡(漱口更咂) 취홍적색위도(取紅赤色爲度) 회유자통(須臾自通) 불이칙사(不爾則死) 우총백즙유즙(又蔥白汁乳汁) 각반조균(各半調勻) 말아구중(抹兒口中) 여유연하즉통(與乳吮下卽通)

신생아가 대소변이 통하지 않고 배가 부어 기가 끊어질 것 같은 경우가 있다. 급히 산모를 따뜻한 물로 입가심을 시킨 다음 아이의 심장 앞뒤와 손발의 가운데를 빨게 한다. 한 곳을 3~5번씩 빨아

적홍색을 띠면 저절로 통하나 그렇지 않으면 죽는다. 이 때 빨 때마다 따뜻한 물로 입을 행구어야 한다. 또 파 뿌리즙과 젖을 같은 양으로 넣고 골고루 섞은 다음 아이의 입속에 발라주어 빨아먹게 하면 통한다.

초생소변불통(初生小便不通) 급용생지룡수조(急用生地龍數條) 밀소허동연(蜜少許同硏) 균부음경상내(勻敷陰莖上乃) 용잠퇴지소회입주사(用蠶退紙燒灰入朱砂) 용뇌사향각소허(龍腦麝香各少許) 맥문동등심전탕(麥門冬燈心煎湯) 조관구중즉통(調灌口中卽通)

신생아가 소변이 통하지 않는 경우가 있다. 급히 생지렁이 몇 마리와 꿀 조금을 함께 짓이겨 음경 위에 골고루 발라주고, 바로 잠퇴지를 태운 다음 주사·용뇌·사향을 조금씩 넣어 맥문동과 골풀 달인 물과 함께 먹이면 즉시 통한다.

초생대변불통(初生大便不通) 선이변첨소(先以硬尖尖) 임입항문내(紝入肛門內) 여불하(如不下) 용주사환(用朱砂丸) 주사수비(朱砂水飛) 남성포(南星炮) 읍두상(巴豆霜) 각등분(各等分) 우위말(右爲末) 호환섬미대(糊丸黍米大) 박하전탕(薄荷煎湯) 권하일환(灌下一丸) 즉통심효(則通甚效)

신생아가 대변이 통하지 않으면 먼저 빳빳한 파 끝을 항문에 넣어보고, 효과가 없으면 주사로 환약을 지어 쓴다. 수비한 주사·남성포·서리맞은 파두를 같은 양으로 빻은 다음 풀을 넣고 기장만하게 환약을 지어 1개씩 박하 달인 물과 함께 먹이면 곧 통한다.

초생촬구불음유(初生撮口不飮乳) 취우황이분반(取牛黃二分半) 조죽력관입구중묘(調竹瀝灌入口中妙) 우방(右方) 적족오공일조(赤足蜈蚣一條) 거두족구초(去頭足灸焦) 연여분(硏如粉) 매오분(每五分) 이저유즙이합화균(以猪乳汁二合和勻) 분이차(分二次) 관구중득효(灌口中得效)

신생아가 입을 오므리고 젖을 먹지 않는 경우가 있다. 우황 1.2g을 대나무 진액에 넣어 먹이면 묘하게 낫는다. 또 발이 붉은 지네 1마리를 머리와 발을 제거하고 볶은 다음 곱게 갈아 1번에 2g씩 돼지의 젖 1 *l* 에 타서 2번에 나누어 먹이면 효과가 있다.

초생구내백설(初生口內白屑) 만설상(滿舌上) 불능연유(不能吮乳) 위지아구(謂之鵝口) 급이난발(急以亂髮) 전지두(纏指頭) 잠박하즙(蘸薄荷汁) 혹정화수식정(或井華水拭淨) 여불탈(如不脫) 용웅황삼전(用雄黃三錢) 붕사이전(硼砂二錢) 감초일전(甘草一錢) 용뇌이분반(龍腦二分半) 우위말(右爲末) 밀수조도(蜜水調塗) 혹건섬지묘(或乾摻之妙) 우방서부충(右方鼠婦虫) 취즙도지(取汁塗之)

신생아가 혀에 백태가 가득해서 젖을 빨지 못하는 경우가 있는데 이것을 아구라고 한다. 급히 흩어진 머리카락을 손가락에 감고 박하즙이나 정화수를 적셔 깨끗이 씻겨준다. 그래도 벗겨지지 않으면 웅황 12g, 붕사 8g, 감초 4g 용뇌 1.2g을 빻아 꿀물을 넣고 개어 발라준다. 마른 것으로 닦아주어도 좋고, 쥐며느리 집을 발라주어도 효과가 있다.

초생편신무피(初生遍身无皮) 단시홍육이(但是紅肉以) 백조미분박지(白早米粉撲之) 후생피내지(候生皮乃止)
신생아가 살만 있고 피부가 없는 경우에는 새벽에 미분을 발라주는데 피부가 생기면 멈춘다.

초생편신여어포(初生遍身如魚泡) 여수정(如水晶) 쇄즉수유(碎卽水流) 이밀타승위말(以密陀僧爲末) 섬지인복소합향환심묘(摻之因服蘇合香丸甚妙)
신생아가 온몸에 물고기 비늘이나 수정 가루 같은 것이 있으면서 물이 흐르는 경우가 있다. 일산화납을 빻아 뿌려주고, 소합향원을 먹이면 효과가 있다.

초생비색불통유(初生鼻塞不通乳) 부득하(不得下) 취저아조각초오(取猪牙皁角草烏) 각등분(各等分) 우위말(右爲末) 총연조성고(葱涎調成膏) 첩신문상(貼囟門上) 우방천남성(又方天南星) 위극세말(謂極細末) 이강즙조화(以薑汁調和) 부신문상역효(敷囟文上亦效)
신생아가 코가 막혀 젖을 빨지 못하는 경우가 있다. 돼지 이빨·조각자·투구꽃을 같은 양으로 빻아 파의 진액을 섞은 다음 고약을 만들어 백회혈에 붙여준다. 또 천남성을 곱게 갈아 생강즙을 섞어 백회에 붙여주어도 효과가 있다.

초생외신축입(初生外腎縮入) 취유황오수유(取硫黃吳茱萸) 각오전우위말(各五錢右爲末) 이대산즙(以大蒜汁) 조도제복상(調塗臍腹

上) 잉이사상자(孕以巳床子) 소연훈지묘(燒煙熏之妙)

신생아가 외신이 오그라드는 경우가 있다. 유황과 오수유 20g씩을 빻아 마늘즙을 섞어 배꼽에 발라준 다음 사상자를 태우면서 연기를 쏘여주면 묘하게 낫는다.

초생발경(初生發驚) 내태경야(乃胎驚也) 주사웅황(朱砂雄黃) 각등분우위말(各等分右爲末) 취소허저유즙(取少許猪乳汁) 조말구중즉효(調抹口中卽效) 입사향(入麝香) 소허우묘(少許尤妙)

신생아가 놀래는 것은 복중에서 놀란 것이다. 주사와 웅황을 같은 양으로 빻아 돼지젖을 약간 넣고 개어 입속에 발라주면 즉시 효과가 나타난다. 사향을 약간 넣으면 더 좋다.

초생편신발단독(初生遍身發丹毒) 적종유주(赤腫遊走) 약입복(若入腹) 입신칙필사(入腎則必死) 명왈적유(名曰赤遊) 내태독야(乃胎毒也) 의이세침혹사침(宜以細針或砂針) 수적운주잡(隨赤暈周匝) 자출오형최묘(刺出惡血最妙) 잉이파초즙(仍以芭蕉汁) 제조즙도지(蠐螬汁塗之) 우적소두말(又赤小豆末) 화계자백도지(和鷄子白塗之) 우방(又方) 지룡분이분(地龍糞二分) 망초일분(芒硝一分) 냉수조화도지(冷水調和塗之)

신생아가 온몸에 여기저기 붉은 종기가 생기는 것을 적유라고 하는데 태독을 말한다. 만약 뱃속이나 신장으로 들어가면 반드시 죽는데, 세침이나 사침으로 붉은 곳 주위를 찔러 악혈을 빼내면 묘하게 낫는다. 또 파초즙이나 굼벵이즙을 배꼽에 발라주거나 팥가루를 달걀 노란자와 섞어 발라주거나 지렁이 똥 0.8g과 망초 0.4g에 냉수를 넣고 개어 발라준다.

초생지삼십이일(初生至三十二日) 일변생신(一變生腎) 육십사일(六十四日) 이변일증생방광(二變一蒸生膀胱) 구십육일(九十六日) 삼변생심(三變生心) 일백이십팔일(一百二十八日) 사변이증생소장(四變二蒸生小腸) 일백육십일(一百六十一) 오변생간(五變生肝) 일백구십이일(一百九十二日) 육변삼증생담(六變三蒸生膽) 이백사십사일(二百四十四日) 변생폐(變生肺) 이백오십육일(二百五十六日) 팔변사증생대장(八變四蒸生大腸) 이백팔십팔일(二百八十八日) 구변생비(九變生脾) 삼백이십일(三百二十日) 십변오증생위(十變五蒸生胃) 기수궐음심포(其手厥陰心包) 수소양삼초(手少陽三焦) 무형고불변이불증(无形故不變而不蒸) 부십변오증(夫十變五蒸) 내천지지수(乃天地之數) 이생성지연후(以生成之然後) 시생치능언(時生齒能言) 지희노고시전야(知喜怒故始全也)

태어난 지 32일만에 1번 변하여 신장이 생기고, 64일만에 2번 변하고 1번 증발하여 방광이 생기고, 96일만에 3번 변하여 심장이 생기고, 128일만에 4번 변하고 2번 증발하여 소장이 생기고, 160일만에 5번 변하여 간장이 생기고, 192일만에 6번 변하고 3번 증발하여 쓸개가 생기고, 224일만에 7번 변하여 폐가 생기고, 256일만에 8번 변하고 4번 증발하여 대장이 생기고, 288일만에 9번 변하여 비장이 생기고, 320일만에 10번 변하고 5번 증발하여 위장이가 생긴다. 수궐음 심포와 수소양 삼초는 형상이 없기 때문에 변하지도 않고 증발하지도 않는다. 10번 변하고 5번 증발하는 것은 천지의 숫자로 생성한 뒤에 비로소 치아가 나고 말을 하며 기쁨과 슬픔을 알게 되는 것이다.

부인선유소아(婦人先有小兒) 미능행이모갱유신(未能行而母更有娠) 아음차유칙작귀병(兒飮此乳則作鬼病) 영아황수골입(令兒黃瘦骨立) 발열박낙(發熱髮落) 천금논소아발병자시야(千金論小兒魃病者是也)

아이가 걷기도 전에 또 임신해서 젖을 먹이면 아이에게 귀신병이 들어 누렇게 야위어 뼈만 남고 열이 나면서 머리가 빠진다. 천금부왈. 만일 소아가 발병하면 용담초탕을 먹이는 것이 마땅하다.

상아병장단법(相兒命長短法) 범아삼세이상십세이하(凡兒三歲以上十歲以下) 시기성기고하(視其性氣高下) 즉가지기수요(卽可知其壽夭) 아소사식오통민(兒少時識悟通敏) 과인자다요(過人者多夭) 예지인의(預知人意) 회선민속자역요(回旋敏速者亦夭) 인중심장자수(人中深長者壽) 음불기자사(陰不起者死) 음낭하백자사(陰囊下白者死) 적자역사(赤者亦死) 흑자수(黑者壽)

대개 3세 이상 10세 이하를 아이라고 하는데 성품과 기를 보아 수명을 알 수 있다. 깨닫고 아는 것이 많아 남보다 우수하면 요절하는 경우가 많고, 일찍 사람을 알아보고 두뇌회전이 빠르면 요절하는 경우가 많다. 인중이 깊으면서 길면 수명이 길고, 음경이 일어나지 않으면 수명이 짧고, 고환 밑이 희거나 붉으면 수명이 짧고, 검으면 수명이 길다.

촬구자(撮口者) 면목황적(面目黃赤) 기천제성불출(氣喘啼聲不出) 내태열(乃胎熱) 유독심비칙(流毒心脾則) 설강순청촬구(舌强脣靑撮口) 취면음유유방(聚面飮乳有妨) 용백강잠이매(用白殭蠶二枚) 약초위말(略炒爲末) 밀조부순구즉유(蜜調付脣口卽愈) 혹용갈초산(或用蝎稍散)

얼굴과 눈이 붉거나 누러면서 숨이 가쁘고 울음소리를 내지 못하는 것은 태독 때문이다. 독이 심장과 비장에 들어가면 혀가 굳거나 입술이 푸르거나 입을 오므리거나 얼굴이 틀어져 젖을 빨지 못한다. 이 때는 말린 누에 2마리를 약간 볶아 가루를 낸 다음 꿀을 섞어 입과 입술에 붙여준다. 혹은 갈초산을 쓴다.

제풍증(臍風症) 소아단제후(小兒斷臍後) 위풍습소승(爲風濕所乘) 혹뇨습속군(或尿濕束裙) 수성제풍(遂成臍風) 면적천급제성불출(面赤喘急啼聲不出) 기증제종돌(其症臍腫突) 복창만일야다제(腹脹滿日夜多啼) 불능음유(不能飮乳) 심칙발휵금구촬구(甚則發搐噤口撮口) 의용조기익황산(宜用調氣益黃散)

제풍증은 배꼽에 바람이 드는 것을 말한다. 탯줄을 자른 후 풍습이 편승해서 오줌을 싼 것처럼 기저귀를 적시다가 제풍증이 된다. 얼굴이 붉고 호흡이 급하면서 울음소리가 나오지 않는다. 배꼽이 부어 돌출하고, 배가 창만하여 주야로 울면서 젖을 먹지 못한다. 심하면 사지에 경련이 일어나면서 입을 열지 않는다. 이 때는 조기익

황산을 쓴다.

제종증(臍腫症) 단제후(斷臍後) 위수습소상(爲水濕所傷) 혹입풍냉치(或入風冷致) 영사지불화(令四肢不和)

제종증은 배꼽에 종기가 생기는 것을 말한다. 배꼽을 끊은 후에 물이나 습기에 상하거나 풍냉이 들어가면 사지가 편안하지 않다.

객오증(客忤症) 기상구토청황백말(其狀口吐青黃白沫) 혹하수곡선잡(或下收穀鮮雜) 면변오색(面変五色) 복통반측(腹痛反側) 계종상사경간(瘈瘲狀似驚癎) 단안부상찬이(但眼不上竄耳) 기구중현옹좌우(其口中懸壅左右) 약유소소종핵즉이(若有小小種核即以) 죽침자궤지(竹針刺潰之) 급작초탄조각소연훈지(急作醋炭皁角燒煙燻之) 각복소합향환(却服蘇合香丸) 강탕조화복지(薑湯調化服之)

객오증은 푸르거나 누렇거나 흰 침을 토하는 것을 말한다. 혹은 먹은 음식을 토하면서 얼굴이 오색으로 변하거나 배가 아파 몸부림을 치거나 사지가 틀어지는 것이 경간증과 비슷한데 다른 것은 눈을 바로 뜨지 않는다. 입속의 현종 좌우에 작은 종핵이 있는데 죽침으로 찔러 터뜨린 다음 급히 잔에 불을 피워 조각자를 태운 연기를 쏘이고, 생강 달인 물과 함께 소합향환을 먹인다.

중악증(中惡症) 기상졸연심복자통(其上卒然心腹刺痛) 민난욕사(悶亂欲死) 인중청흑(人中青黑) 즉복소합향환말(即服蘇合香丸末) 성이조각(醒以皁角) 말취비(末吹鼻) 우이타화사향일전(又以唾和麝

香一錢) 중연화초반시(重硏和醋半匙) 복지즉유(服之卽愈)

중악은 갑자기 심장과 배가 찌르는 것처럼 아프고, 속이 울렁거리면서 메시꺼워 죽을 것 같고, 인중이 검푸르게 변하는 병이다. 즉시 소합향환을 먹인다. 만일 깨어나지 않으면 조각자 가루를 코에 불어넣거나 사향 4g을 개어 먹이면 즉시 낫는다.

야제유사증(夜啼有四症) 일왈열(一曰熱) 이왈한(二曰寒) 삼왈구창중설(三曰口瘡重舌) 사왈객오(四曰客忤) 한칙복통이제(寒則腹痛而啼) 면청백(面靑白) 구유냉기(口有冷氣) 수족냉(手足冷) 복역냉(腹亦冷) 곡요이제(曲腰而啼) 우하반야제자(又下半夜啼者) 개야칙음성(盖夜則陰盛) 한칙작통(寒則作痛) 열칙심조이제(熱則心燥而啼) 면적소변적(面赤小便赤) 구중열복난(口中熱腹煖) 혹유한앙신이제(或有汗仰身而啼) 구창중설(口瘡重舌) 칙연유부득(則吮乳不得) 구도유상즉제(口到乳上卽啼) 신액개미열(身液皆微熱) 급등조구(急燈照口) 약무창칙설필중야(若无瘡則舌必重也) 객오자(客忤者) 범객오야제(犯客忤夜啼) 혹촉생입기오범이제(或觸生入氣忤犯而啼) 황혼전후유심자(黃昏前後尤甚者) 내객오중악야(乃客忤中惡也)

야제는 소아가 밤에 우는 것을 말하는데 원인을 4가지로 구분할 수 있다. 첫째는 열증 때문이고, 둘째는 한증 때문이고, 셋째는 입 속에 종기가 났거나 혀가 안 좋기 때문이고, 넷째는 객오증 때문이다. 한증 때문이면 배가 아파 우는 것이다. 얼굴이 푸르면서 희고, 입에 찬 기운이 있고, 손발과 배가 냉한데 허리를 구부리고 운다. 또 하반야제가 있는데 밤에는 대개 음기가 성하므로 추위 때문에 통증이 생겨 우는 것이다. 열증 때문이면 심장이 조급해서 우는 것이다. 얼굴과 소변이 붉고, 입속에 열이 있고, 배가 따뜻하거나 땀이 나는데 고개를 들고 운다. 구창중설 때문이면 젖을 빨지 못하고, 입에 젖이 닿으면 곧 울고, 몸과 이마에 열이 약간 있다. 만일 입속에 창이 없으면 중설이다. 객오증 때문이면 객기가 침입했기 때문이다. 혹은 생소한 것을 접촉하다 사기가 침범하여 울기도 한다. 저녁 무렵에 더 심하게 울고, 경기를 일으키거나 놀라는 것은 중악증이다.

심주경(心主驚) 실칙규곡발열(實則叫哭發熱) 실칙앙와야(實則仰蛙也) 음수이흑(飮水而搐) 개실칙기상하삽(盖實則氣上下澁) 약합면(若合面) 이와칙기부득통고(而臥則氣不得通故) 희앙와(喜仰臥) 사기득상하통야(使氣得上下通也)

실하면 부르짖으면서 울고, 열이 나면서 물을 많이 찾는다. 심기에 열이 있으면 얼굴을 가리고 눕는데 실하면 우러러 눕는다. 대개 실하면 기가 오르내리는 것이 매끄럽지 않은데, 만약 얼굴을 가리고 누우면 기가 통하지 않는 것이다. 이 때는 우러러 눕게 해서 상하로 기가 통하게 해야 한다.

간주풍(肝主風) 실칙목직시(實則目直視) 대규가흠(大叫呵欠) 항급번민(項急煩悶) 실칙양자구긴(實則兩眦俱緊) 부전직시(不轉直視) 범목청필발경교아(凡目靑必發驚咬牙)

간장은 풍과 관계가 있는데 실하면 눈을 똑바로 뜨고, 고함을 지르고, 기지개를 펴고, 갑자기 목이 불편해지고, 양쪽 눈이 모두 감기고, 눈동자가 구르지 않는다. 눈이 푸르면 대개 경기가 일어나며 어금니를 악문다.

폐주천(肺主喘) 실칙민난천촉(實則悶亂喘促) 유음수자(有飮水者) 유불음수자(有不飮水者) 폐주조(肺主燥) 자병칙천수(自病則喘嗽) 실칙천이기성혹갈(實則喘而氣省或渴)

폐는 천식과 관계가 있는데 실하면 속이 답답하고, 숨이 차고, 물을 마시기도 하고 마시지 않기도 한다. 폐는 조를 주관하는데 병이 들면 해수증과 천식이 있고, 기가 성하고, 갈증을 느낀다.

비주곤(脾主困) 비병곤수(脾病困睡) 설사불사음식(泄瀉不仕飮食) 실칙다수체중(實則多睡體重) 혼권곤수(昏倦困睡) 불로청(不露晴) 신열(身熱) 갈욕음수(渴欲飮水) 설사(泄瀉) 적황색(赤黃色)

비주곤은 비장의 병으로 인하여 피곤해서 조는 병인데 설사를 하면서 식욕이 없다. 비장이 실하면 졸음이 많고, 몸이 무겁고, 혼곤하여 나태해지고, 피곤하면서 졸음이 오니 항상 눈을 감고 있고, 몸에는 열이 있고, 갈증으로 물을 마시고, 붉거나 누런 설사를 한다.

신허증(腎虛症) 아본허겁(兒本虛怯) 유태기불성(由胎氣不成) 칙신기부족(則腎氣不足) 목중백청다(目中白睛多) 노해로개(顱解顱開) 면색황백자(面色黃白者) 개위난양(皆爲難養)

신장이 허하면 허약하고 겁이 많다. 태기가 성하지 않으면 신기가 부족하고, 눈에는 백색이 많고, 두개골이 풀려 열리고, 얼굴빛이 희다. 이런 아이는 키우기 어렵다.

소아경풍(小兒驚風) 삼발칙위간(三發則爲癎) 내오증야(乃惡症也) 소아질지최급자(小兒疾之最急者) 무월경풍지증(无越驚風之症) 경유급경만경(驚有急驚慢驚) 만비풍삼자(慢脾風三者)

소아의 경풍은 3가지 증상으로 나타나는데 간질로 인한 것이다. 경풍은 소아의 질병 중에 가장 위급한 병인데 급경풍・만경풍・만비풍으로 나눈다.

급경풍(急驚風) 인문대성(因聞大聲) 혹대경이발휵(或大驚而發搐) 과칙여고(過則如故) 차무음야(此无陰也)

급경풍은 큰 소리에 크게 놀라 경련이 일어나는 것을 말한다. 음기가 없기 때문인데 지나고 나면 평소와 같아진다.

급경풍불치증(急驚風不治症) 안정번전(眼睛飜轉) 구중출혈(口中出血) 양족파도(兩足擺跳) 두복휵동(肚腹搐動) 모체심의(摸体尋衣) 신혼기촉(神昏氣促) 분약불하(噴藥不下) 통관불체(通關不嚏) 개불치(皆不治)

눈동자가 뒤집혀 뒹굴고, 입에서 피가 나고, 두 발을 떨면서 뛰고, 윗배가 당기고, 몸과 옷깃을 만지고, 정신이 혼미하고, 숨이 가쁘고, 약을 뱉어 먹지 못하고, 재채기를 시켜도 하지 못하면 치료하기 어렵다.

소아급경(小兒急驚) 이색다청(痢色多青) 위열명의(爲熱明矣) 이색황자(痢色黃者) 비열야(脾熱也) 이색홍자위열(痢色紅者爲熱) 심화지색(心火之色) 혹적자(或赤者) 열지심야(熱之甚也) 색흑자(色黑者) 유화열항극칙(由火熱亢極則) 반겸수화고(反兼水火故) 색흑야(色黑也)

소아가 갑자기 놀래면 대변이 푸른 경우가 많은데 이것은 열로 인한 병이다. 대변이 황색이면 비장의 열 때문이고, 붉으면 심장의 열 때문이다. 대변이 붉으면 열이 심한 것이고, 검으면 화열이 극에 올라 화가 수를 겸한 것이다.

만경풍(慢驚風) 득어대병지여(得於大病之餘) 토사지후(吐瀉之後) 급과복한양약(及過服寒涼藥) 기증(其症) 안만등등(眼慢騰騰) 혹로정수족계종(或露睛手足瘈瘲) 면색청백(面色青白) 혼신사지양(渾身四肢涼) 묵묵불성(默默不聲) 기맥침지(其脉沈遲)

만경풍은 큰 병을 앓거나 구토나 설사를 하거나 찬 성분의 약을 많이 먹어 생기는 병이다. 눈을 쓸데없이 번득거리고, 눈동자를 들어내며 헛손질을 하고, 얼굴색이 창백하면서 온몸이 냉하고, 말을 하지 않는데 침맥과 지맥이 잡힌다.

만경풍불치증(慢驚風不治症) 사지궐냉(四肢厥冷) 토사해수(吐瀉咳嗽) 면암신참(面暗神慘) 위통아성(胃痛鴉聲) 양협동기(兩脇動氣) 구생백담(口生白痰) 발직요두(髮直搖頭) 안정부전(眼睛不轉) 연명천일(涎鳴喘噎) 두연(頭軟) 대소변불금(大小便不禁) 수족일변

견인(手足一邊牽引) 개불치(皆不治)

만경풍인데 사지가 냉하고, 구토와 설사를 하고, 기침을 하면서 얼굴이 검고, 정신이 참담하고, 위장에 통증이 있고, 까마귀 소리를 내고, 양쪽 갈비의 기가 움직이고, 입에 백담이 생기고, 머리가 곧게 서고, 머리를 흔들고, 눈동자가 구르지 않고, 목에 담이나 침이 막혀 숨이 차고, 머리가 처지고, 대소변을 참지 못하고, 한쪽 손발이 당기면 치료하기 어렵다.

만비풍(慢悲風) 우만경후(有慢驚後) 토사손비(吐瀉損脾) 병전기극(病傳已極) 총귀허처(總歸虛處) 유비소수고(惟脾所受故) 왈비풍(曰脾風) 약축풍칙풍가축(若逐風則風可逐) 약요경칙무경가요(若療驚則无驚可療) 단비간(但脾間) 담연발체(痰涎潑滯) 허열왕래(虛熱往來) 기안합자(其眼合者) 내비곤기핍(乃脾困氣乏) 신미야(神迷也) 세소위만풍(世所謂慢風) 난요자시야(難療者是也)

만비풍은 만경풍 후에 토사로 인하여 비장이 손상되어 병이 심해지면 모두 허한 곳으로 돌아가는데 비장이 홀로 받는 것을 말한다. 풍을 쫓으면 풍이 없어지고, 경을 다스리면 경이 없어지는데, 비장 사이의 담과 침이 굳어 생기는 것이다. 허열이 왕래하면서 눈을 감는 것은 비장의 기가 다하여 정신이 혼미해진 것인데 고치기 어렵다고 한다.

천조경풍(天弔驚風) 승마원행(乘馬遠行) 당목욕갱의연후(當沐浴更衣然後) 방가근어영아(方可近於嬰兒) 부칙다위천조급경지질(否

則多爲天弔急驚之疾) 천조역경풍지증(天弔亦驚風之症) 단천조발시(但天弔發時) 두목앙시(頭目仰視) 경풍칙무야(驚風則无也) 우유경풍내조지증(又有驚風內釣之症) 복동다제(腹疼多啼) 면청순흑(面青脣黑) 구루반장(傴僂反張) 외신종뇨(外腎腫尿) 여미감(如米泔) 안유홍근혈점(眼有紅根血點) 내한기옹결(乃寒氣雍結) 의조등고(宜釣藤膏)

말을 타거나 원행한 후에는 목욕을 하고 옷을 갈아 입은 다음에 아이에게 다가가야 한다. 그렇지 않으면 천조급경풍이 된다. 천조도 경풍의 일종인데 다른 것은 천조는 머리와 눈을 앙시하나 경풍은 앙시하지 않는다. 또 경풍내조증이 있는데 배에 통증이 있어 많이 울고, 얼굴이 푸르고, 입술이 검고, 몸을 뒤틀고, 외신이 붓고, 소변이 쌀뜨물 같고, 눈에 홍선과 혈점이 있다. 한기가 응결한 것이니 조등고가 마땅하다.

치증수족빙냉(痓症手足氷冷) 경증거신강직(痙症擧身强直) 치경본일병(痓痙本一病) 당이양강(當以陽剛) 음유별지(陰柔別之) 강자유한(剛者有汗) 유자무한(柔者无汗) 기증(其症) 지체강직(肢體强直) 요신반장(腰身反張) 심어풍간(甚於風癎) 대저불치(大抵不治)

치증은 손발이 얼음처럼 차고, 경증은 몸이 굳어 움직이지 못하는 병인데 본래 같은 병이다. 양증은 강하고 음증은 약한데 강증은 땀이 있고 음증은 땀이 없다. 증세는 몸이 굳고 허리와 몸이 뒤집히면 풍간보다 심한데 대개 고치기 어렵다.

경풍삼발칙위간간자(驚風三發則爲癎癎者) 소아악병야(小兒惡病也) 대인왈전(大人曰癲) 소아왈간(小兒曰癎) 기실일야(其實一也) 우왈십세이상위전(又曰十歲以上爲癲) 십세이하위간(十歲以下爲癎)

경풍이 3번 발작하면 간이 되는데 소아에게는 매우 위험한 병이다. 성인에게 나타나면 전이라 하고, 소아에게 나타나면 간이라 하는데 같은 병이다. 또 10세 이상에서 나타나면 전이라 하고, 10세 이하에서 나타나면 간이라고도 한다.

경간증(驚癎症) 즉급경지증(卽急驚之症) 단경간발시(但驚癎發時) 부지작성(仆地作聲) 성시토연말(聲時吐涎沫) 급만경칙불작성(急慢驚則不作聲) 불토망야(不吐沫也)

경간증은 급경풍의 일종인데 급경풍과 다른 것은 발작할 때 엎드려 소리를 지르면서 거품을 토하는 것이다. 급만경풍은 소리도 지르지 않고 거품도 토하지 않는다.

감증(疳症) 건야수췌소혈야(乾也瘦瘁少血也) 아동이십세이하왈감(兒童二十歲以下曰疳) 이십세이상왈노(二十歲以上曰勞) 개유기혈허(皆由氣血虛) 비장부수상고(憊 臟腑受傷故) 유오장감(有五臟疳) 일왈간감(一曰肝疳) 이왈심감(二曰心疳) 삼왈비감(三曰脾疳) 사왈폐감(四曰肺疳) 오왈신감(五曰腎疳)

감증은 야위는 병을 말하는데 혈액이 부족하기 때문이다. 20세 이하에서나타나면 감이라 하고, 20세 이상에서 나타나면 노라고 한다. 모두 기혈이 허약해서 장부가 상했기 때문인데 오장감이 있다. 오장감은 간감 · 심감 · 비감 · 폐감 · 신감을 말한다.

제감(諸疳) 열감(熱疳) 냉감(冷疳) 냉열감(冷熱疳) 회감(蛔疳) 뇌감(腦疳) 척감(脊疳) 주마감(走馬疳) 무고감(無辜疳) 정해감(丁奚疳) 포로감(哺露疳)

감증은 열감 · 냉감 · 냉열감 · 회감 · 뇌감 · 척감 · 주마감 · 무고감 · 정해감 · 포로감으로 나눈다.

열감증(熱疳症) 감병초기(疳病初起) 검적순초(臉赤脣焦) 조열여화(潮熱如火) 대변비삽자(大便秘澁者) 위열감(爲熱疳)

열감증은 초기에는 눈 아래와 볼이 붉고, 입술이 타고, 불 같은 열이 정기적으로 나고, 변비가 따른다.

냉감증(冷疳症) 감병구칙(疳病久則) 목종면려(目腫面黧) 복창활설(腹脹滑泄) 혹청혹백(或靑或白) 혹여구니자(或如垢膩者) 위냉감(爲冷疳)

냉감증이 오래되면 눈이 붓고, 얼굴이 검고, 배가 부르고, 푸르거나 희거나 지저분하게 설사를 한다.

냉열감증(冷熱疳症) 냉열교호(冷熱交互) 비신비구(非新非久) 의소적화위(宜消積和胃)

냉열감증은 냉열이 교차하면서 발병한다. 새로운 병도 오래된 병도 아니니 마땅히 적을 풀어 위장을 편안하게 해야 한다.

회감증(蛔疳症) 인결유끽(因缺乳喫) 죽반육식태조(粥飯肉食太早) 혹감비과다(或甘肥過多) 화위회충(化爲蛔虫) 다제구말(多啼嘔沫) 복통순자(腹痛脣紫) 회수식충(蛔雖食虫) 각불가동(却不可動) 동종비구출자난치(動從鼻口出者難治) 범감구칙막불유충(凡疳久則莫不有虫)

회감증은 젖을 뗀 뒤 죽이나 육식이나 달거나 살찌는 음식을 많이 먹였기 때문이다. 회충이 생기고, 잘 울고, 거품을 토하고, 입술이 붉어진다. 회는 식충으로 활동하지 못하나 만일 활동해서 입이나 코로 나오면 치료하기 어렵다. 대개 감적이 오래되면 충이 생긴다.

뇌감증(腦疳症) 약비양(若鼻痒) 모발작수(毛髮作穗) 면황이수(面黃羸瘦) 뇌감(腦疳) 만두병창(滿頭幷瘡) 뇌열여화(腦熱如火) 신종신고(顖腫顖高) 편신다한(遍身多汗)

뇌감증은 코가 가렵고 모발이 서면서 얼굴이 누렇게 야위는 병이다. 머리에는 떡처럼 창증이 생기고, 뇌에는 불과 같은 열이 나고, 정문에 큰 종기가 생기고, 온몸에 땀이 많이 난다.

척감증(脊疳症) 소아감적(小兒疳積) 점황수(漸黃瘦) 파배여고명(怕背如鼓鳴) 척골여거(脊骨如鉅) 혹십지배생창(或十指背生瘡)

척감증은 감적으로 인하여 생긴다. 점점 누래지면서 야위고, 등을 두드리면 북소리가 나고, 등골이 톱날처럼 야위고, 열 손가락에 종기가 생긴다.

주마감증(走馬疳症) 신감우면급감(腎疳又名急疳) 다인두후여독(多因痘後餘毒) 갱가유식부조(更可乳食不調) 감미입비이생충(甘味入脾而生虫)

주마감증은 신감 또는 급감이라고도 한다. 마마를 앓거나 여독이 있는데 젖이나 음식의 단맛이 비장에 들어가면 충이 생긴다.

무고감증(無辜疳症) 기후면황발적(其候面黃髮直) 시시장열(時時壯熱) 음식불생기부(飮食不生肌膚) 적경일월(積經日月) 수지어사(遂至於死) 언천유조(言天有鳥) 명왈무고(名曰無辜) 주복야유(晝伏夜遊) 아가세완의욕(兒家洗浣衣褥) 노천경숙(露天經宿) 혹우차조(或遇此鳥) 비과낙오소오이여(飛過落羽所汚而與) 아천와(兒穿臥) 변영유차질야(便令有此疾也)

무고감증은 얼굴이 누렇고, 머리카락이 곤두서고, 때때로 열이 많이 나고, 잘 먹어도 살이 찌지 않는 병인데, 오랫동안 경락에 쌓이면 죽는다. 무고라는 새가 있는데 낮에는 엎드려 있다가 밤에만 날아다니는데, 아이 옷이나 침구에서 잠을 자거나 깃을 떨어뜨렸는데 모르고 그 옷을 입으면 갑자기 걸린다.

정해감증(丁奚疳症) 복대경세(腹大頸細) 황수시야(黃瘦是也) 정자(丁者) 수족여항(手足與項) 극소영정야(極小伶仃也) 해자복대야(奚者腹大也) 심자고고(甚者尻高) 육삭(肉削) 제돌흉만(臍突胸滿) 혹생곡징(或生穀癥) 애끽생미토탄등물(愛喫生米土炭等物)

정해감증은 배는 큰데 목이 가늘고, 누래지면서 야위는 병이다. 정은 손발과 목이 매우 작아 불쌍해 보이는 병이고, 해는 배가 큰데 심하면 살이 깎여 엉덩이가 높고, 배꼽이 돌출하고, 가슴이 가득한 병이다. 혹은 곡물로 적이 생겨 생쌀과 흙을 자주 먹는다.

포로감증(哺露疳症) 허열왕래(虛熱往來) 두골분해(頭骨分解) 반식토충(反食土虫) 번갈구홰(煩渴嘔噦) 골수능층노형(骨髓稜層露形) 개정해(盖丁奚) 포로개인(哺露皆因) 비위구허(脾胃俱虛) 형체수삭(形體瘦削)

포로감증은 허열이 왕래하고, 머리가 터질 것 같고, 음식을 먹고 나면 충을 토하고, 갈증이 있으면서 구역질을 하고, 야위어 뼈가 드러나며 얼굴이 야위는 병이다. 포로감과 정해감은 비장과 위장이 오랫동안 허한 것이 원인인데 형체가 야위는 병이다.

비감신감개신유창개(脾疳腎疳皆身有瘡疥) 무고감충기유산기육작창(無辜疳虫氣流散肌肉作瘡) 폐감비하생창(肺疳鼻下生瘡) 감병편신생창(疳病遍身生瘡) 내충식피부(乃虫蝕皮膚)

비감과 신감은 모두 몸에 창개가 나고, 무고감은 충이 사방에 흩어져 있어 살과 피부에 창이 나고, 폐감은 코 밑에 창이 나는 병이다. 감병인데 온몸에 창이 나는 것은 충이 피부를 먹기 때문이다.

감안증(疳眼症) 소아감안작목(小兒疳眼雀目) 혹맹막불견물(或盲膜不見物) 혹유농(或流膿)

감안증은 소아가 결핵성 안질이나 야맹증이나 맹막으로 사물을 보지 못하거나 농이 흐르는 병이다.

간감증(肝疳症) 목대청(目帶青) 좌협하경(左脇下硬) 토말안두흑자불치(多吐沫眼頭黑者不治) 심감증(心疳症) 이변유청맥(耳辺有青脉) 설상유초점자불치(舌上有焦點者不治) 비감증(脾疳症) 두대청근(肚大青筋) 순구무혈색(脣口无血色) 인중평하(人中平下) 이부지자불치(痢不止者不治) 폐감증(肺疳症) 해역기급(咳逆氣急) 사백수(瀉白水) 신상흑반자불치(身上黑斑者不治) 신감증(腎疳症) 욕끽함초(欲喫鹹醋) 끽수부주(喫水不住) 소변여분즙(小便餘憤汁) 치흑유창(齒黑有瘡) 골출이건뇌초자불치(骨出耳乾腦焦者不治)

간감증은 눈에 푸른 띠가 있고, 왼쪽 갈비 밑이 굳은 것 같고, 침을 많이 뱉고, 눈초리가 검으면 치료하기 어렵다. 심감증은 귓가에 푸른 기가 있고, 혓바닥에 점이 있으면 치료하기 어렵다. 비감증은 배가 붓고, 푸른 힘줄이 생기고, 입술과 입이 창백하고, 인중이 평평하고, 설사가 그치지 않으면 치료하기 어렵다. 폐감증은 딸꾹질을 하고, 숨이 차고, 흰물을 설사하고, 몸에 검은 반점이 있으면 치료하기 어렵다. 신감증은 짠 것과 물을 많이 먹고, 쌀뜨물 같은 소변을 보고, 치아가 검고, 창이 있어 뼈가 드러나고, 귀가 마르면서 뇌가 타면 치료하기 어렵다.

제열(諸熱) 간열(肝熱) 심열(心熱) 비열(脾熱) 폐열(肺熱) 신열(腎熱) 조열(潮熱) 태열(胎熱) 면상좌시위간(面上左顋爲肝) 우시위폐(右顋爲肺) 액상위심(額上爲心) 비위비(鼻爲脾) 해위신(頦爲腎)

적색자(赤色者) 열야(熱也) 수증치지(隨症治之) 우유골증열(又有骨蒸熱) 학열증(瘧熱症)

열증은 간열·심열·폐열·비열·신열·조열·태열증으로 나눈다. 왼쪽 볼은 간장, 오른쪽 볼은 폐장, 이마는 심장, 코는 비장, 턱은 신장에 해당하니 증세를 보고 치료한다. 이 외에 골증열증과 학열증이 있다.

간열증(肝熱症) 수심의령(手尋衣領) 난염물(亂捻物) 좌시적(左腮赤) 심열증(心熱症) 구중기온(口中氣溫) 혹합면와급안상찬(或合面臥及眼上竄) 액적요두교아(額赤搖頭咬牙) 비열증(脾熱症) 면황두대(面黃肚大) 태수기와(怠惰嗜臥) 신열음수(身熱飮水) 비적색(鼻赤色) 폐열증(肺熱症) 해수한열(咳嗽寒熱) 장열음수(壯熱飮水) 천면(喘悶) 우시적색(右腮赤色) 신열증(腎熱症) 하찬외명(下竄畏明) 해적색(頦赤色)

간열증은 옷깃을 어루만지고, 요란하게 물건을 더듬고, 왼쪽 볼이 붉어진다. 심열증은 입속의 기가 따뜻하고, 얼굴을 가리고 눕고, 눈동자가 위로 숨고, 이마가 붉고, 머리를 흔들고, 이를 악문다. 비열증은 얼굴이 누렇고, 배가 크고, 나태해져 잘 눕고, 몸에 열이 있어 물을 많이 마시고, 코가 붉어진다. 폐열증은 기침을 하고, 한열이 왕래하면서 열이 심하고, 물을 마시고, 오른쪽 얼굴이 붉어진다. 신열증은 눈을 내리깔고, 밝은 것을 두려워하고, 턱이 붉어진다.

조열증(潮熱症) 사조유신(似潮有信) 매일응시이발(每日應時而發)

과시즉지(過時卽止) 태열증(胎熱症) 태중수열(胎中受熱) 생하이면적안폐(生下而面赤眼閉) 대변비(大便秘) 소변적황(小便赤黃) 불음유(不飮乳) 골증열증(骨蒸熱症) 기수협적(肌瘦頰赤) 구건조열(口乾潮熱) 도한(盜汗) 학열증(瘧熱症) 일일일발(一日一發) 혹이삼일일발(或二三日一發) 한열왕래(寒熱往來)

조열증은 조수의 물처럼 변함없이 열이 나고, 매일 때가 되면 열이 났다가 때가 지나면 곧 그친다. 태열증은 태중에서 열을 받은 것으로 얼굴이 붉으면서 눈을 감고, 변비가 있으면 적황색 소변을 보고, 젖을 먹지 않는다. 골증열증은 살이 빠지고, 볼이 붉고, 입이 마르고, 주기적으로 열이 나고, 잠잘 때 땀이 나는데 백혈병의 원인이 된다. 학열증은 하루에 1번이나 2~3일에 1번씩 발작하면서 한열이 왕래한다.

범소아실유(凡小兒失乳) 이식사지(以食飼之) 미유식장불능극화(未有食腸不能剋化) 치식적복창수약(致食積腹脹瘦弱) 이색무상(痢色无常)

소아가 젖을 먹지 않고 밥을 먹으면 소화시키지 못하므로 식적이 된다. 배가 창만하고 야위어 약해지면서 변의 색이 정상이 아니다.

소아토사황(小兒吐瀉黃) 상열유야(上熱乳也) 토사설(吐瀉泄) 청상냉유야(靑傷冷乳也) 개당하백병자주지(皆當下白餠子主之)

소아의 토사물이 황색이면 젖이 열기에 상한 것이고, 청색이면 한기에 상한 것이다. 모두 하리시켜야 하는데 백병자가 좋다.

감모풍한(感冒風寒) 탐수구중기열(貪睡口中氣熱) 가흠번민자(呵欠煩悶者) 상풍증(傷風症) 두목동통이외인(頭目疼痛而畏人) 외한자(外寒者) 상한증(傷寒症)
소아가 잠을 많이 자고, 입속에 열이 있고, 하품을 하면서 기지개를 켜고, 번거로우면서 번열이 나면 풍에 상한 것이다. 머리와 눈에 통증이 있고, 사람을 싫어하고, 외부가 냉하면 한기에 상한 것이다.

담내풍묘(痰乃風苗) 화정칙복어비(火靜則伏於脾) 화동칙옹어폐(火動則壅於肺)
담은 풍의 싹이 되는데 화가 정하면 비장에 잠복하고, 화가 동하면 폐를 막는다.

설리(泄痢) 소아감(小兒疳) 이사청백황말수(痢瀉青白黃沫水) 이색(痢色) 변이무상(変易無常)
소아의 감리에 청·황·백의 색이 거품같이 사를 하는데, 변의 색이 쉽게 변하여 정상이 되지 않는다.

소아복통곡요(小兒腹痛曲腰) 건제무루(乾啼无淚) 면청백(面青白) 순흑지냉(脣黑肢冷) 혹대변색청(或大便色青) 불실위(不實爲) 반장내조(盤腸內弔) 급전총탕(急煎蔥湯) 임세기복(淋洗其腹) 유총백위제복간(揉蔥白熨臍腹間) 양불구(良不久) 요자생(尿自生) 기통입지(其痛立止) 속용유향산(續用乳香散)
소아가 배가 아파 허리를 구부리면서 눈물없이 울고, 얼굴이 푸르면서 희고, 입술이 검으면서 손발이 냉하고, 대변이 푸르면서 실하지 않으면 반장내조증이다. 급히 파를 달인 물로 배를 씻어주고, 파뿌리를 비벼 배꼽과 배 사이에 놓고 다림질을 해준다. 조금 지나 소변이 저절로 나오면서 통증이 그친다. 그 다음에 유향산을 쓴다.

오연증(五軟症) 두항연수연각연신연구연시야(頭項軟手軟脚軟身軟口軟是也) 두항연자(頭項軟者) 천주골도야(天柱骨倒也) 통용건골산(通用健骨散) 오경증(五硬症) 두항경수경각경신경구경시야(頭項硬手硬脚硬身硬口硬是也)

오연증은 머리・목・손・발・입에 힘이 없는 병이다. 머리와 목이 연한 것은 천주골이 거꾸러졌기 때문인데 건골산을 쓴다. 오경증은 머리・목・손・다리・입이 굳는 병이다.

해로증(解顱症) 연대소아(年大小兒) 두봉불합(頭縫不合) 여개고(如開故) 왈해로(曰解顱) 차유신기(此由腎氣) 불성고야(不成故也)

해로증은 소아가 해가 지나도 신문이 닫히지 않는 것을 말한다. 신장의 기가 왕성하지 못하기 때문이다.

신전증(顖塡症) 신문종기야(顖門腫起也) 인유포실상(因乳哺失常) 혹한열승비(或寒熱乘脾) 기기상충(其氣上衝) 칙신고이돌(則顖高而突) 우유간성(又有肝盛) 풍열교공(風熱交攻) 역치신전돌기(亦致顖塡突起) 한출(汗出) 모발황이단시야(毛髮黃而短是也) 의사청환(宜瀉靑丸)

신전증은 신문이 부어 막히는 병이다. 젖을 먹는 것이 정상적이지 않거나, 한열이 비장에 침입해서 기가 상충하여 돌기하거나, 간장의 기가 왕성하여 풍열이 서로 치는 것이 원인이다. 땀이 나고 머리카락이 누렇게 변하면서 짧아지는데 사청환이 마땅하다.

신함증(顖陷症) 신문성갱야(顖門成坑也) 인장부유열(因臟腑有熱) 갈인수장(渴引水漿) 치성설리칙기혈허약(致成泄痢則氣血虛弱) 불능상교(不能上交) 뇌수고(腦髓故) 신함여갱(顖陷如坑) 부득평만(不得平滿) 의용황구두골(宜用黃狗頭骨) 구황위말(灸黃爲末) 계자청(鷄子淸) 조부지(調付之)

신함증은 신문이 무너져 꺼지는 병이다. 장부에 열이 있으면 갈증이 나서 물이나 식혜를 많이 마셔 설사나 이질이 되어 기혈이 허약해지니 위로는 뇌수에 교접되지 않기 때문이다. 누런 개의 머리뼈를 불에 구워 빻은 다음 달걀 흰자를 섞어 바른다.

어지행지구연시야(語遲行遲口軟是也) 아재태시(兒在胎時) 모유경포기기(母有驚怖其氣) 입어심포락(入於心包絡) 사심신부족(使心神不足) 설본불통야(舌本不通也) 행지각연시야(行遲脚軟是也) 기혈불충(氣血不充) 골수불만(骨髓不滿) 연약불능행야(軟弱不能行也)

말이 더딘 것은 구연에 해당한다. 아이가 태중에 있을 때 임신부가 놀라 그 기가 심장의 포락에 들어가 아이의 심신이 부족해서 설본이 통하지 않기 때문이다. 걸음이 더딘 것은 각연에 해당한다. 기혈과 골수가 충분하지 못하기 때문이다.

발불생자(髮不生者) 인품수혈부족(因稟受血不足) 불능영어발(不能榮於髮) 치불생자(齒不生者) 인품수기부족(因稟受氣不足) 수불능충어골고(隨不能充於骨枯) 치불생(齒不生)

머리카락이 나지 않는 것은 기혈이 부족해서 모발을 기르지 못하기 때문이고, 이가 나지 않는 것은 기가 부족해서 신장이 제기능을 하지 못하기 때문이다.

구배증(龜背症) 초생불능호배(初生不能護背) 풍입어척골(風入於脊骨) 혹좌태조(或坐太早) 역치구루(亦致傴僂) 배고여구(背高如龜) 다성고질(多成痼疾)

구배증은 등이 거북이 등처럼 되는 병이다. 태어나자마자 등을 잘 보호하지 않아 척추골에 바람이 들어갔거나, 너무 일찍 앉혀 우루증에 걸린 것인데 고질병이다.

구흉증(龜胸症) 흉고창만(胸高脹滿) 기상여구(其狀如龜) 차폐장수열소치야(此肺臟受熱所致也) 혹유모다식오신급면주과도(或乳母多食五辛及麵酒過度) 혹하월다음열유(或 夏月多飮熱乳) 구흉(龜胸) 내폐열창만(乃肺熱脹滿) 공어흉격이성(攻於胸膈而成)

구흉증은 가슴이 거북이처럼 높고 창만해지는 병이다. 폐장이 열을 받았거나, 젖을 먹이는 산모가 자극이 강한 음식과 술과 가루음식을 많이 먹였거나, 여름에 뜨거운 젖을 많이 먹였거나, 창만한 폐의 열이 흉격을 공격하기 때문이다.

체이증(滯頤症) 구각유연시야(口角流涎是也) 연자(涎者) 비지액유출(脾之液流出) 적어이상(積於頤上) 차유비위허냉(此有脾胃虛冷) 불능제기(不能制其) 진액고야(津液故也) 법당온비(法當溫脾)

체이증은 소아가 침을 흘리는 것을 말한다. 침은 비장의 액이 흘러나와 턱에 쌓이는 것인데 비장과 위장이 허냉하여 진액을 제어하지 못하기 때문이다. 마땅히 비장을 따뜻하게 해야 한다.

소아단독(小兒丹毒) 백일내발자필사(百日內發者必死) 급급구지(急急救之) 소아단독(小兒丹毒) 내열독지기(乃熱毒之氣) 여혈상박이(與血相搏而) 풍승지고(風乘之故) 적종(赤腫) 기유주편신자(其遊走遍身者) 우명적유풍(又名赤遊風) 입신입복칙살인야(入腎入腹則殺人也) 금사창(金絲瘡) 일명홍사창(一名紅絲瘡) 기상여선(其狀與線) 거세불일경위단독시야(巨細不一經謂丹毒是也) 단독(丹毒) 자복내생출사지칙이유(自腹內生出四肢則易愈) 자사지입복칙난치(自四肢入腹則難治) 독기입이복창칙사(毒氣入裡腹脹則死) 독기소주지처(毒氣所走之處) 절경자지출혈(截經刺之出血) 일운급이세침(一云急以細針) 자출오혈즉소(刺出惡血卽消)

태어난 지 100일 이내에 단독에 걸리면 반드시 죽음에 이르니 빨리 구하지 않으면 안 된다. 소아의 단독은 열독이 혈과 공박하고, 풍이 편승한 것이 원인이다. 붉은 종기가 전신에 퍼지기 때문에 적유풍이라고도 하는데 신장에 들어가면 죽는다. 또 금사창이나 홍사창이라고도 하는데 그 모양이 선이 굵고 가는 것이 같지 않으니 경에서 말하는 단독이다. 단독이 뱃속에서 생겨 사지로 번지면 치료하기 쉬우나, 사지에서 생겨 배로 들어가면 치료하기 어렵다. 독기가 배로 들어가 창만해지면 죽음에 이르는데, 독기가 달아나는 곳의 경을 끊고 침자하여 피를 내야 한다. 일방에 이르기를 단독은 세침으로 찔러 악혈을 빼면 사라진다고 하였다.

제창(諸瘡) 소아초생(小兒初生) 월이제질(月裡諸疾) 내태독지천자(乃胎毒之淺者) 약일이세후소생지질(若一二歲後所生之疾) 내태독지심자(乃胎毒之深者) 의안법치지(宜按法治之)
태어나 한 달 이내의 병은 태독이 얕은 것이고, 1~2세 후에 발병하는 것은 태독이 깊은 것이니 법에 따라 치료해야 한다.

단유(斷乳) 소아이삼세시(小兒二三歲時) 욕단유(欲斷乳)
2~3세가 되면 젖을 끊어야 한다.

안상적맥(眼上赤脉) 하관종인수화곤절(下貫腫人水火困絶) 신문종기(顖門腫起) 겸반작갱심절(兼反作坑心絶) 비건흑조패절(鼻乾黑燥肺絶) 두대청근비절(肚大靑筋脾絶) 목다직시(目多直視) 도불전정(覩不轉睛) 오장구절(五臟俱絶) 지갑흑색간절(指甲黑色肝絶) 홀작아성맥절(忽作鴉聲脉絶) 허설출구심절(虛舌出口心絶) 교치교인신절(嚙齒咬人腎絶) 어구기급(魚口氣急) 제불작성방광절(啼不作聲膀胱絶) 회충기출(蛔虫旣出) 필시사형(必是死形) 범병곤(凡病困) 한출여주불유자사(汗出如珠不流者死) 범병아(凡病兒) 기두미개(其頭尾皆) 상역자사(上逆者死) 순구건(脣口乾) 목피급구중(目皮及口

中) 기냉수족사수(氣冷手足四垂) 기와여박(其臥如縛) 장중냉자(掌中冷者) 개사(皆死) 기오경(其五硬) 오연(五軟) 오냉(五冷) 오건(五乾) 개악증야(皆惡症也)

소아가 눈 위의 붉은 혈흔이 아래로 내려와 동자를 꿰면 수기와 화기가 부족해서 끊어진 것이고, 신문이 돌출하거나 꺼지면 심장의 기가 끊어진 것이고, 코가 건조하면서 검게 마르면 폐장의 기가 끊어진 것이고, 윗배가 크고 푸른 힘줄이 생기면 비장의 기가 끊어진 것이고, 눈을 똑바로 떠도 동자가 구르지 않으면 오장이 모두 끊어진 것이고, 손톱이 검으면 간장의 기가 끊어진 것이고, 갑자기 까마귀 소리를 내면 맥이 끊어진 것이고, 혀가 입 밖으로 나오면 심장의 기가 끊어진 것이고, 이를 갈거나 사람을 물면 신장의 기가 끊어진 것이다. 입이 물고기 입과 같고 숨이 차면서 울어도 소리가 나오지 않으면 방광의 기가 끊어진 것이다. 회충이 저절로 나오면 반드시 죽고, 땀이 구슬처럼 맺히는데 흐르지 않거나 머리카락과 눈썹이 위로 올라가면 죽고, 입술과 입이 마르거나 눈꺼풀과 입에 찬기가 있거나 사지가 늘어져 누워 있는 것이 묶여 있는 것 같거나 손바닥이 냉하면 죽는다. 이것은 오경·오연·오냉·오건증으로 모두 나쁜 증상이다.

상고무두진(上古无痘疹) 주말진초내유지(周末秦初乃有之) 부태재복중(夫胎在腹中) 지육칠월칙기성형(至六七月則已成形) 식모복중예액(食母腹中穢液) 입아오장(入兒五臟) 식지십월(食至十月) 즉예액만위(卽穢液滿胃) 지생시(至生時) 아구중(兒口中) 유유불결(猶

有不潔) 산모이수(産母以手) 식정칙무질병(拭淨則无疾病) 속이황연(俗以黃連) 감초수(甘草水) 하기제분예(下其臍糞穢) 차역모지불결(此亦母之不潔) 여기입아장중(餘氣入兒臟中) 우풍한사기(遇風寒邪氣) 상박이성두진야(相搏而成痘疹也)

옛날에는 두진이라는 병이 없었는데 주나라 말기와 진나라 초기에 나타났다. 태아가 6~7개월이 되면 형체가 생기고, 뱃속에서 더러운 액체를 마셔 태아의 오장으로 들어간다. 10개월이 되면 위장에 오물이 가득하다 태어나면 입에 오물이 있는 것이다. 산모가 손을 깨끗이 씻고 오물을 없애야 질병이 생기지 않는다. 속히 깽깽이풀과 감초를 달인 물을 먹이고, 배꼽의 더러운 것을 닦아내야 한다. 이것 역시 산모의 불결한 기가 아이의 장에 들어가면 풍한의 사기를 만나 서로 상박해서 두진이 된다.

두창예방법(痘瘡豫防法) 매우동월온난(每遇冬月溫暖) 공춘발두(恐春發痘)

겨울이 따뜻하면 봄에 두창이 생길 염려가 있다.

인후통(咽喉痛) 인후유독(咽喉有毒) 음식여거좌후(飮食如鉅挫喉) 수장불입(水漿不入) 혹토출(或吐出) 혹상건구자위(或常乾嘔者危) 유관농시(惟貫膿時) 견차증(見此症) 이변폐자반길(二便閉者反吉)

목구멍에 독이 있어 음식이 톱밥 같아 물이나 간장도 넘어가지 않거나 토하거나 마른 구역질을 하면 위험하다. 그러나 목에서 농 같은 것이 나올 때만 이런 증상이 나타나는데, 대소변이 어려우면 오히려 좋다.

요복통(腰腹痛) 범발열욕출두요통(凡發熱欲出痘腰痛) 급복신해산(急服神解散) 출한이지통위도(出汗而止痛爲度) 면출신경지두(免出腎經之痘)

열이 나고 마마가 나오려 하면서 허리가 아프면 급히 신해산을 먹여야 한다. 땀을 내어 통증이 그칠 때까지 먹이는데 신경으로 마마가 나오지 않게 해야 한다.

담천증(痰喘症) 두출후(痘出後) 담성천급(痰盛喘急)

담천증은 마마가 나온 후에 담이 많아 숨이 차는 병이다.

오간삼경(五癎三驚) 심간간간비간폐간신간증(心癎肝癎脾癎肺癎腎癎症) 위오야(爲五也) 풍간(風癎食癎驚癎) 위삼경(爲三驚) 개수증치지(皆隨症治之)

심간·간간·비간·폐간·신간을 오간이라 하고, 풍간·식간·경간을 삼경이라 하는데, 증세에 따라 치료한다.

3. 단방(單方)

① 우연(牛涎) : 치소아곽란(治小兒癨亂) 우연일합(牛涎一合) 관하입효(灌下立效)

소아의 곽란에는 소의 침 2l를 먹이면 효과가 있다.

② 자상환(紫霜丸) : 치식간급(治食癎及) 복중유식적(腹中有食積)

동벽토현유(疼癖 吐哯乳)

식간증이나 뱃속에 식적이 있어 통증이 있고 젖을 토하면 자상환을 쓴다.

4. 소아질환을 다스리는 식품과 약재

① 소아의 모든 질병에는 우황.

② 소아가 제대로 성장하지 못하면 근대, 밤, 비트, 아욱.

③ 소아의 스트레스성 성장장애에는 멧대추 씨.

④ 소아가 걸음을 늦게 걷기 시작하면 오가피.

⑤ 소아마비에는 물소의 뿔, 삼지구엽초, 쇄양, 오가피, 진범(秦凡).

⑥ 소아가 감기에 걸리면 감자, 구기자나무 껍질, 돼지 쓸개즙, 생강, 알로에 진액, 우엉, 은시호, 참개구리.

⑦ 소아가 감기로 인하여 열이 나면 은시호, 제비쑥.

⑧ 소아가 열이 심하면 매미의 허물.

⑨ 소아가 풍과 열이 있으면 우황, 죽여, 쥐방울덩굴.

⑩ 소아의 감적(疳積)에는 계내금, 두꺼비 기름*, 두더지, 멧돼지 쓸개, 사군자(使君子), 알로에 진액, 애기박쥐의 똥, 웅담, 진범(秦凡), 호황련, 흰작두콩.

⑪ 소아의 배가 부어오르면 신곡(神曲).

⑫ 소아의 뇌 숨구멍이 닫히지 않으면 거북이 등껍질.

⑬ 소아의 머리에 종기가 생기면 돼지 쓸개즙.

⑭ 소아의 경풍에는 말벌의 집, 메뚜기, 멧돼지 쓸개, 박쥐, 반하*, 백화사, 안식향, 영양의 뿔, 우황, 전충(全蟲), 조구등, 주사(珠

砂), 지네, 진주, 천마(天麻), 호박(琥珀).

⑮ 소아가 경풍으로 손발이 뒤틀리면 매미의 허물, 백부자, 조구등, 전충(全蟲), 지렁이.

⑯ 소아의 급경풍에는 천남성*.

⑰ 소아의 만경풍에는 백화사, 인삼, 천마(天麻).

⑱ 소아가 밤에 울어대면 골풀, 매미의 허물, 영양의 뿔.

⑲ 소아가 젖을 먹고 체하면 사군자(使君子), 파두*.

⑳ 소아가 위장이 냉해서 토하면 백두구.

㉑ 소아가 소변을 가리지 못하면 물방개.

㉒ 소아가 충이 있으면 건칠, 마늘, 계수나무 열매, 사군자(使君子), 사상자(巳床子), 석류 껍질, 소태나무 껍질, 순무, 초피나무 열매의 껍질.

㉓ 소아가 회충이 있으면 두더지,

㉔ 소아가 촌충이 있으면 말벌의 집, 백부근, 소태나무 껍질, 자귀나무 껍질.

㉕ 소아가 요충이 있으면 백부근, 비자나무의 익은 열매, 소태나무 껍질.

㉖ 소아가 충이 많아 심장에 통증이 있으면 파 뿌리.

㉗ 소아가 충이 있으면서 열이 나면 은시호.

㉘ 소아가 이가 많으면 백부근.

㉙ 홍역에는 개구리밥, 남가새 열매, 말린 누에, 도꼬마리, 매미의 허물, 박하, 방풍(防風), 백부근, 벚나무 껍질, 승마, 용골, 우엉, 인진쑥, 지치, 칡 뿌리, 형개.

㉚ 수두에는 지치.

5. 소아를 다스리는 민간요법

① 무병장수하게 하려면 태아의 배꼽을 불에 구운 다음 9번 구운 홍영사·경면주사 4g씩, 구사(狗砂) 2g, 사향 0.5g을 곱게 갈아 젖꼭지에 발라 젖을 먹일 때 같이 먹게 한다.

② 모든 질병을 예방하려면 1 태어나자마자 출산할 때 나온 피를 깨끗한 솜에 묻힌 다음 그늘에서 상하지 않게 말려 서늘한 곳에 보관했다가 아이가 편하지 않거나 입이나 몸에서 열이 나면 물에 담갔다 먹인다. 2 태어나자마자 입술에 9번 지진 영사를 발라준다. 3 깨끗한 솜에 들기름을 묻혀 입속을 닦아준다. 4 흰 개똥에 꿀을 발라 불에 쪼인 후 빻은 다음 백비탕(白沸湯)에 담갔다가 뜨겁게 해서 자주 먹인다. 5 태어난 지 3~4일만에 단오날 채취한 익모초를 끓인 후 돼지 쓸개를 타서 목욕시킨다.

③ 태독에는 1 개구리를 찧어 붙여준다. 2 말의 태를 태운 다음 기름을 넣고 개어 발라준다. 3 산 닭의 배를 갈라 붙여준다. 4 거머리를 붙여 악혈을 빨아내게 한다. 5 진황토로 백비탕(白沸湯)을 만들어 자주 발라준다. 6 나팔꽃 씨를 태워 가루를 낸 다음 참기름을 넣고 개어 발라준다. 7 청미래덩굴 열매를 까맣게 태운 다음 참기름을 넣고 개어 발라준다.

④ 태어나자마자 얼굴이 푸르고 몸이 차면서 입을 악물면 1 급히 인삼·말린 누에·감초 2~3g씩을 넣고 달여 먹인다. 2 인삼과 오약 2~3g씩을 넣고 달여 먹인다.

⑤ 태어나자마자 토하거나 구역으로 인하여 젖을 먹지 못하면 모과와 생강을 넣고 달인 다음 꿀을 타서 먹인다.

⑥ 태어나자마자 입에 백설이 가득하여 젖을 빨지 못하면 석웅황·감초·깽깽이풀을 빻은 다음 꿀을 넣고 개어 입 안에 발라준다.

⑦ 잇몸이 좁쌀처럼 부르터 젖을 먹지 못하면 급히 손가락에 따뜻한 물을 묻힌 다음 환부를 가만히 눌러 터지게 한다. 이 때 터진 자리에서 나오는 오물질이 목으로 넘어가지 않도록 조심해야 한다.

⑧ 주마아감에는 **1** 마름 잎을 가루를 내어 발라준다. **2** 제비꽃을 새 기와에 올려놓고 볶은 다음 빻아 환부에 골고루 발라준다. 주마아감이란 잇몸이 썩어 이가 빠지고, 볼이나 입술에 구멍이 생기는 병인데 말이 달리듯 급변한다.

⑨ 흰 거품을 토하면서 손발이 냉하면 **1** 전갈 10개에 술을 넣고 볶아 빻은 다음 사향을 약간 섞어 금그릇에 조금씩 달여 먹인다. **2** 대나무 진액에 우황 1g을 타서 먹인다.

⑩ 온몸에 어포가 생겨 수정처럼 부풀어 오르면 일산화납 가루를 뿌려준다.

⑪ 열이 내리지 않으면 미나리 20g, 보리 순과 질경이 씨 10g씩에 물 300㎖를 넣고 물이 3분의 1로 줄 때까지 달여 하루에 수시로 먹인다.

⑫ 단독에는 **1** 목화 씨를 불에 태워 빻은 다음 참기름을 넣고 개어 발라준다. 위에서 시작해 아래로 내려가면 아래에서부터 위

로 발라주고, 아래에서 시작해 위로 올라가면 위에서부터 아래로 발라준다. **2** 생돼지고기나 개의 가죽을 붙여준다. **3** 당사향을 물에 갈아 발라주는데 번지는대로 발라준다. **4** 호두나무 잎에 꿀을 발라 환부에 붙여주고 하룻밤 자고나면 낫는다. 단독이란 머리와 손발에 붉은점이 생기는 병이다. 붉은빛이 만연하면 화단독이라 하고, 붉은빛 위에 좁쌀 같은 것이 돋으면 풍단독이라 하고, 갑자기 부어 흰색으로 번지면 백단독이라 한다.

⑬ 황단독에는 **1** 급히 인동꽃을 달인 다음 우황 0.2g을 타서 먹이고, 참빗살로 가로로 침을 놓아 독즙을 뺀다. 침으로 큰 것부터 시작해 작은 것까지 깨트리면 독기가 점점 약해진다. **2** 돼지똥으로 씻긴 후 메밀에 초를 넣고 볶아 약떡을 만들어 붙여준다. **3** 피마자에 초를 넣고 갈아 붙여준다. 황단독이란 몸에 누런빛이 돌면서 구슬이나 좁쌀이나 녹두만하게 부풀어 오르다 도토리만하게 커지면서 독기가 온몸에 퍼지는 병인데 배에 들어가면 죽는다.

⑭ 경기에는 소의 쓸개에 천남성* 가루를 넣어 100일 동안 말렸다가 하루에 3번 따뜻한 물과 함께 먹인다. 이것을 우담남성이라고 하는데 1번에 1~2세는 약 0.4g, 3~5세는 약 0.8g, 6~8세는 약 1.2g, 10세 이상은 2g 정도를 쓴다.

⑮ 열성경기에는 생미나리 100g을 즙을 낸 후 꿀을 약간 타서 찻숟갈로 조금씩 입가에 흘려 넣어준다. 이 때 우황포룡환(牛黃抱龍丸)을 같이 먹이면 더 좋다.

⑯ 경풍(驚風)에는 **1** 침으로 깨트려 물을 빼준다. **2** 상춧대를 불

에 때운 후 꿀이나 젖에 타서 먹인다. ❸ 질경이 씨를 달인 다음 주사(珠砂)를 약간 타서 먹인다. ❹ 옷장 속에서 사는 좀 3마리를 잡아 참기름에 담가두면 저절로 녹는데 그 기름을 먹인다. ❺ 부부가 동침할 때 나온 분비물을 먹인다. 경풍(驚風)은 왼손 둘째손가락 손톱 밑에 좁쌀 같은 것이 생기는 병이다.

⑰ 급경풍(急驚風)에는 뱀의 허물 4g과 우황 0.5g을 빻아 먹이는데 5세 이상은 2배로 쓴다.

⑱ 만경풍(慢驚風)에는 대황(大黃)·부들꽃가루 12g씩, 우황 6g, 감수* 4g, 구사(狗砂) 2g을 빻은 다음 오동나무 열매만하게 환약을 만들어 1세는 1개, 2~3세는 2개를 먹인다.

⑲ 경풍(驚風)을 예방하려면 출산일이 다가오면 새끼 제비의 깃털이 닿았던 제비집 안의 흙을 물에 담가두었다가 출산하면 바로 솜에 묻혀 아이의 입에 2~3번 발라준다.

⑳ 감기에는 하눌타리 가루 0.5~1g을 젖에 섞어 먹이는데 양은 월령에 따라 조절한다.

㉑ 감기에 걸려 머리와 몸이 뜨거우면서 젖을 먹지 못하면 ❶ 더덕·강활·형개 3.2g씩을 넣고 달여 먹인다. ❷ 인동꽃 8g을 달여 먹인다. ❸ 배를 구운 다음 즙을 내어 먹인다.

㉒ 갑자기 오한이 나면 껍질째 말린 도라지·귤 껍질 20g씩, 생강 4~6g에 물 600㎖를 넣고 중간 불로 반으로 줄 때까지 달여 하루에 여러 번 나누어 먹인다.

㉓ 감기 기운이 있으면 미나리로 국을 끓여 뜨겁게 해서 먹인다.

㉔ 코감기에는 귤 1개를 불에 구워 육질만 먹인다.

㉕ 기침으로 인하여 호흡이 곤란하면 개미취 40g, 살구 씨·노루귀·머위꽃 4g씩을 빻은 다음 미음을 넣고 개어 하루에 3번 먹인다.

㉖ 목이나 가슴에 담이 있으면 천마(天麻)를 달여 먹인다.

㉗ 담이 성하면 호두·대추·생강·살구 씨를 넣고 달여 먹인다.

㉘ 급만성담병에는 구릿대 뿌리를 빻아 따뜻한 물과 함께 먹인다. 1세는 1푼, 2세는 2푼, 3세는 3푼 식으로 나이 숫자만큼의 무게로 먹인다.

㉙ 기침에 걸쭉한 피고름이 섞여 나오면 회화나무에서 자라는 버섯을 달여 먹인다.

㉚ 별학(鼈瘧)에는 ① 석웅황 2g, 유황 1.5g, 약주 3순갈을 넣고 살짝 끓여 먹인다. ❷ 엿기름을 달인 다음 진하게 갈아 거른 들깨를 넣어 먹인다. ❸ 새벽에 사관혈(四關穴)을 감아 침을 놓은 다음 홍화를 약간 달여 먹인다. ④ 가제를 즙을 내거나 구워 먹인다. ❺ 담배나무 씨를 빻아 새벽에 조금씩 따뜻한 물에 타서 2~3번 먹인다. ❻ 참개구리를 작은 그릇에 넣고 들기름을 약간 부어 종이로 봉한 다음 다음날 보면 푸른 기름이 있다. 이것이 개구리 오줌인데 소아는 2~3술갈 먹이고, 큰 아이는 반 종지 먹인다.

31. 복학(腹瘧)에는 ① 밀가루에 생칠을 섞어 녹두알만하게 환약을 만들어 식전에 먹인다. ❷ 엿기름을 달인 다음 진하게 갈아 거른 들깨를 넣어 먹인다. ❸ 새벽에 사관혈(四關穴)을 감아 침을 놓은 다음 홍화를 조금 달여 먹인다. ④ 가제를 즙을 내거나 구

워서 먹인다. 5 담배나무 씨를 빻아 새벽에 조금씩 따뜻한 물에 타서 2~3번 먹인다. 6 참개구리를 작은 그릇에 넣고 들기름을 약간 부어 종이로 봉한 다음 다음날 보면 푸른 기름이 있다. 이것이 개구리 오줌인데 소아는 2~3술갈 먹이고, 큰 아이는 반 종지 먹인다. 7 석웅황 2g, 유황 1.5g, 약주 3숟갈을 넣고 살짝 끓여 먹인다.

32. 복학(腹瘧)으로 얼굴이 누러면서 몸이 파리해지면 1 연밥·마·율무·쌀을 같은 양으로 넣고 죽을 쑨 다음 설탕을 타서 장복시킨다. 2 두더지를 굽거나 고아 먹인다.

33. 복학(腹瘧)을 예방하려면 태어나자마자 젖을 먹기 전에 들기름 1~2순갈을 먹인다.

34. 복학(腹瘧)이나 별학(鼈瘧)으로 한기·번열·통증이 있으면 자라 등껍질 6g, 하눌타리 씨·청피(靑皮)·초과 3g씩을 넣고 달인 다음 손질한 황단(黃丹) 1~2g을 타서 먹인다.

35. 회충에는 1 지렁이 똥 100g을 돌 위에 놓고 그 위에 숯불을 피운 다음 익을 때까지 볶아 냉수 300㎖에 담갔다가 맑은 물만 걸러 먹인다. 이 때 환자가 보거나 알게 하면 안 된다. 2 오래 묵은 대구 1마리를 물에 씻지 말고 마른 수건으로 닦아 달여 먹인다. 3 가지의 대와 잎을 넣고 달여 먹인다. 4 씨를 제거한 고추 2㎏에 참기름 2ℓ를 넣고 반으로 줄 때까지 달인 다음 탕액만 걸러 따뜻하게 해서 새벽 공심복에 먹인다. 5 계자가루로 환약을 만든 후 검은 엿으로 싸서 새벽 공심복에 60~70개 먹인다. 6 밀가루에 생칠을 섞어 녹두만하게 환약을 만들어 식전에

먹인다. **7** 찹쌀 300g으로 밥을 지은 다음 메밀 · 신곡(神曲) · 꿀 1 *l* 씩, 후추 · 초피나무 열매의 껍질 · 고추 · 소태나무 뿌리의 껍질 · 목단 껍질 · 질경이 씨 · 어린아이 변에 침하여 말린 생강 200g씩을 섞어 볶는다. 단호박 속에 넣어 새끼줄로 묶고 황토를 발라 쌀겨 불에 묻어 익힌 다음 따뜻하게 해서 공심복에 적당히 먹는다. **8** 볶은 나팔꽃 씨 9g과 계수나무 열매 15g을 빻아 1번에 3g씩 하루에 2번 4일 정도 꾸준히 따뜻한 물과 함께 먹인다.

36. 회충으로 인하여 통증이 있으면 소태나무 뿌리와 사군자(使君子) 6g씩을 넣고 달여 먹인다.

37. 회충으로 인하여 심장에 통증이 있거나 얼굴이 파랗고 입에서 거품이 나오면 마디풀 6kg에 물 1.8 *l* 를 넣고 끓여 거른 다음 엿처럼 만들어 공심복에 먹인다.

38. 회충으로 인하여 배앓이를 하면 **1** 참나무버섯을 빻아 8g씩 꿀에 타서 먹이는데 80g 한도 내에서 쓴다. **2** 붉은 수탉의 내장을 깨끗히 씻어 기름이나 간장을 바른 다음 구워 먹이는데 10개 한도 내에서 쓴다.

39. 회적(蛔積)에는 **1** 매일 멸치 3마리를 살짝 구워 식전 공심복에 먹이는데 2말 정도를 장복하면 완전히 제거된다. **2** 매일 소금을 먹이는데 20kg 정도를 장복하면 적이 녹아 없어진다. **3** 귤 껍질로 차를 끓여 장복하면 적이 저절로 녹아 사라진다. 통증이 있으면 20~40g을 계속 먹인다.

40. 회적으로 인하여 통증이 있으면 **1** 질경이 뿌리 3개를 씹어서 먹인다. **2** 밀가루로 묽게 죽을 쑤어 먹이는데 소금을 넣지 않

는다.

41. 촌충에는 **1** 비자나무의 익은 열매 40g, 계수나무 열매 12g을 빻은 다음 꿀을 섞어 음력 초하룻날 식전 공심복에 먹이고 하루를 굶기면 3일 후에는 빠져 나온다. **2** 빻은 후추 20g을 따뜻한 물에 타서 2번 먹인다.

42. 요충으로 인하여 항문이 가려우면 마디풀 100g에 물 500㎖를 넣고 물이 반으로 줄 때까지 달여 공심복에 먹인다.

43. 소변을 보지 못하면 마늘을 찧어 배꼽에 붙여준다.

44. 소변을 질금거리거나 싸면 잠들기 3~4시간 전에 은행 5~6개를 구워 먹인다.

45. 구토에는 **1** 볶아서 분말한 활석·경분(輕粉)·백부자·천남성* 40g씩, 껍질을 벗긴 파두* 12개에 물 2 l 를 넣고 끓인다. 물이 다 졸면 갈아서 찹쌀미음을 넣고 녹두만하게 환약을 만들어 파 뿌리로 끓인 탕에 넣어 먹인다. 3세 이하는 3개씩 쓰고, 3세 이상은 5개씩 쓴다. **2** 후박온중탕(厚朴溫中湯 : 처방은 방약합편에 있음)에 가리륵 열매·육두구·삽주 4g씩, 부자* 1.5~2g을 넣고 달여 먹인다.

46. 설사에는 **1** 머루덩굴의 부드러운 잎을 뜨겁게 끓여 발꿈치를 씻어준다. **2** 찹쌀풀 1종지와 꿀 1순갈에 달걀 흰자를 타서 먹인다. **3** 볶아서 가루를 낸 활석·경분(輕粉)·백부자·천남성* 40g씩, 껍질을 벗긴 파두* 12개에 물 2 l 를 넣고 끓인다. 물이 다 졸면 갈아서 찹쌀미음을 넣고 녹두만하게 환약을 만들어 파 뿌리로 끓인 탕에 넣어 먹인다. 3세 이하는 3개씩 쓰고 3세 이

상은 5개씩 쓴다. 4 후박온중탕(厚朴溫中湯 : 처방은 방약합편에 있음)에 가리륵 열매 · 육두구 · 삽주 4g씩, 부자* 1.5~2g을 넣고 달여 먹인다. 5 꿀물에 활석과 유황을 타서 먹인다. 만일 토하는 증세를 겸하면 사인과 곽향을 1.5~2g씩 넣는다. 6 좋은 황토를 손질한 다음 물에 타서 먹인다.

47. 설사를 심하게 해서 기운이 없으면 인삼을 달인 다음 석웅황 가루를 약간 타서 먹인다.

48. 이질에는 1 꿀물에 활석과 유황을 타서 먹인다. 만일 토하는 증세를 겸하면 사인과 곽향을 1.5~2g씩 넣는다. 2 좋은 황토를 손질한 다음 물에 타서 먹인다.

49. 설사나 이질이 오래 낫지 않으면 우렁을 많이 먹이거나 누룩 가루를 꿀에 개어 새벽 공심복에 먹인다.

50. 피곱똥을 싸면 황금작약탕(黃芩芍藥湯 : 처방은 방약합편에 있음)에 볶은 황금(黃芩)과 백작약 4g씩, 감초 2g을 넣고 끓여 먹인다.

51. 흰곱똥을 싸면 익원산(益元散 : 처방은 방약합편에 있음)에 말린 생강 가루를 넣어 먹인다. 만일 몸이 허약하면 연밥탕에 말린 생강 가루를 넣어 먹인다.

52. 곱똥에 붉고 흰 것이 섞여 나오면 깽깽이풀 120g과 적복령 80g을 빻아 아교주 가루에 섞은 풀로 환약을 지어 3~5개씩 공심복에 먹인다.

53. 더위를 먹으면 1 생맥산(生脈散 : 처방은 방약합편에 있음)에 황기 · 감초 4g씩, 황벽나무 1g을 넣고 달여 먹인다. 2 껍질째

말린 도라지 · 귤 껍질 20g씩, 생강 4~6g에 물 600㎖를 넣고 중간 불에 물이 반으로 줄 때까지 달여 하루에 여러 번 나누어 먹인다.

54. 더위로 인하여 이질에 걸리면 녹두 가루에 달걀 흰자를 넣고 개어 백회(百會)에 붙여준다. 만일 토하면 양쪽 발바닥 중앙에 붙여준다.

55. 더위로 인하여 설사를 하면 **1** 생강 · 감초 · 모과 · 후박나무 껍질 · 흰작두콩 · 향유를 같은 양으로 넣고 달여 먹인다. **2** 녹두 가루에 달걀 흰자를 넣고 개어 백회(百會)에 붙여준다. 만일 토하면 양쪽 발바닥 중앙에 붙여준다.

56. 돌이 지나도록 걷지 못하면 수시로 오가피를 달여 먹인다.

57. 성장상태가 좋지 않으면 닭발 1kg, 홍화 600g, 죽염 150g을 넣고 묵처럼 고아 식사 때마다 조금씩 먹인다.

58. 감적(疳積)에는 박주가리 줄기와 잎을 말려 가루를 낸 다음 1번에 2~4g씩에 설탕을 같은 양으로 섞어 하루에 2~3번 공심복에 따뜻한 물과 함께 먹인다. 감적(疳積)이란 만성영양장애질환으로 잘 먹지 않아 몸이 야위고, 머리카락이 거칠면서 쉽게 부서지고, 흙이나 생쌀을 잘 먹고, 헛배가 불러 만삭처럼 되는 병인데 비장종대라고도 한다.

59. 흙 먹는 것을 좋아하면 **1** 석웅황 40g과 황단(黃丹) 80g을 함께 수비한 다음 빻는다. 3세 미만은 1~2g, 5세 미만은 2g을 수탉의 간 1개를 갈라 뿌리고 밥 위에 쪄서 3번 계속 공심복에 먹인다. **2** 두더지를 굽거나 고아 먹인다. **3** 황토로 약떡을 만든 다음

깽깽이풀 달인 물에 담갔다가 말려 먹인다. **4** 석고 4g, 귤 껍질·삽주 뿌리·적복령·감초·황금(黃芩) 0.7g씩을 넣고 달여 먹인다.

60. 신경질을 많이 부리면 싱싱한 파리 1개를 숟가락으로 곱게 짓이긴 다음 황설탕을 섞어 하루에 2~3번 나누어 먹인다.
61. 밤에 울어대면 영양의 뿔·매미의 허물·골풀을 태워 재를 만든 다음 젖꼭지에 발라 젖을 먹일 때 같이 먹게 한다.
62. 밤마다 짜증을 내면서 울면 골풀 12g에 물 300㎖를 넣고 물이 반으로 줄 때까지 달인 다음 탕액을 차게 식혀 하루에 여러 번 나누어 먹인다.
63. 초저녁에 울면서 몸에 땀이 나면 열로 인한 배앓이이니 도적산(導赤散 : 처방은 방약합편에 있음)을 쓴다.
64. 새벽에 울면서 얼굴이 푸르고 손발과 배가 냉하면 배가 차가운 배앓이니 육신산(六神散 : 처방은 방약합편에 있음)을 쓴다.
65. 귀에서 진물이 흐르면 **1** 9번 지진 홍영사를 귓속에 조금 넣어준다. **2** 살구 씨를 불에 태워 참기름을 넣고 갠 다음 솜에 싸서 귀를 막아준다. **3** 귤 껍질을 불에 태운 다음 빻아 불어넣어준다. **4** 누에 번데기를 말린 다음 빻아 불어넣어준다. **5** 생은행의 즙에 사향을 약간 넣어 귓속에 넣어준다.
66. 코피가 멈추지 않으면 **1** 그칠 때까지 제비쑥으로 콧구멍을 막고, 냉수로 뒷머리를 적셔준다. **2** 깽깽이풀과 용담초를 같은 양으로 빻은 다음 팥알만하게 환약을 만들어 1번에 30개씩 30%의 소금물과 함께 먹는다.

67. 입병에는 망초 6g, 깽깽이풀 · 황벽나무 3g씩, 주사(珠砂) · 석웅황 · 쪽 1.5g씩, 용뇌 · 붕사 0.3g씩을 빻은 다음 입속에 조금씩 뿌려준다.

68. 입속이 하얘지면서 문드러지면 **1** 말린 백반과 황벽나무를 빻은 다음 꿀을 넣고 개어 발라준다. **2** 말린 두더지를 빻은 다음 꿀을 넣고 개어 붙여준다.

69. 입에 백태가 끼면 아버지 소변 1순갈과 어머니 젖 1순갈을 섞어 자주 발라준다.

70. 잇몸이 썩으면 **1** 추석과 삼록을 같은 양으로 뿌려준다. **2** 개똥을 치아에 바르고 냉수로 양치질 해주는데 2~3번 한다.

71. 침을 흘리면 **1** 수시로 미꾸라지를 구워 먹인다. **2** 생천남성* 가루에 식초를 넣고 갠 다음 거즈에 두툼하게 발라 발바닥 용천혈(龍泉穴)에 붙여준다.

72. 냉한 침을 흘리면 정향과 익지인을 넣고 달여 먹인다.

73. 뜨거운 침을 흘리면 산에서 나는 치자와 하눌타리를 넣고 달여 먹인다.

74. 맑은 침을 흘리면 소태나무 뿌리 · 사군자(使君子) 4g씩, 반은 고우고 반은 생것인 백반 · 계수나무 열매 2g씩을 넣고 달여 먹인다.

75. 입술이 부으면 **1** 황벽나무 껍질을 붙여준다. **2** 쪽즙을 자주 발라준다.

76. 턱 밑이 부어 곪으려고 하면 쌍둥이를 임신한 여자가 자주 만져준다.

77. 가슴이 튀어나오는 곱추병에 걸리면 ① 백합단(百合丹 : 처방은 방약합편에 있음)을 쓴다. ② 비아환(肥兒丸 : 처방은 방약합편에 있음)을 3제 먹인다.
78. 등이 튀어나오는 곱추병에 걸리면 구배환(龜背丸 : 처방은 방약합편에 있음)을 먹인다.
79. 배꼽에서 피진물이 나오면 당귀 가루나 백반 가루를 뿌려준다. 만일 배꼽이 건조하면서 통증이 있으면 기름을 넣고 개어 발라준다.
80. 배꼽에 바람이 들어 배꼽이 하얘지거나 부어오르면 ① 형개수와 약쑥 잎을 달인 물로 자주 씻어준다. ② 석웅황과 유향에 참기름을 넣고 개어 발라준다.
81. 배꼽이 헐면 ① 생배를 가늘게 썰어 가루로 만든 다음 백선 뿌리의 껍질과 황기를 빻아 섞어서 발라준다. ② 황벽나무 껍질과 말린 백반을 가루로 만들어 뿌려준다.
82. 배앓이에는 정향 4g을 달여 먹인다.
83. 바람이나 한기에 상해서 배앓이를 하면 ① 인삼 2g을 달여 먹인다. ② 볶은 회향 · 향부자* · 유향을 같은 양으로 넣고 달여 먹인다.
84. 배가 부어오르면 무 씨 · 소경(蘇莖) · 칡 뿌리 3g씩, 귤 껍질 · 삽주 뿌리 · 지각(枳殼) · 감초 2g씩을 넣고 달여 먹인다.
85. 습으로 인하여 신낭이 부으면 약쑥 잎과 싸리나무 씨를 각각 항아리에 담아 뜨겁게 데우면서 그 위에 앉아 김을 쏘이게 한다. 만일 신장 끝이 부어 붉으면 살구 씨를 갈아 발라준다.

86. 갑자기 귀두가 부으면 1 달걀로 기름을 내어 발라준다. 2 지렁이의 똥에 파즙을 넣고 개어 발라준다.

87. 생식기 겉이 상하거나 썩으면 사상자(巳床子)를 달인 물로 자주 씻어준다.

88. 생식기 속이 상하거나 썩으면 1 개의 쓸개즙에 버무려 말린 백반 · 박새 · 황단(黃丹) · 인삼을 같은 양으로 넣고 빻은 다음 꿀을 넣고 개어 발라준다. 2 상춧대 · 으름덩굴 · 쇠무릎 · 수리취를 같은 양으로 넣고 빻은 다음 꿀을 넣고 개어 붙여준다. 3 뱀 쓸개를 발라준다.

89. 악창을 예방하려면 날씨가 따뜻할 때 자주 씻기는데 봄에는 버들가지와 형개를, 여름에는 대추나무 잎과 회화나무 가지를, 가을에는 단너삼을 달인 물로 씻긴다.

90. 얼굴과 머리에 종기가 나면 평위산(平胃散 : 처방은 방약합편에 있음)을 빻은 다음 냉수를 넣고 개어 붙여준다.

91. 머리에 난 종기가 곪기 전이면 천남성*과 말린 백반을 가루를 낸 후 생강즙과 초를 넣고 개어 발라준다.

92. 머리에 난 종기가 곪으면 침으로 깨트린 다음 찰밥을 두껍게 붙여주는데 날마다 2~3번씩 한다.

93. 피부나 살이 썩으면 1 개가죽 생것을 하루에 2~3번 뜨겁게 해서 붙여준다. 2 당귀 가루를 뿌려준다.

94. 두드러기가 나면 승마갈근탕(升麻葛根湯 : 처방은 방약합편에 있음)을 먹인다.

95. 홍역을 시작하면 1 승마갈근탕(升麻葛根湯)에 파 뿌리를 넣고

끓여 먹이는데 하루에 2~3첩씩 쓴다. **2** 땀이 날 때까지 파 뿌리를 끓여 먹인다.

96. 홍역을 시작했으나 발진하기 전이면 **1** 가제 3~5마리를 달여 먹인다. **2** 꿀을 발라 구운 더덕 8g과 호두 2개를 껍질째 달여 먹인다. **3** 띠 뿌리 20g, 죽여 · 인동 8g씩, 구기자나무 껍질 4g을 넣고 달인 다음 설탕 20g을 타서 먹인다.

97. 홍역이 밖으로 발반하지 못하면 파 뿌리를 달인 물에 우황을 타서 먹인다.

98. 장티푸스나 전염병에는 해삼 3개, 인동 300~400g, 인진쑥 500g, 동쪽으로 향한 뽕나무 가지를 껍질을 벗겨 말린 것 300g을 넣고 달여 먹이면 치료는 물론 예방도 된다.

99. 장티푸스나 전염병을 예방하려면 동짓날 팥죽을 쑬 때 팥 껍질과 달걀 1개와 쇠고기 한 덩어리를 왼쪽으로 꼰 새끼줄로 묶어 환자의 방 굴뚝에 넣어둔다.

식품과 약재의 한방 용어와 다른 이름

■ ㄱ

가뢰: 반묘(蟠猫)

가리륵 열매: 가자(訶子)

가시연밥: 감실(芡實)

가죽나무 껍질: 저근백피(樗根白皮)

가죽나무 뿌리: 저근(樗根)

가지: 가근(茄根)

가지꽃: 가자화(茄子花)

감 꼭지: 시체(柿蔕)

개구리밥: 부평초(浮萍草)

개나리 열매: 연교(連翹)

개느릅나무 껍질: 유백피(楡白皮)

개망초: 여울(女菀)

개미취: 자완(紫菀)

개사철쑥: 청호(靑蒿)

개암취 뿌리: 패장(敗醬)

개오동나무 껍질 : 저실(楮實)

개의 음경: 구신(狗腎)

갯완두: 대두황권(大豆黃卷)

거머리: 수질(水蛭)

거북이 등껍질: 구판(龜版)

검정콩: 흑대두(黑大豆)

계수나무 열매 : 빈랑(檳榔)

고비: 구척(狗脊)

고비 뿌리: 금모구척(金毛狗脊)

고슴도치: 자위(刺蝟)

고슴도치 껍질: 위피(猬皮)

고추: 고초(苦草)

골담초: 금작근(金雀根)

골풀: 등심(燈心)

곰취: 호로칠(葫蘆七)

곶감: 건시(乾枾)

광나무 열매: 여정실(女貞實), 여정자(女貞實)

구기자나무 껍질: 지골피(地骨皮)

구릿대 뿌리: 백지(白芷)

구절초: 선모(仙茅)

국화: 감국(甘菊)

귀리: 이맥(耳麥)

귤 껍질: 진피(陳皮)

귤 속의 흰 막: 귤락

기와버섯: 와송(瓦松)

기장: 필발(篳撥), 서미

긴병꽃풀: 연전초

까마중: 용규(龍葵), 까마종이, 먹딸기

깨: 호마(胡麻)

깽깽이풀: 황련(黃蓮)

고사리 뿌리 : 궐근(蕨根)

꼬막: 괴합(魁蛤)

꼭두서니 :천초((茜草)

꼭두서니 뿌리: 천초근(茜草根), 천근(茜根)

꽃무릇달래: 석총(石蒜)

꽈리나무: 산장(酸漿)

꽈리 열매: 쾌금등
꿀: 청밀(淸蜜)
꿀찌꺼기 : 밀기름
꿀풀: 하고초(夏苦草)

■ ㄴ

나도물통이 뿌리: 비해(萆薢)
나팔꽃 씨: 견우자(牽牛子), 흑축(黑丑)
날다람쥐의 말린 똥: 오령지(五靈脂)
남가새 열매: 백질려(白蒺藜)
남가새의 흰꽃: 백질려(白蒺黎)
넉줄고사리: 골쇄보(骨碎補)
노간주나무: 두송실(杜松實), 노가지나무
노루귀: 세신(細辛), 삼각초, 파설초
노박덩굴: 남사등(南蛇藤)
누런 개의 음경: 황구신(黃狗腎)
누에나방: 잠아(蠶蛾)
느릅나무 껍질: 유근피(楡根皮)

■ ㄷ

다래: 미후리
닥나무 씨: 저실자(楮實子), 재실(梓室), 꾸지뽕나무 씨, 개오동나무 씨, 노나무 씨
단너삼: 고삼(苦蔘)
달개비: 압정초(鴨精草), 닭의장풀
달맞이꽃: 월하향(月下向)
달팽이: 와우(蝸牛)
담배나무: 남초(南草), 망우초
담쟁이덩굴: 댕댕이덩굴
대나무 진액: 죽력(竹瀝)
대마 씨: 마자(痲子)
대추: 대조(大棗)
대합조개: 합개(蛤蚧)
대회향(大茴香): 팔각회향
더덕: 사삼(沙蔘), 만삼(蔓蔘), 당삼(唐蔘), 제니(薺苨), 잔대
도꼬마리: 창이(蒼耳)
도꼬마리 씨: 창이자(蒼耳子)
도라지: 길경(桔梗)
도룡뇽: 석룡자(石龍子)
돌나물: 석상채(石上菜)
돼지 쓸개즙: 저담즙(豬膽汁)
두꺼비 기름: 섬수(蟾酥)
두더지: 언서(鼴鼠)
두릅나무 껍질: 총목피(楤木皮)
둥굴레: 황정(黃精), 옥죽(玉竹)
둥굴레술: 진황정(黃精)
등나무 뿌리: 등근(藤根)
등대풀: 택칠(澤漆)*
땅강아지: 누고(螻蛄)
땅콩: 낙화생(落花生)
떡갈나무 껍질: 곡피(槲皮)
띠 뿌리: 모근(茅根), 백모근(白茅根)

■ ㅁ

마: 산약(山藥)
마가목 껍질: 마가피(馬家皮)

마가목 씨: 마가자(馬家子)
마늘: 대산(大蒜)
마디풀: 편축(萹蓄)
마름: 능실(菱實)
만년콩 뿌리: 산두근(山豆根), 당목향(唐木香)
말린 갈대의 뿌리: 노근(蘆根)
말린 누에: 백강잠(白殭蠶)
말린 누에의 똥: 잠사(蠶砂)
말린 두꺼비: 섬여(蟾蜍)
말린 둥굴레 뿌리: 옥죽(玉竹)
말린 생강: 건강(乾薑)
말린 쉽싸리의 잎과 줄기: 택란(澤蘭)
말린 으름덩굴 줄기: 목통(木通), 통초(通草),
말린 쥐엄나무 열매: 조협(皂莢)
말벌의 집: 노봉방(露蜂房)
말오줌나무: 접골목(接骨木)
망초: 비봉(飛蓬)
매미의 허물: 선퇴(蟬退)
맨드라미: 계관화(鷄冠花)
맨드라미 씨: 청상자(靑葙子)
머루: 산포도
머위꽃: 관동화(款冬花)
메꽃: 선복화(旋覆花), 금불초(金佛草), 선화
메뚜기: 책맹(蚱蜢)
메밀: 양맥(蕎麥)
멧대추 씨: 산조인(酸棗仁)
멧돼지 쓸개 : 야저담(野猪膽)
모과: 목과(木果)
모시풀 뿌리: 저마근(苧麻根)
목련: 신이(辛夷)
목련꽃: 신이화(辛夷花)
목별 씨: 목별자(木鼈子)
목화 씨: 면화자(棉花子)
무궁화: 근화(槿花)
무궁화나무 껍질: 근피(槿皮)
무 씨: 나복자(蘿葍子)
물개의 음경과 고환: 해구신(海狗腎)
물방개: 용슬(龍蝨)
물소의 뿔: 서각(犀角)
물푸레나무 껍질: 진피(秦皮)
미나리: 근채(芹菜)
미역: 곤포(昆布)
민들레: 포공영(蒲公英)
밀: 소맥(小麥)
밀 쭉정이: 부소맥(浮小麥)

■ ㅂ

바닷말: 해조(海藻), 모자반
바디나물 뿌리: 전호(前胡)
바위솔: 와솔(砙率), 와송(瓦松)
박새: 여로(藜蘆)
박주가리 씨: 나마자(蘿藦子)
박쥐: 편복(蝙)
밤: 율자(栗子)
백리향: 사향초(麝香草)

백선 뿌리의 껍질: 백선피(白鮮皮)
뱀의 허물: 사퇴(蛇退)
범꼬리 뿌리: 자삼(紫蔘), 권삼(拳蔘)
범부채: 사간(射干)
벌꿀: 봉밀(蜂蜜)
벚나무 껍질: 화피(樺皮)
벼 뿌리: 나도근(糯稻根)
복숭아나무: 도인(桃仁), 복사나무
복숭아 씨 : 봉선자(鳳仙子)
봉선화 씨: 급성자(急性子)
부들꽃가루: 포황(蒲黃)
부처손: 권백(卷柏)
부추 씨: 구자(韭子)
붉나무 잎: 염부엽(廉夫葉)
붉은조롱이 : 적하수오(赤何首烏)
붉나무 씨: 염매자(鹽梅子)
붓꽃: 마린화(馬藺花)
붓꽃 씨: 마린자(馬藺子)
비단풀: 지금(地錦), 애기땅빈대풀
비자나무의 익은 열매: 비자(榧子)
비파나무 잎: 비파엽(枇杷葉)
뻐꾹채: 누로(漏蘆)
뼈오징어의 뼈: 해표초(海螵蛸)
뽕나무겨우살이: 상기생(桑寄生)
뽕나무 껍질: 상백피(桑白皮)

■ ㅅ

사람의 태반: 자하거(紫河車)
사시나무 껍질: 백양피(白楊皮)
사프란: 번홍화(番紅花)
산달래: 야산(野蒜)
산마늘 : 격총(茖葱)
산오이풀: 지유(地楡)
산해박: 오공초(蜈蚣草)
살구 씨: 행인(杏仁)
살모사: 복사(蝮寫), 살무사
삼 씨: 마자(麻子), 마자인(麻子仁)
삼 잎: 마엽(麻葉)
삼지구엽초: 음양곽(淫羊藿), 선령비
삽주 뿌리: 창출(蒼朮), 백출(白朮)
삼칠초 뿌리: 삼칠근(三七根)
상수리: 상실(橡實)
상추: 와거(萵苣)
상추 씨: 와거자(萵苣子)
새삼 씨: 토사자(免絲子)
생꿀 : 생청(生淸)
소루쟁이: 패모(貝母), 양제근(羊蹄根)
쇠무릎: 우슬(牛膝)
소태나무: 고련(苦楝)
소태나무 껍질: 고련피(苦楝皮)
소태나무 뿌리: 苦楝根
소태나무 뿌리의 껍질 : 고련근피(苦楝根皮)
소태나무 열매: 천연자(天練子), 고련실(苦楝實)
쇠뜨기: 문형(問荊)
쇠무릎 : 우슬(牛膝)
쇠비름: 마치현(馬齒莧), 쇠고비, 게두미

쇠파리: 맹충(虻蟲)

수리나물: 냉초(冷草), 숨위나물

수박: 서과(西瓜)

수세미: 사과(絲瓜)

수양버들 가지: 유지(柳枝)

순비기나무 씨: 만형자(蔓荊子)

실고사리: 해금사(海金砂)

싸리나무: 지부(地膚)

싸리나무 씨: 지부자(地膚子)

씀바귀: 고채(苦菜)

■ ㅇ

아궁이 바닥의 흙: 복룡간(伏龍肝)

아욱 씨: 동규자(冬葵子)

아욱 잎: 동규엽(冬葵葉)

알로에 진액: 노회(蘆薈)

애기똥풀: 백굴채(白屈菜), 지황련(地黃蓮)

애기박쥐의 똥: 야명사(夜明砂)

애기수영: 괴싱아

약모밀: 어성초(魚腥草)

약쑥: 애엽(艾葉)

양귀비 열매의 껍질: 앵속각(罌粟殼)

양지꽃: 번백초(翻百草)

엄나무: 해동(海桐), 음나무

엄나무 껍질: 해동피(海桐皮)

엉겅퀴: 대계(大薊), 가시나물, 항기새

여꽃대: 수료(水蓼)

여주 열매: 고과(苦瓜)

연꽃 씨: 연자(蓮子)

연밥 : 연육(蓮肉)

엿기름: 맥아(麥芽)

오동나무 씨: 오동자(梧桐子)

오디: 상심자(桑椹子), 뽕나무 열매

오리나무: 적양목(赤楊木)

오리나무더부살이: 육종용(肉蓯蓉)

오미자 : 문합(文蛤)

오이 꼭지 : 과채(瓜菜)

옥수수 수염: 옥발(玉髮)

왕고들빼기: 백용두(白龍頭)

우렁: 전라(田螺)

우엉: 우방(牛蒡)

우엉 씨: 우방자(牛蒡子), 악실(惡實)

원추리: 훤초

유채 씨: 운대자(蕓薹子)

율무: 의이인(薏苡仁)

으름덩굴: 목통(木通)

으름덩굴 열매: 목통실(木通實)

은방울꽃: 영란(鈴蘭)

은행: 백과(白果)

이질풀: 현초(玄草)

익모초 씨 : 충위자(茺蔚子)

인동덩굴: 인동등(忍冬藤)

인동덩쿨꽃: 금은화(金銀花)

일산화납: 밀타승(密陀僧)

■ ㅈ

자귀나무꽃: 합환화(合歡花)

자귀나무 껍질: 합환피(合歡皮)
자라 등껍질: 별갑(鱉甲)
자란(紫蘭): 백급(白芨)
자리공 뿌리: 상육(上陸)
자작나무 껍질: 백화피(白樺皮)
자주쓴풀: 당약(唐藥)
작두콩: 편두(扁豆)
잣: 해송자(海松子), 백자(柏子)
전복 껍질: 석결명(石決明)
접시꽃: 촉계화(蜀癸花)
접시꽃 뿌리: 촉규근(蜀葵根)
제비꽃: 자화지정(紫花地丁)
제비쑥: 모호(牡蒿)
조: 속미(粟米)
조롱이: 하수오(何首烏)
조릿대: 담죽(淡竹)
조뱅이: 소계(小薊)
주먹선인장: 선인구(仙人球)
줄풀: 고초(菰草)
쥐며느리 : 자충(蟅蟲)
쥐방울덩굴: 마두령(馬兜鈴)
쥐엄나무 열매의 씨: 조각자(皂角子)
지네: 오공(蜈蚣)
지느러미엉겅퀴: 비렴(飛廉)
지렁이: 토룡(土龍), 지룡(地龍), 구인(蚯蚓)
지치: 자초(紫草)
진달래꽃: 두견화(杜鵑花)
진득찰: 희첨(豨簽)
질경이: 차전초(車前草), 빼뿌쟁이
질경이 씨: 차전자(車前子)
짚신나물: 선학초(仙鶴草), 용아초
쪽: 남실(藍實), 청대(靑黛)

■ ㅊ

차조기 씨: 소자(蘇子)
차조기 잎: 소엽(蘇葉)
참개구리: 청와(靑蛙)
참깨: 흑지마(黑脂麻), 흑호마(黑虎麻)
참나리: 백합(百合)
참느릅나무 껍질: 낭유피(榔榆皮)
참빗살나무: 귀전우(鬼箭羽)
찹쌀: 점미(粘米), 나미(糯米)
참오동나무 껍질: 동피(桐皮)
참외: 과체(瓜蔕)
청미래덩굴: 토복령(土茯苓)
초피나무 열매의 껍질: 천초(川椒)
측백나무 씨: 백자인(柏子仁)
칡꽃: 갈화(葛花)
칡 뿌리: 갈근(葛根)

■ ㅋ

콩: 대두(大豆)
큰바늘꽃: 유엽채(柳葉菜)
큰조롱이: 백하수오(白何首烏)

■ ㅌ

탱자: 지실(枳實)
투구꽃: 초오(草烏), 세잎돌쩌귀

■ ㅍ

파고지: 보골지(補骨脂)
파 뿌리: 총백(蔥白)
팥: 적소두(赤小豆)
패랭이꽃: 구맥(瞿麥)
표고버섯: 향심(香蕈)
표주박: 고호로
피마자: 비마자(蓖麻子)

■ ㅎ

하늘타리: 과루(瓜蔞)
하늘타리 씨: 과루인(瓜蔞仁), 천화분(天花粉) 열매
하늘타리 뿌리 : 천화분(天花粉)
한련초: 조련(朝蓮), 금련화
할미꽃*: 백두옹(白頭翁)
해란초: 유천어
헛개나무: 지구자
호두: 호도(胡桃)
호박: 남과(南瓜)
호박 씨: 남과자(南瓜子)
홍화(紅花): 잇꽃
홍화자(紅花子): 잇꽃 씨
황벽나무: 황백(黃柏)
회화나무 껍질 : 괴각(槐角)
회화나무꽃: 괴화(槐花)
후추: 호초(胡椒)
흰나팔꽃 씨: 백축(白丑)
흰봉선화: 투골초(透骨草)
흰작두콩: 백편두(白扁豆)
흰꿀 : 백청(白淸)

참고문헌

김태정 · 신재용, (2003) 『우리 약초로 지키는 생활한방』(도서출판 이유)

원공선사, (2007) 『원심수기 통증예방 관리비법』(삼한출판사)

저자미상, (조선시대) 『단방심편(單方心篇)』

저자미상, 시대미상 『기사회생』

전진호, (2003) 『만병통치 가정요법』(솔빛출판사)

최진규, (2001) 『약이 되는 우리 풀 꽃 나무』(한문화멀티미디어)

황재희 · 박정은, (2006) 『식품재료학』(도서출판 효일)

1권 차례

삼한출판사의
신비한 동양철학 시리즈

적천수 정설
유백온 선생의 적천수 원본을 정석으로 해설
원래 유백온 선생이 저술한 적천수의 원문은 그렇게 많지가 않으나, 후학들이 각각 자신의 주장으로 해설하여 많아졌다. 이 책은 적천수 원문을 보고 30년 역학의 경험을 총동원하여 해설했다. 물론 백퍼센트 정확하다고 주장할 수는 없다. 다만 한국과 일본을 오가면서 실제 의 경험담을 함께 실었다. 공부하는 사람들에게는 많은 도움이 될 것이라 믿는다.
신비한 동양철학 82 | 역산 김찬동 편역 | 692면 | 34,000원 | 신국판

궁통보감 정설
궁통보감 원문을 쉽고 자세하게 해설
『궁통보감(窮通寶鑑)』은 5대원서 중에서 가장 이론적이며 사리에 맞는 책이며, 조후(調候)를 중심으로 설명하며 간명한 것이 특징이다. 역학을 공부하는 학도들에게 도움을 주려고 먼저 원문에 음독을 단 다음 해설하였다. 그리고 예문은 서낙오(徐樂吾) 선생이 해설한 것을 그대로 번역하였고, 저자가 상담한 사람들의 사주와 점서에 있는 사주들을 실었다.
신비한 동양철학 83 | 역산 김찬동 편역 | 768면 | 39,000원 | 신국판

연해자평 정설(1 · 2권)
연해자평의 완결판
연해자평의 저자 서자평은 중국 송대의 대음양 학자로 명리학의 비조일 뿐만 아니라 천문점성에도 밝았다. 이전에는 년(年)을 기준으로 추명했는데 적중률이 낮아 서자평이 일간(日干)을 기준으로 하고, 일지(日支)를 배우자로 보는 이론을 발표하면서 명리학은 크게 발전해 오늘에 이르렀다. 때문에 연해자평은 5대 원서 중에서도 필독하지 않으면 안 되는 책이다.
신비한 동양철학 101 | 김찬동 편역 | 1권 559면, 2권 309면 | 1권 33,000원, 2권 20,000원 | 신국판

명리입문
명리학의 정통교본
이 책은 옛부터 있었던 글들이나 너무 여기 저기 산만하게 흩어져 있어 공부하는 사람들에게는 많은 시간과 인내를 필요로 하였다. 그래서 한 군데 묶어 좀더 보기 쉽고 알기 쉽도록 엮은 것이다.
신비한 동양철학 41 | 동하 정지호 저 | 678면 | 29,000원 | 신국판 양장

조화원약 평주
명리학의 정통교본
자평진전, 난강망, 명리정종, 적천수 등과 함께 명리학의 교본에 해당하는 것으로 중국 청나라 때 나온 난강망이라는 책을 서낙오 선생께서 자세하게 설명을 붙인 것이다. 기존의 많은 책들이 오직 격국과 용신을 중심으로 감정하는 것과는 달리 십간십이지와 음양오행을 각각 자연의 이치와 춘하추동의 사계절의 흐름에 대입하여 인간의 길흉화복을 알 수 있게 했다.
신비한 동양철학 35 | 동하 정지호 편역 | 888면 | 39,000원 | 신국판

사주대성
초보에서 완성까지
이 책은 과거 현재 미래를 모두 알 수 있는 비결을 실었다. 그러나 모두 터득한다는 것은 어려울 것이다.역학은 수천 년간 동방의 석학들에 의해 갈고 닦은 철학이요 학문이며, 정신문화로서 영과학적인 상수문화로서 자랑할만한 위대한 학문이다.
신비한 동양철학 33 | 도관 박홍식 저 | 986면 | 46,000원 | 신국판 양장

쉽게 푼 역학(개정판)

쉽게 배워서 적용할 수 있는 생활역학서 !

이 책에서는 좀더 많은 사람들이 역학의 근본인 우주의 오묘한 진리와 법칙을 깨달아 보다 나은 삶을 영위하는데 도움이 될 수 있도록 가장 쉬운 언어와 가장 쉬운 방법으로 풀이했다. 역학계의 대가 김봉준 선생의 역작이다.

신비한 동양철학 71 | 백우 김봉준 저 | 568면 | 30,000원 | 신국판

사주명리학 핵심

맥을 잡아야 모든 것이 보인다

이 책은 잡다한 설명을 배제하고 명리학자에게 도움이 될 비법들만을 모아 엮었기 때문에 초심자가 이해하기에는 다소 어려운 부분도 있겠지만 기초를 튼튼히 한 다음 정독한다면 충분히 이해할 것이다. 신살만 늘어놓으며 감정하는 사이비가 되지말기를 바란다.

신비한 동양철학 19 | 도관 박흥식 저 | 502면 | 20,000원 | 신국판

물상활용비법

물상을 활용하여 오행의 흐름을 파악한다

이 책은 물상을 통하여 오행의 흐름을 파악하고 운명을 감정하는 방법을 연구한 책이다. 추명학의 해법을 연구하고 운명을 추리하여 오행에서 분류되는 물질의 운명 줄거리를 물상의 기물로 나들이 하는 활용법을 주제로 했다. 팔자풀이 및 운명해설에 관한 명리감정법의 체계를 세우는데 목적을 두고 초점을 맞추었다.

신비한 동양철학 31 | 해주 이학성 저 | 446면 | 26,000원 | 신국판

신수대전

흉함을 피하고 길함을 부르는 방법

신수는 대부분 주역과 사주추명학에 근거한다. 수많은 학설 중 몇 가지를 보면 사주명리, 자미두수, 관상, 점성학, 구성학, 육효, 토정비결, 매화역수, 대정수, 초씨역림, 황극책수, 하락리수, 범위수, 월영도, 현무발서, 철판신수, 육임신과, 기문둔갑, 태을신수 등이다. 역학에 정통한 고사가 아니면 추단하기 어려우므로 누구나 신수를 볼 수 있도록 몇 가지를 정리했다.

신비한 동양철학 62 | 도관 박흥식 편저 | 528면 | 36,000원 | 신국판 양장

정법사주

운명판단의 첩경을 이루는 책

이 책은 사주추명학을 연구하고자 하는 분들에게 심오한 주역의 이해를 돕고자 하는 의도에서 시작되었다. 음양오행의 상생상극에서부터 육친법과 신살법을 기초로 하여 격국과 용신 그리고 유년판단법을 활용하여 운명판단에 첩경이 될 수 있도록 했고 추리응용과 운명감정의 실례를 하나하나 들어가면서 독학과 강의용 겸용으로 엮었다.

신비한 동양철학 49 | 원각 김구현 저 | 424면 | 26,000원 | 신국판 양장

내가 보고 내가 바꾸는 DIY사주

내가 보고 내가 바꾸는 사주비결

기존의 책들과는 달리 한 사람의 사주를 체계적으로 도표화시켜 한 눈에 파악할 수 있고, DIY라는 책 제목에서 말하듯이 개운하는 방법을 제시한다. 초심자는 물론 전문가도 자신의 이론을 새롭게 재조명해 볼 수 있는 케이스 스터디 북이다.

신비한 동양철학 39 | 석오 전광 저 | 338면 | 16,000원 | 신국판

인터뷰 사주학

쉽고 재미있는 인터뷰 사주학

얼마전만 해도 사주학을 취급하면 미신을 다루는 부류로 취급되었다. 그러나 지금은 하루가 다르게 이 학문을 공부하는 사람들이 폭증하고 있는 것으로 보인다. 젊은 층에서 사주카페니 사주방이니 사주동아리니 하는 것들이 만들어지고 그 모임이 활발하게 움직이고 있다는 점이 그것을 증명해준다. 그뿐 아니라 대학원에는 역학교수들이 점차로 증가하고 있다.

신비한 동양철학 70 | 글갈 정대엽 편저 | 426면 | 16,000원 | 신국판

사주특강

자평진전과 적천수의 재해석

이 책은 『자평진전』과 『적천수』를 근간으로 명리학의 폭넓은 가치를 인식하고, 실전에서 유용한 기반을 다지는데 중점을 두고 썼다. 일찍이 『자평진전』을 교과서로 삼고, 『적천수』로 보완하라는 서낙오의 말에 깊이 공감한다.

신비한 동양철학 68 | 청월 박상의 편저 | 440면 | 25,000원 | 신국판

참역학은 이렇게 쉬운 것이다

음양오행의 이론으로 이루어진 참역학서

수학공식이 아무리 어렵다고 해도 1, 2, 3, 4, 5, 6, 7, 8, 9, 0의 10개의 숫자로 이루어졌듯이 사주도 음양과 오행으로 이루어졌을 뿐이다. 그러니 용신과 격국이라는 무거운 짐을 벗어버리고 음양오행의 법칙과 진리만 정확하게 파악하면 된다. 사주는 음양오행의 변화일 뿐이고 용신과 격국은 사주를 감정하는 한 가지 방법에 지나지 않는다.

신비한 동양철학 24 | 청암 박재현 저 | 328면 | 16,000원 | 신국판

사주에 모든 길이 있다

사주를 알면 운명이 보인다!

사주를 간명하는데 조금이라도 도움이 됐으면 하는 바람에서 이 책을 썼다. 간명의 근간인 오행의 왕쇠강약을 세분하고, 대운과 세운, 세운과 월운의 연관성과, 십신과 여러 살이 미치는 암시와, 십이운성으로 세운을 판단하는 법을 설명했다.

신비한 동양철학 65 | 정담 선사 편저 | 294면 | 26,000원 | 신국판 양장

왕초보 내 사주

초보 입문용 역학서

이 책은 역학을 너무 어렵게 생각하는 초보자들에게 조금이나마 도움을 주고자 쉽게 엮으려고 노력했다. 이 책을 숙지한 후 역학(易學)의 5대 원서인 『적천수(滴天髓)』, 『궁통보감(窮通寶鑑)』, 『명리정종(命理正宗)』, 『연해자평(淵海子平)』, 『삼명통회(三命通會)』에 접근한다면 훨씬 쉽게 터득할 수 있을 것이다. 이 책들은 저자가 이미 편역하여 삼한출판사에서 출간한 것도 있고, 앞으로 모두 갖출 것이니 많이 활용하기 바란다.

신비한 동양철학 84 | 역산 김찬동 편저 | 278면 | 19,000원 | 신국판

명리학연구

체계적인 명확한 이론

이 책은 명리학 연구에 핵심적인 내용만을 모아 하나의 독립된 장을 만들었다. 명리학은 분야가 넓어 공부를 하다보면 주변에 머무르는 경우가 많아, 주요 내용을 잃고 헤매는 경우가 많다. 그러므로 뼈대를 잡는 것이 중요한데, 여기서는 「17장. 명리대요」에 핵심 내용만을 모아 학문의 체계를 잡는데 용이하게 하였다.

신비한 동양철학 59 | 권중주 저 | 562면 | 29,000원 | 신국판 양장

말하는 역학

신수를 묻는 사람 앞에서 술술 말문이 열린다

그토록 어렵다는 사주통변술을 쉽고 흥미롭게 고담과 덕담을 곁들여 사실적으로 생동감 있게 통변했다. 길흉을 어떻게 표현하느냐에 따라 상담자의 정곡을 찔러 핵심을 끌어내 정답을 내리는 것이 통변술이다.역학계의 대가 김봉준 선생의 역작.

신비한 동양철학 11 | 백우 김봉준 저 | 576면 | 26,000원 | 신국판 양장

통변술해법

가닥가닥 풀어내는 역학의 비법

이 책은 역학과 상대에 대해 머리로는 다 알면서도 밖으로 표출되지 않아 어려움을 겪는 사람들을 위한 실습서다. 특히 실명감정과 이론강의로 나누어 역학의 진리를 설명하여 초보자도 쉽게 이해할 수 있다. 역학계의 대가 김봉준 선생의 역서인 「알기쉬운 해설·말하는 역학」이 나온 후 후편을 써달라는 열화같은 요구에 못이겨 내놓은 바로 그 책이다.

신비한 동양철학 21 | 백우 김봉준 저 | 392면 | 26,000원 | 신국판 양장

사주 속으로
역학서의 고전들로 입증하며 쉽고 자세하게 푼 책

십 년 동안 역학계에 종사하면서 나름대로는 실전과 이론에서 최선을 다했다고 자부한다. 역학원의 비좁은 공간에서도 항상 후학을 생각하는 마음으로 역학에 대한 배움의 장을 마련하고자 노력한 것도 사실이다. 이 책을 역학으로 이름을 알리고 역학으로 생활하면서 조금이나마 역학계에 이바지할 것이 없을까라는 고민의 산물이라 생각해주기 바란다.

신비한 동양철학 95 | 김상회 편저 | 429면 | 15,000원 | 신국판

사주학의 방정식
알기 쉽게 풀어놓은 가장 실질적인 역서

이 책은 종전의 어려웠던 사주풀이의 응용과 한문을 쉬운 방법으로 터득하는데 목적을 두었고, 역학이 무엇인가를 알리고자 하는데 있다. 세인들은 역학자를 남의 운명이나 풀이하는 점쟁이로 알지만 잘못된 생각이다. 역학은 우주의 근본이며 기의 학문이기 때문에 역학을 이해하지 못하고서는 우리 인생살이 또한 정확하게 해석할 수 없는 고차원의 학문이다.

신비한 동양철학 18 | 김용오 저 | 192면 | 8,000원 | 신국판

오행상극설과 진화론
인간과 인생을 떠난 천리란 있을 수 없다

과학이 현대를 설정하여 설명하고 있으나 원리는 동양철학에도 있기에 그 양면을 밝히고자 노력했다. 우주에서 일어나는 모든 일을 과학으로 설명될 수는 없다. 비과학적이라고 하기보다는 과학이 따라오지 못한다고 설명하는 것이 더 솔직하고 옳은 표현일 것이다. 특히 과학분야에 종사하는 신의사가 저술했다는데 더 큰 화제가 되고 있다.

신비한 동양철학 5 | 김태진 저 | 222면 | 15,000원 | 신국판

스스로 공부하게 하는 방법과 천부적 적성
내 아이를 성공시키고 싶은 부모들에게

자녀를 성공시키고 싶은 마음은 누구나 같겠지만 가난한 집 아이가 좋은 성적을 내기는 매우 어렵고, 원하는 학교에 들어가기도 어렵다. 그러나 실망하기에는 아직 이르다. 내 아이가 훌륭하게 성장해 아름답고 멋진 삶을 살아가는 방법을 소개한다.

신비한 동양철학 85 | 청암 박재현 지음 | 176면 | 14,000원 | 신국판

진짜부적 가짜부적
부적의 실체와 정확한 제작방법

인쇄부적에서 가짜부적에 이르기까지 많게는 몇백만원에 팔리고 있다는 보도를 종종 듣는다. 그러나 부적은 정확한 제작방법에 따라 자신의 용도에 맞게 스스로 만들어 사용하면 훨씬 더 좋은 효과를 얻을 수 있다. 이 책은 중국에서 정통부적을 연구한 국내유일의 동양오술학자가 밝힌 부적의 실체와 정확한 제작방법을 소개하고 있다.

신비한 동양철학 7 | 오상익 저 | 322면 | 15,000원 | 신국판

수명비결
주민등록번호 13자로 숙명의 정체를 밝힌다

우리는 지금 무수히 많은 숫자의 거미줄에 매달려 허우적거리며 살아가고 있다. 1분 · 1초가 생사를 가름하고, 1등 · 2등이 인생을 좌우하며, 1급 · 2급이 신분을 구분하는 세상이다. 이 책은 수명리학으로 13자의 주민등록번호로 명예, 재산, 건강, 수명, 애정, 자녀운 등을 미리 읽어본다.

신비한 동양철학 14 | 장충한 저 | 308면 | 15,000원 | 신국판

진짜궁합 가짜궁합
남녀궁합의 새로운 충격

중국에서 연구한 국내유일의 동양오술학자가 우리나라 역술가들의 궁합법이 잘못되었다는 것을 학술적으로 분석 · 비평하고, 전적과 사례연구를 통하여 궁합의 실체와 타당성을 분석했다. 합리적인 「자미두수궁합법」과 「남녀궁합」 및 출생시간을 몰라 궁합을 못보는 사람들을 위하여 「지문으로 보는 궁합법」 등을 공개하고 있다.

신비한 동양철학 8 | 오상익 저 | 414면 | 15,000원 | 신국판

주역육효 해설방법(상 · 하)

한 번만 읽으면 주역을 활용할 수 있는 책

이 책은 주역을 해설한 것으로, 될 수 있는 한 여러 가지 사설을 덧붙이지 않고, 주역을 공부하고 활용하는데 필요한 요건만을 기록했다. 따라서 주역의 근원이나 하도낙서, 음양오행에 대해서도 많은 설명을 자제했다. 다만 누구나 이 책을 한 번 읽어서 주역을 이해하고 활용할 수 있도록 하는데 중점을 두었다.

신비한 동양철학 38 | 원공선사 저 | 상 810면 · 하 798면 | 각 29,000원 | 신국판

쉽게 푼 주역

귀신도 탄복한다는 주역을 쉽고 재미있게 풀어놓은 책

주역이라는 말 한마디면 귀신도 기겁을 하고 놀라 자빠진다는데, 운수와 일진이 문제가 될까. 8×8=64괘라는 주역을 한 괘에 23개씩의 회답으로 해설하여 1472괘의 신비한 해답을 수록했다. 당신이 당면한 문제라면 무엇이든 해결할 수 있는 열쇠가 이 한 권의 책 속에 있다.

신비한 동양철학 10 | 정도명 저 | 284면 | 16,000원 | 신국판 양장

주역 기본원리

주역의 기본원리를 통달할 수 있는 책

이 책에서는 기본괘와 변화와 기본괘가 어떤 괘로 변했을 경우 일어날 수 있는 내용들을 설명하여 주역의 변화에 대한 이해를 돕는데 주력하였다. 그러나 그런 내용을 구분할 수 있는 방법을 전부 다 설명할 수는 없기에 뒷장에 간단하게설명하였고, 다른 책들과 설명의 차이점도 기록하였으니 참작하여 본다면 조금이나마 도움이 될 것이다.

신비한 동양철학 67 | 원공선사 편저 | 800면 | 39,000원 | 신국판

완성 주역비결 | 주역 토정비결

반쪽으로 전해오는 토정비결을 완전하게 해설

지금 시중에 나와 있는 토정비결에 대한 책들은 옛날부터 내려오는 완전한 비결이 아니라 반쪽의 책이다. 그러나 반쪽이라고 말하는 사람은 없다. 그것은 주역의 원리를 모르기 때문이다. 그래서 늦은 감이 없지 않으나 앞으로 수많은 세월을 생각해서 완전한 해설판을 내놓기로 했다.

신비한 동양철학 92 | 원공선사 편저 | 396면 | 16,000원 | 신국판

육효대전

정확한 해설과 다양한 활용법

동양고전 중에서도 가장 대표적인 것이 주역이다. 주역은 옛사람들이 자연을 거울삼아 생활을 영위해 나가는 처세에 관한 지혜를 무한히 내포하고, 피흉추길하는 얼과 슬기가 함축된 점서인 동시에 수양 · 과학서요 철학 · 종교서라고 할 수 있다.

신비한 동양철학 37 | 도관 박흥식 편저 | 608면 | 26,000원 | 신국판

육효점 정론

육효학의 정수

이 책은 주역의 원전소개와 상수역법의 꽃으로 발전한 경방학을 같이 실어 독자들의 호기심을 충족시키는데 중점을 두었습니다. 주역의 원전으로 인화의 처세술을 터득하고, 어떤 사안의 답은 육효법을 탐독하여 찾으시기 바랍니다.

신비한 동양철학 80 | 효명 최인영 편역 | 396면 | 29,000원 | 신국판

육효학 총론

육효학의 핵심만을 정확하고 알기 쉽게 정리

육효는 갑자기 문제가 생겨 난감한 경우에 명쾌한 답을 찾을 수 있는 학문이다. 그러나 시중에 나와 있는 책들이 대부분 원서를 그대로 번역해 놓은 것이라 전문가인 필자가 보기에도 지루하며 어렵다는 느낌이 들었다. 그래서 보다 쉽게 공부할 수 있도록 이 책을 출간하게 되었다.

신비한 동양철학 89 | 김도희 편저 | 174쪽 | 26,000원 | 신국판

기문둔갑 비급대성

기문의 정수

기문둔갑은 천문지리 · 인사명리 · 법술병법 등에 영험한 술수로 예로부터 은밀하게 특권층에만 전승되었다. 그러나 아쉽게도 기문을 공부하려는 이들에게 도움이 될만한 책이 거의 없다. 필자는 이 점이 안타까워 천견박식함을 돌아보지 않고 감히 책을 내게 되었다. 한 권에 기문학을 다 표현할 수는 없지만 이 책을 사다리 삼아 저 높은 경지로 올라간다면 제갈공명과 같은 지혜를 발휘할 수 있을 것이다.

신비한 동양철학 86 | 도관 박흥식 편저 | 725면 | 39,000원 | 신국판

기문둔갑옥경

가장 권위 있고 우수한 학문

우리나라의 기문역사는 장구하나 상세한 문헌은 전무한 상태라 이 책을 발간하였다. 기문둔갑은 천문지리는 물론 인사명리 등 제반사에 관한 길흉을 판단함에 있어서 가장 우수한 학문이며 병법과 법술방면으로도 특징과 장점이 있다. 초학자는 포국편을 열심히 익혀 설국을 자유자재로 할 수 있도록 하고, 개인의 이익보다는 보국안민에 일조하기 바란다.

신비한 동양철학 32 | 도관 박흥식 저 | 674면 | 39,000원 | 사륙배판

오늘의 토정비결

일년신수와 죽느냐 사느냐를 알려주는 예언서

역산비결은 일년신수를 보는 역학서이다. 당년의 신수만 본다는 것은 토정비결과 비슷하나 토정비결은 토정 선생께서 사람들에게 용기와 희망을 주기 위함이 목적이어서 다소 허황되고 과장된 부분이 많다. 그러나 역산비결은 재미로 보는 신수가 아니라, 죽느냐 사느냐를 알려주는 예언서이이니 재미로 보는 토정비결과는 차원이 다르다.

신비한 동양철학 72 | 역산 김찬동 편저 | 304면 | 16,000원 | 신국판

國運 · 나라의 운세

역으로 풀어본 우리나라의 운명과 방향

아무리 서구사상의 파고가 높다하기로 오천 년을 한결같이 가꾸며 살아온 백두의 혼이 와르르 무너지는 지경에 왔어도 누구하나 입을 열어 말하는 사람이 없으니 답답하다. 불확실한 내일에 대한 해답을 이 책은 명쾌하게 제시하고 있다.

신비한 동양철학 22 | 백우 김봉준 저 | 290면 | 9,000원 | 신국판

남사고의 마지막 예언

이 책으로 격암유록에 대한 논란이 끝나기 바란다

감히 이 책을 21세기의 성경이라고 말한다. 〈격암유록〉은 섭리가 우리민족에게 준 위대한 복음서이며, 선물이며, 꿈이며, 인류의 희망이다. 이 책에서는 〈격암유록〉이 전하고자 하는 바를 주제별로 정리하여 문답식으로 풀어갔다. 이 책으로 〈격암유록〉에 대한 논란은 끝나기 바란다.

신비한 동양철학 29 | 석정 박순용 저 | 276면 | 16,000원 | 신국판

원토정비결

반쪽으로만 전해오는 토정비결의 완전한 해설판

지금 시중에 나와 있는 토정비결에 대한 책들을 보면 옛날부터 내려오는 완전한 비결이 아니라 반면의 책이다. 그러나 반면이라고 말하는 사람이 없다. 그것은 주역의 원리를 모르기 때문이다. 따라서 늦은 감이 없지 않으나 앞으로의 수많은 세월을 생각하면서 완전한 해설본을 내놓았다.

신비한 동양철학 53 | 원공선사 저 | 396면 | 24,000원 | 신국판 양장

나의 천운 · 운세찾기

몽골정통 토정비결

이 책은 역학계의 대가 김봉준 선생이 몽공토정비결을 우리의 인습과 체질에 맞게 엮은 것이다. 운의 흐름을 알리고자 호운과 쇠운을 강조하고, 현재의 나를 조명하고 판단할 수 있도록 했다. 모쪼록 생활서나 안내서로 활용하기 바란다.

신비한 동양철학 12 | 백우 김봉준 저 | 308면 | 11,000원 | 신국판

역점 | 우리나라 전통 행운찾기

쉽게 쓴 64괘 역점 보는 법

주역이 점치는 책에만 불과했다면 벌써 그 존재가 없어졌을 것이다. 그러나 오랫동안 많은 학자가 연구를 계속해왔고, 그 속에서 자연과학과 형이상학적인 우주론과 인생론을 밝혀, 정치 · 경제 · 사회 등 여러 방면에서 인간의 생활에 응용해왔고, 삶의 지침서로써 그 역할을 했다. 이 책은 한 번만 읽으면 누구나 역점가가 될 수 있으니 생활에 도움이 되길 바란다.

신비한 동양철학 57 | 문명상 편저 | 382면 | 26,000원 | 신국판 양장

이렇게 하면 좋은 운이 온다

한 가정에 한 권씩 놓아두고 볼만한 책

좋은 운을 부르는 방법은 방위 · 색상 · 수리 · 년운 · 월운 · 날짜 · 시간 · 궁합 · 이름 · 직업 · 물건 · 보석 · 맛 · 과일 · 기운 · 마을 · 가축 · 성격 등을 정확하게 파악하여 자신에게 길한 것은 취하고 흉한 것은 피하면 된다. 이 책의 저자는 신학대학을 졸업하고 역학계에 입문했다는 특별한 이력을 갖고 있기 때문에 더 많은 화제가 되고 있다.

신비한 동양철학 27 | 역산 김찬동 저 | 434면 | 16,000원 | 신국판

운을 잡으세요 | 改運秘法

염력강화로 삶의 문제를 해결한다!

행복과 불행은 누가 주는 것이 아니라 자기 자신이 만든다고 할 수 있다. 한 마디로 말해 의지의 힘, 즉 염력이 운명을 바꾸는 것이다. 이 책에서는 이러한 염력을 강화시켜 삶에서 일어나는 문제를 해결하는 방법을 알려준다. 누구나 가벼운 마음으로 읽고 실천한다면 반드시 목적을 이룰 수 있을 것이다.

신비한 동양철학 76 | 역산 김찬동 편저 | 272면 | 10,000원 | 신국판

복을 부르는방법

나쁜 운을 좋은 운으로 바꾸는 비결

개운하는 방법은 여러 가지가 있으나, 이 책의 비법은 축원문을 독송하는 것이다. 독송이란 소리내 읽는다는 뜻이다. 사람의 말에는 기운이 있는데, 이 기운은 자신에게 돌아온다. 좋은 말을 하면 좋은 기운이 돌아오고, 나쁜 말을 하면 나쁜 기운이 돌아온다. 이 책은 누구나 어디서나 쉽게 비용을 들이지 않고 좋은 운을 부를 수 있는 방법을 실었다.

신비한 동양철학 69 | 역산 김찬동 편저 | 194면 | 11,000원 | 신국판

천직 · 사주팔자로 찾은 나의 직업

천직을 찾으면 역경없이 탄탄하게 성공할 수 있다

잘 되겠지 하는 막연한 생각으로 의욕만 갖고 도전하는 것과 나에게 맞는 직종은 무엇이고 때는 언제인가를 알고 도전하는 것은 근본적으로 다르고, 결과도 다르다. 만일 의욕만으로 팔자에도 없는 사업을 시작했다고 하자, 결과는 불을 보듯 뻔하다. 그러므로 이런 때일수록 침착과 냉정을 찾아 내 그릇부터 알고, 생활에 대처하는 지혜로움을 발휘해야 한다.

신비한 동양철학 34 | 백우 김봉준 저 | 376면 | 19,000원 | 신국판

운세십진법 · 本大路

운명을 알고 대처하는 것은 현대인의 지혜다

타고난 운명은 분명히 있다. 그러니 자신의 운명을 알고 대처한다면 비록 운명을 바꿀 수는 없지만 향상시킬 수 있다. 이것이 사주학을 알아야 하는 이유다. 이 책에서는 자신이 타고난 숙명과 앞으로 펼쳐질 운명행로를 찾을 수 있도록 운명의 기초를 초연하게 설명하고 있다.

신비한 동양철학 1 | 백우 김봉준 저 | 364면 | 16,000원 | 신국판

성명학 | 바로 이 이름

사주의 운기와 조화를 고려한 이름짓기

사람은 누구나 타고난 운명이 있다. 숙명인 사주팔자는 선천운이고, 성명은 후천운이 되는 것으로 이름을 지을 때는 타고난 운기와의 조화를 고려해야 한다. 따라서 역학에 대한 깊은 이해가 선행함은 지극히 당연하다. 부연하면 작명의 근본은 타고난 사주에 운기를 종합적으로 분석하여 부족한 점을 보강하고 결점을 개선한다는 큰 뜻이 있다고 할 수 있다.

신비한 동양철학 75 | 정담 선사 편저 | 488면 | 24,000원 | 신국판

비법 작명기술

복과 성공을 함께 하려면

이 책은 성명의 발음오행이나 이름의 획수를 근간으로 하는 실제 이용이 가장 많은 기본 작명법을 서술하고, 주역의 괘상으로 풀어 길흉을 판단하는 역상법 5가지와 그외 중요한 작명법 5가지를 합하여 「보배로운 10가지 이름 짓는 방법」을 실었다. 특히 작명비법인 선후천역상법은 성명의 원획에 의존하는 작명법과 달리 정획과 곡획을 사용해 주역 상수학을 대표하는 하락이수를 쓰고, 육효가 들어가 응험률을 높였다.

신비한 동양철학 96 | 임삼업 편저 | 370면 | 30,000원 | 사륙배판

올바른 작명법

소중한 이름, 알고 짓자!

세상 부모들에게 가장 소중한 것이 뭐냐고 물으면 자녀라고 할 것이다. 그런데 왜 평생을 좌우할 이름을 함부로 짓는가. 이름이 얼마나 소중한지, 이름의 오행작용이 일생을 어떻게 좌우하는지 모르기 때문이다.

신비한 동양철학 61 | 이정재 저 | 352면 | 19,000원 | 신국판

호(雅號)책

아호 짓는 방법과 역대 유명인사의 아호, 인명용 한자 수록

필자는 오래 전부터 작명연구에 열중했으나 대부분의 작명책에는 아호에 관해서는 전혀 언급하지 않고, 간혹 거론했어도 몇 줄 정도의 뜻풀이에 불과하거나 일반작명법에 준한다는 암시만 풍기며 끝을 맺었다. 따라서 필자가 참고한 문헌도 적었음을 인정한다. 아호에 관심이 있어도 자료를 구하지 못하는 현실에 착안하여 필자 나름대로 각고 끝에 본서를 펴냈다.

신비한 동양철학 97 | 임삼업 편저 | 390면 | 20,000원 | 신국판

관상오행

한국인의 특성에 맞는 관상법

좋은 관상인 것 같으나 실제로는 나쁘거나 좋은 관상이 아닌데도 잘 사는 사람이 왕왕있어 관상법 연구에 흥미를 잃는 경우가 있다. 이것은 중국의 관상법만을 익히고 우리의 독특한 환경적인 특징을 소홀히 다루었기 때문이다. 이에 우리 한국인에게 알맞는 관상법을 연구하여 누구나 관상을 쉽게 알아보고 해석할 수 있도록 자세하게 풀어놓았다.

신비한 동양철학 20 | 송파 정상기 저 | 284면 | 12,000원 | 신국판

정본 관상과 손금

바로 알고 사람을 사귑시다

이 책은 관상과 손금은 인생을 행복하게 만든다는 관점에서 다루었다. 그야말로 관상과 손금의 혁명이라고 할 수 있다. 여러분도 관상과 손금을 통한 예지력으로 인생의 참주인이 되기 바란다. 용기를 불어넣어 주고 행복을 찾게 하는 것이 참다운 관상과 손금술이다. 이 책이 일상사에 고민하는 분들에게 해결방법을 제시해 줄 것이다.

신비한 동양철학 42 | 지창룡 감수 | 332면 | 16,000원 | 신국판 양장

이런 사원이 좋습니다

사원선발 면접지침

사회가 다양해지면서 인력관리의 전문화와 인력수급이 기업주의 애로사항이 되었다. 필자는 그동안 많은 기업의 사원선발 면접시험에 참여했는데 기업주들이 모두 면접지침에 관한 책이 있으면 좋겠다는 것이다. 그래서 경험한 사례를 참작해 이 책을 내니 좋은 사원을 선발하는데 많은 도움이 될 것이라고 믿는다.

신비한 동양철학 90 | 정도명 지음 | 274면 | 19,000원 | 신국판

핵심 관상과 손금

사람을 볼 줄 아는 안목과 지혜를 알려주는 책

오늘과 내일을 예측할 수 없을만큼 복잡하게 펼쳐지는 현실에서 살아남기 위해서는 사람을 볼줄 아는 안목과 지혜가 필요하다. 시중에 관상학에 대한 책들이 많이 나와있지만 너무 형이상학적이라 전문가도 이해하기 어렵다. 이 책에서는 누구라도 쉽게 보고 이해할 수 있도록 핵심만을 파악해서 설명했다.

신비한 동양철학 54 | 백우 김봉준 저 | 188면 | 14,000원 | 사륙판 양장

완벽 사주와 관상

우리의 삶과 관계 있는 사실적 관계로만 설명한 책

이 책은 우리의 삶과 관계 있는 사실적 관계로만 역을 설명하고, 역에 대한 관심과 흥미를 갖게 하고자 관상학을 추록했다. 여기에 추록된 관상학은 시중에서 흔하게 볼 수 있는 상법이 아니라 생활상법, 즉 삶의 지식과 상식을 드리고자 했다.

신비한 동양철학 55 | 김봉준 · 유오준 공저 | 530면 | 36,000원 | 신국판 양장

사람을 보는 지혜

관상학의 초보에서 실용까지

현자는 하늘이 준 명을 알고 있기에 부귀에 연연하지 않는다. 사람은 마음을 다스리는 심명이 있다. 마음의 명은 자신만이 소통하는 유일한 우주의 무형의 에너지이기 때문에 잠시도 잊으면 안된다. 관상학은 사람의 상으로 이런 마음을 살피는 학문이니 잘 이해하여 보다 나은 삶을 삶을 영위할 수 있도록 노력해야 한다.

신비한 동양철학 73 | 이부길 편저 | 510면 | 20,000원 | 신국판

한눈에 보는 손금

논리정연하며 바로미터적인 지침서

이 책은 수상학의 연원을 초월해서 동서합일의 이론으로 집필했다. 그야말로 논리정연한 수상학을 정리하였다. 그래서 운명적, 철학적, 동양적, 심리학적인 면을 예증과 방편에 이르기까지 상세하게 기술했다. 이 책은 수상학이라기 보다 바로미터적인 지침서 역할을 해줄 것이다. 독자 여러분의 꾸준한 연구와 더불어 인생성공의 지침서가 될 수 있을 것이다.

신비한 동양철학 52 | 정도명 저 | 432면 | 24,000원 | 신국판 양장

이런 집에 살아야 잘 풀린다

운이 트이는 좋은 집 알아보는 비결

한마디로 운이 트이는 집을 갖고 싶은 것은 모두의 꿈일 것이다. 50평이니 60평이니 하며 평수에 구애받지 않고 가족이 평온하게 생활할 수 있고 나날이 발전할 수 있는 그런 집이 있다면 얼마나 좋을까? 그런 소망에 한 걸음이라도 가까워지려면 막연하게 운만 기대하고 있어서는 안 된다. 좋은 집을 가지려면 그만한 노력이 있어야 한다.

신비한 동양철학 64 | 강현술 · 박흥식 감수 | 270면 | 16,000원 | 신국판

점포, 이렇게 하면 부자됩니다

부자되는 점포, 보는 방법과 만드는 방법

사업의 성공과 실패는 어떤 사업장에서 어떤 품목으로 어떤 사람들과 거래하느냐에 따라 판가름난다. 그리고 사업을 성공시키려면 반드시 몇 가지 문제를 살펴야 하는데 무작정 사업을 시작하여 실패하는 사람들이 많다. 그래서 이 책에서는 이러한 문제와 방법들을 조목조목 기술하여 누구나 성공하도록 도움을 주는데 주력하였다.

신비한 동양철학 88 | 김도희 편저 | 177면 | 26,000원 | 신국판

쉽게 푼 풍수

현장에서 활용하는 풍수지리법

산도는 매우 광범위하고, 현장에서 알아보기 힘들다. 더구나 지금은 수목이 울창해 소조산 정상에 올라가도 나무에 가려 국세를 파악하는데 애를 먹는다. 따라서 사진을 첨부하니 많은 활용하기 바란다. 물론 결록에 있고 산도가 눈에 익은 것은 혈 사진과 함께 소개하였다. 이 책을 열심히 정독하면서 답산하면 혈을 알아보고 용산도 할 수 있을 것이다.

신비한 동양철학 60 | 전항수 · 주장관 편저 | 378면 | 26,000원 | 신국판

음택양택

현세의 운 · 내세의 운

이 책에서는 음양택명당의 조건이나 기타 여러 가지를 설명하여 산 자와 죽은 자의 행복한 집을 만들 수 있도록 했다. 특히 죽은 자의 집인 음택명당은 자리를 옳게 잡으면 꾸준히 생기를 발하여 흥하나, 그렇지 않으면 큰 피해를 당하니 돈보다도 행 · 불행의 근원인 음양택명당에 관심을 기울여야 한다.

신비한 동양철학 63 | 전항수 · 주장관 지음 | 392면 | 29,000원 | 신국판

용의 혈 · 풍수지리 실기 100선
실전에서 실감나게 적용하는 풍수의 길잡이
이 책은 풍수지리 문헌인 만두산법서, 명산론, 금랑경 등을 이해하기 쉽도록 주제별로 간추려 설명했으며, 풍수지리학을 쉽게 접근하여 공부하고, 실전에 활용하여 실감나게 적용할 수 있도록 하는데 역점을 두었다.
신비한 동양철학 30 | 호산 윤재우 저 | 534면 | 29,000원 | 신국판

현장 지리풍수
현장감을 살린 지리풍수법
풍수를 업으로 삼는 사람들이 진가를 분별할 줄 모르면서 많은 법을 알았다고 자부하며 뽐낸다. 그리고는 재물에 눈이 어두워 불길한 산을 길하다 하고, 선하지 못한 물)을 선하다 한다. 이는 분수 밖의 것을 바라기 때문이다. 마음가짐을 바로 하고 고대 원전에 공력을 바치면서 산간을 실사하며 적공을 쏟으면 정교롭고 세밀한 경지를 얻을 수 있을 것이다.
신비한 동양철학 48 | 전항수 · 주관장 편저 | 434면 | 36,000원 | 신국판 양장

찾기 쉬운 명당
실전에서 활용할 수 있는 책
가능하면 쉽게 풀어 실전에 도움이 되도록 했다. 특히 풍수지리에서 방향측정에 필수인 패철 사용과 나경 9층을 각 층별로 설명했다. 그리고 이 책에 수록된 도설, 즉 오성도, 명산도, 명당 형세도 내거수 명당도, 지각형세도, 용의 과협출맥도, 사대혈형 와겸유돌 형세도 등은 국립중앙도서관에 소장된 문헌자료인 만산도단, 만산영도, 이석당 은민산도의 원본을 참조했다.
신비한 동양철학 44 | 호산 윤재우 저 | 386면 | 19,000원 | 신국판 양장

해몽정본
꿈의 모든 것
시중에 꿈해몽에 관한 책은 많지만 막상 내가 꾼 꿈을 해몽을 하려고 하면 어디다 대입시켜야 할지 모르는 경우가 많았을 것이다. 그러나 최대한으로 많은 예를 들었고, 찾기 쉽고 명료하게 만들었기 때문에 해몽을 하는데 어려움이 없을 것이다. 한집에 한권씩 두고 보면서 나쁜 꿈은 예방하고 좋은 꿈을 좋은 일로 연결시킨다면 생활에 많은 도움이 될 것이다.
신비한 동양철학 36 | 청암 박재현 저 | 766면 | 19,000원 | 신국판

해몽 · 해몽법
해몽법을 알기 쉽게 설명한 책
인생은 꿈이 예지한 시간적 한계에서 점점 소멸되어 가는 현존물이기 때문에 반드시 꿈의 뜻을 따라야 한다. 이것은 꿈을 먹고 살아가는 인간 즉 태몽의 끝장면인 죽음을 향해 달려가고 있는 인간이기 때문이다. 꿈은 우리의 삶을 이끌어가는 이정표와도 같기에 똑바로 가도록 노력해야 한다.
신비한 동양철학 50 | 김종일 저 | 552면 | 26,000원 | 신국판 양장

완벽 만세력
착각하기 쉬운 서머타임 2도 인쇄
시중에 많은 종류의 만세력이 나와있지만 이 책은 단순한 만세력이 아니라 완벽한 만세경전으로 만세력 보는 법 등을 실었기 때문에 처음 대하는 사람이라도 쉽게 볼 수 있도록 편집되었다. 또한 부록편에는 사주명리학, 신살종합해설, 결혼과 이사택일 및 이사방향, 길흉보는 법, 우주천기와 한국의 역사 등을 수록했다.
신비한 동양철학 99 | 백우 김봉준 저 | 316면 | 20,000원 | 사륙배판

정본만세력
이 책은 완벽한 만세력으로 만세력 보는 방법을 자세하게 설명했다. 그리고 역학에 대한 기본적인 내용과 결혼하기 좋은 나이 · 좋은 날 · 좋은 시간, 아들 · 딸 태아감별법, 이사하기 좋은 날 · 좋은 방향 등을 부록으로 실었다.
신비한 동양철학 45 | 백우 김봉준 저 | 304면 | 사륙배판 26,000원, 신국판 16,000원, 사륙판 10,000원, 포켓판 9,000원

정본 | 완벽 만세력

착각하기 쉬운 서머타임 2도인쇄

시중에 많은 종류의 만세력이 있지만 이 책은 단순한 만세력이 아니라 완벽한 만세경전이다. 그리고 만세력 보는 법 등을 실었기 때문에 처음 대하는 사람이라도 쉽게 볼 수 있다. 또 부록편에는 사주명리학, 신살 종합해설, 결혼과 이사 택일, 이사 방향, 길흉보는 법, 우주의 천기와 우리나라 역사 등을 수록하였다.

신비한 동양철학 99 | 김봉준 편저 | 316면 | 20,000원 | 사륙배판

원심수기 통증예방 관리비법

쉽게 배워 적용할 수 있는 통증관리법

『원심수기 통증예방 관리비법』은 4차원의 건강관리법으로 질병이 악화되는 것을 예방하여 건강한 몸을 유지하는데 그 목적이 있다. 시중의 수기요법과 비슷하나 특장점은 힘이 들지 않아 어린아이부터 노인까지 누구나 시술할 수 있고, 배우고 적용하는 과정이 쉽고 간단하며, 시술 장소나 도구가 필요 없으니 언제 어디서나 시술할 수 있다.

신비한 동양철학 78 | 원공 선사 저 | 288면 | 16,000원 | 신국판

운명으로 본 나의 질병과 건강상태

타고난 건강상태와 질병에 대한 대비책

이 책은 국내 유일의 동양오술학자가 사주학과 정통명리학의 양대산맥을 이루는 자미두수 이론으로 임상실험을 거쳐 작성한 자료다. 따라서 명리학을 응용한 최초의 완벽한 의학서로 질병을 예방하고 치료하는데 활용하면 최고의 의사가 될 것이다. 또한 예방의학적인 차원에서 건강을 유지하는데 훌륭한 지침서로 현대의학의 새로운 장을 여는 계기가 될 것이다.

신비한 동양철학 9 | 오상익 저 | 474면 | 15,000원 | 신국판

서체자전

해서를 기본으로 전서, 예서, 행서, 초서를 연습할 수 있는 책

한자는 오랜 옛날부터 우리 생활과 뗄 수 없는 관계를 맺어왔음에도 한자를 잘 몰라 불편을 겪는 사람들이 많아 이 책을 내게 되었다. 이 책에서는 해서(楷書)를 기본으로 각 글자마다 전서(篆書), 예서(隸書), 행서(行書), 초서(草書) 순으로 배열하여 독자가 필요한 것을 찾아 연습하기 쉽도록 하였다.

신비한 동양철학 98 | 편집부 편 | 273면 | 16,000원 | 사륙배판

택일민력(擇日民曆)

택일에 관한 모든 것

이 책은 택일에 대한 모든 것을 넣으려고 최선을 다하였다. 동양철학을 공부하여 상담하거나 종교인 · 무속인 · 일반인들이 원하는 부분을 쉽게 찾아 활용할 수 있도록 칠십이후, 절기에 따른 벼농사의 순서와 중요한 과정, 납음오행, 신살의 의미, 구성조견표, 결혼 · 이사 · 제사 · 장례 · 이장에 관한 사항 등을 폭넓게 수록하였다.

신비한 동양철학 100 | 최인영 편저 | 80면 | 5,000원 | 사륙배판

모든 질병에서 해방을 1 · 2

건강실용서

우리나라는 아주 오랜 옛날부터 건강과 관련한 약재들이 산천에 널려 있었고, 우리 민족은 그 약재들을 슬기롭게 이용하며 나름대로 건강하게 살아왔다. 그러나 오늘날 현대의학에 밀려 외면당하며 사라지는 현실이 되었다. 이에 옛날부터 내려오는 의학서적인 『기사회생』과 『단방심편』을 바탕으로 민가에서 활용했던 민간요법들을 정리하고, 현대에 와서 개발된 약재들이나 시술방법들을 정리하였다.

신비한 동양철학 102 | 원공 선사 편저 | 1권 448면 · 2권 416면 | 각 29,000원 | 신국판